U0247276

香江哲学丛书
丛书主编 黄 勇 王庆节

疼痛现象学

Saulius Geniusas

[立陶宛] 索利乌斯·吉尼萨斯 著

尹汛文 译

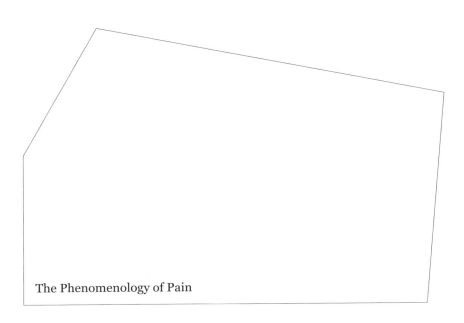

The Phenomenology of Pain

中国出版集团
东方出版中心

图书在版编目 (CIP) 数据

疼痛现象学 / （立陶宛）索利乌斯·吉尼萨斯著；
尹汛文译. -- 上海 ： 东方出版中心, 2024. 12.
（香江哲学丛书 / 黄勇，王庆节主编）. -- ISBN 978-7
-5473-2608-4

Ⅰ. R441. 1 - 05

中国国家版本馆 CIP 数据核字第 2024UN1824 号

上海市版权局著作权合同登记　图字:09 - 2024 - 0432 号

THE PHENOMENOLOGY OF PAIN by SAULIUS GENIUSAS
Copyright © 2020 Ohio University Press
This edition arranged with Ohio University Press/Swallow Press
through BIG APPLE AGENCY, LABUAN, MALAYSIA.
Simplified Chinese edition copyright:
2023 Orient Publishing Center
All rights reserved.

疼痛现象学

著　　者　[立陶宛] 索利乌斯·吉尼萨斯
译　　者　尹汛文
校　　译　石竟成
丛书筹划　刘佩英
责任编辑　肖春茂
封面设计　周伟伟

出 版 人　陈义望
出版发行　东方出版中心
地　　址　上海市仙霞路 345 号
邮政编码　200336
电　　话　021 - 62417400
印 刷 者　山东韵杰文化科技有限公司

开　　本　890mm×1240mm　1/32
印　　张　9.875
字　　数　225 千字
版　　次　2025 年 1 月第 1 版
印　　次　2025 年 1 月第 1 次印刷
定　　价　68.00 元

总　序

　　《香江哲学丛书》主要集录中国香港学者的作品,兼及部分在香港接受博士阶段哲学教育而目前不在香港从事哲学教学和研究的学者的作品,同时也集录与香港邻近并在文化上与香港接近的澳门若干大学哲学学者的著作。

　　相对于内地的城市来说,香港及澳门哲学群体较小。在由香港政府直接资助的八所大学中,实际上只有香港中文大学、香港大学、香港浸会大学和岭南大学有独立的哲学系;香港科技大学的哲学学科是其人文社会科学学院中人文学部的一个部分,而香港城市大学的哲学学科则在政治学和行政管理系;另外两所大学——香港理工大学和香港教育大学,虽然也有一些从事哲学教学和研究的学者,但大多在通识教育中心等。而且即使是这几个独立的哲学系,跟国内一些著名大学的哲学院系动辄六七十、七八十个教员相比,规模也普遍较小。香港中文大学的哲学系在全港规模最大,教授职称(包括正教授、副教授和助理教授)的职员也只有十四人,即使加上几位全职的高级讲师,也不到二十人。岭南大学是另一个有十位以上哲学教授的大学,其他几所大学的哲学教授的数量都是个位数。相应地,研究生的规模也不大。还是以规模最大的香港中文大学为例,硕士和博士项目每年招生加起来就是十个人左右,其他学校则要少很多。

　　当然这并不表示哲学在香港不发达。即使就规模来说,虽然跟内地的大学无法比,但香港各高校的哲学系在国际上看则并不小。即使是在(至少是某种意义上)当今哲学最繁荣的美国,除了少数几个天主教大学外(因其要求全校的每个学生修两门哲学课,因此需要较多的教师教哲学),几乎没有一个大学的哲学系,包括哈佛、耶鲁、普林斯顿、哥伦比亚等常青藤联盟名校成员,也包括各种哲学排名榜上几乎每年都位列全世界前三名的匹兹堡大学、纽约大学和罗格斯大学,有超过二十位教授、每年招收研究生超过十位的,这说明一个地区哲学的繁荣与否和从事哲学研究与教学的人数多寡没有直接的关系。事实上,在上述一些大学及其系科的世界排名中,香港各大学哲学系的排名也都不低。在最近三年的 QS 世界大学学科排名中,香港中文大学哲学系都名列亚洲第一(世界范围内,2017 年排 30 名,2018 年排 34 名,2019 年排 28 名)。当然,这样的排名具有很大程度的主观性、随意性和多变性,不应过于重视,但至少从一个侧面也反映出某些实际状况,因而也不应完全忽略。

　　香港哲学的一个显著特点,同其所在的城市一样,即国际化程度比较高。在香港各大学任教的哲学教授大多具有美国和欧洲各大学的博士学位;在哲学教授中有相当大一部分是非华人,其中香港大学和岭南大学哲学系的非华人教授人数甚至超过了华人教授,而在华人教授中既有香港本地的,也有来自内地的;另外,世界各地著名的哲学教授也经常来访,特别是担任一些历史悠久且享誉甚高的讲席,如香港中文大学哲学系每个学期或至少每年为期一个月的唐君毅系列讲座、新亚书院一年一度的钱穆讲座、余英时讲座和新亚儒学讲座;在教学语言上,除香港中文大学的教授可以自由选择英文、普通话和粤语外,其他大学除特殊情况外一律用英文授课,这为来自世界各地的学生在香港就读,包括就读哲学提供了方便。但更能体现这种国际化的是香港哲学教授的研究课题与世界哲学界直接接轨。

香港哲学研究的哲学传统主要包括中国哲学、分析哲学和欧陆哲学,其中香港中文大学在这三个领域的研究较为均衡,香港大学和岭南大学以分析哲学为强,香港浸会大学侧重宗教哲学和应用伦理学,而香港科技大学和香港城市大学虽然哲学项目较小,但突出中国哲学,即使很多学者的研究是跨传统的。以中国哲学为例,钱穆、唐君毅和牟宗三等缔造的新亚儒学传统将中国哲学与世界哲学,特别是西方哲学传统连接了起来,并得到劳思光和刘述先先生的继承和发展。今日的香港应该是世界上(能)用英语从事中国哲学研究的学者最多的一个地区,这些学者中包含那些主要从事分析哲学和欧陆哲学研究的,但也兼带研究中国哲学的学者。这就决定了香港的中国哲学研究大多具有比较哲学的特质:一方面从西方哲学的角度对中国哲学提出挑战,从而促进中国哲学的发展;而另一方面,则从中国哲学的角度对西方哲学提出问题,从而为西方哲学的发展作出贡献。相应地,香港学者对于分析哲学和欧陆哲学的研究,较之西方学者在这些领域的研究也有其特点和长处,因为他们在讨论西方哲学问题时有西方学者所没有的中国哲学传统可资利用。当然也有相当大一部分学者完全是在西方哲学传统中研究西方哲学,但即使在这样的研究方式上,香港哲学界的学者,通过他们在顶级哲学刊物发表的论文和在著名出版社出版的著作,可以与西方世界研究同样问题的学者直接对话、平等讨论。

香港哲学发达的另一个方面体现在其学院化与普及化的结合。很多大学的一些著名的系列哲学讲座,如香港中文大学新亚书院每年举办的钱穆讲座、余英时讲座、新亚儒学讲座都各自安排其中的一次讲座为公众讲座,在香港中央图书馆举行。香港一些大学的哲学教授每年还举办有一定主题的系列公众哲学讲座。在这些场合,往往都是座无虚席,到问答阶段,大家都争相提问或者发表意见。另外,还有一些大学开办自费的哲学硕士课程班,每年都有大量学生报名,这些都说明:香港浓厚的哲学氛围有很强的社会基础。

由于香港哲学家的大多数著作都以英文和一些欧洲语言出版,少量以中文出版的著作大多是在台湾和香港出版的,内地学者对香港哲学家的了解较少,本丛书就是要弥补这个缺陷。我们希望每年出版三到五本香港学者的哲学著作,细水长流,经过一定的时间,形成相当大的规模,为促进香港和内地哲学界的对话和交流作出贡献。

王庆节　黄勇

2019 年 2 月

目　录

致　谢

这本书的一些章节是以前发表的文章的大幅度修改版本。第二章是"疼痛与意向性"（Pain and Intentionality）（Geniusas, 2017a）的修改版本。第五章包含了来自以前的一项研究"疼痛的主体：胡塞尔对活的身体的发现"（The Subject of Pain: Husserl's Discovery of the Lived-Body）（Geniusas, 2014b）的材料。第六章是"慢性疼痛的现象学：去人格化和再人格化"（Phenomenology of Chronic Pain: De-Personalization and Re-Personalization）（Geniusas, 2017b）的修改版本。

我想要感谢阿库斯丁·塞拉诺德·哈罗（Agustín Serrano de Haro）、加里·B. 麦迪逊（Gary B. Madison）、西蒙·范·里塞维克（Simon van Rysewyk）、查尔斯·罗杰（Charles Rodger）和约翰·昆特纳（John Quintner），他们阅读了本研究的一些章节。我还要感谢贾格纳·布鲁津斯卡（Jagna Brudzinska）、大卫·卡尔（David Carr）、尼古拉斯·德沃伦（Nicolas de Warren）、达利乌斯·容库斯（Dalius Jonkus）、克劳迪奥·马约利诺（Claudio Majolino）、德莫特·莫兰（Dermot Moran）、路易斯·尼尔（Luis Niel）、迪特尔·洛马尔（Dieter Lohmar）、

德米特里·尼库林(Dmitri Nikulin)、维托尔德·普洛特卡(Witold Plotka)和丹·扎哈维(Dan Zahavi)。最后,我要感谢香港的大学教育资助委员会的一般研究基金资助,这让我能够有资源用于这一研究。

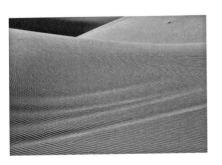

导

论

一、作为经验的疼痛

奥古斯丁关于时间的说法也可用于描述疼痛这一感觉,"什么是疼痛?当没有人问我的时候,我知道它是什么。但当我想要向问我的人解释,我却不知如何作答了"。类似的说法在对疼痛的研究中相当常见。比如,托马斯·刘易斯(Thomas Lewis)在他的著作《疼痛》(*Pain*)的开头便承认,"我远远未能给疼痛下一个令人满意的定义,这样的尝试或许根本没有任何的用处"。与之类似,约翰尼斯(Johannes J. Degenaar)也写道,"在我被问到疼痛这一词语的意义之前,我以为我知道疼痛是什么。但在这之后,我意识到了自己的无知"。

鉴于对疼痛的研究著作在各种学科中都相当丰富,以上提到的说法或许会令人感到惊讶。但现存的著作很大程度上研究的只是能够引起生物的痛苦反应的各种神经机制以及其他的一些因素。我们掌握了海量关于疼痛发生机制的复杂的、有趣的细节,但对于疼痛经验的本质知之甚少。

在医学现象学中,学者们普遍会对病痛(illness)与疾病(disease)作一个区分。疾病的本质是由神经心理学所界定的,而病痛的本质则必须以现象学的方法确定。然而,我们在对疼痛的研究中却见不到这样的区分。那么我们是否应该因此而认为疼痛这个概念是模棱两可的呢?我们是否应该认为,当疼痛被视为一种生物学的机制时,它一定要以神经心理学的方式来界定,而当它被视为一种经验时,它一定要以一些其他的方法来界定呢?其实,如果我们承认疼痛本身无论在何种意义上都并非生理性的,那么我们就能避免很多的困惑。疼痛的生物学所能做的最多只是澄清导致疼痛的神经生理学上的原因,以及提供减轻甚至消除疼痛的有效方法。如果疼痛的生物学研究取得成功,那么它将能够阐明那个理应伴随着疼痛的经验或感觉而存在的神经生理学机制,但无论它的实用功效如何,关于疼痛的生物学无法澄清疼痛这一经验的本质。

关于疼痛的生物学预设了我们可以从经验中知道作为经验的疼痛是什么,而我们所不知道的是激发它的原因或者塑造它的影响因素。似乎我们所需要的知识关乎的是超越了经验边界的东西,因此我们需要的是疼痛的生理学,而非我们所说的疼痛的现象学。这样的观点真的是合理的吗?毫无疑问,经验本身并不会告诉我们关于引起疼痛感觉的神经生理学机制的知识。出于这一个原因,疼痛的现象学就不可能代替疼痛的生物学。但我们到底从经验中了解了疼痛作为经验的什么呢?只要我们尝试去阐明这一隐藏的见解所意味着的东西,就会意识到我们被自己的无知所蒙骗了。到底什么是作为经验的疼痛?对于这个问题,我们似乎没有答案①。

---

① 如弗吉尼亚·伍尔夫(Virginia Woolf)一个著名的说法,"英语,它可以表达哈姆雷特的思想和李尔王的悲剧,但它没有用于表达颤抖或头痛的词语……当一个还在上学的女孩坠入爱河,她有莎士比亚或济慈来为她说出心中所想,(转下页)

在 1979 年,抱着以精确的方式定义疼痛这一概念和以此解决一些研究疼痛的科学所产生的混淆的目的,国际疼痛研究协会(the International Association for the Study of Pain,IASP)提供了以下对于疼痛的定义,而这一定义直到今天仍然处于主导地位:"疼痛是一种在感觉上以及情绪上令人不悦的经验,它与实际或潜在的组织损伤有关,或通过此种损伤被描述。"因此,根据当今主导的定义,疼痛是一种经验[1]。但它是一种怎样的经验呢? 仅仅把它表述为令人不悦的感觉太过宽泛,也不能将疼痛与各种心理上的痛苦区分开来。而进一步把疼痛定义为一种不仅是情绪上的、也是感觉上的经验,并不能解决这个问题,因为恶心、眩晕、胃灼热,对于过热、过冷、饥饿和口渴的感觉,甚至是发痒与感到压力,都可以被称为感觉上和情绪上令人不悦的经验。协会的定义把疼痛当作经验,但它并没有澄清疼痛是哪种经验。这一定义把疼痛放到了感觉的和情绪的经验这一种类下,但它没有指出疼痛与其他同类经验之间的差异[2]。

虽然我们无法否认疼痛根本上是一种经验,但我们对于作为经验的疼痛的理解是失败的。这一失败并非是偶然的。当今主导疼痛研究的方法论立场并没有提供一个能够将疼痛作为经验而概念化的方法论框架。宽泛地来说,自然主义(naturalism)和社会建构论(social constructionism)形

(接上页)但要是让一个受苦者尝试对一个医生描述在他脑袋里的疼痛,他就会无话可说"(1967,194)。或以 Elaine Scarry 同样出名的话来说,"物理性的疼痛并不仅仅是抗拒语言,它还会主动地破坏语言,带来对先于语言的状态的立即回归,回到人类在习得语言之前所发出的声音和哭喊"(1985,4)。根据伍尔芙和 Scarry,抗拒任何以语言为基础的表达对于疼痛本身来说不是偶然的,而是本质性的。

[1] 为了强调这一点,在 IASP 对疼痛的定义的注释里,有进一步地说道,"疼痛总是主观性的"(Merksey and Bogduk,1994,209)。

[2] 这一定义所主张的在疼痛和实际或潜在的组织损伤之间的联系,带来了进一步的现象学问题。目前来说,让我们将这些难处放在一边并集中关注于作为经验的疼痛。

成了当今主导疼痛研究的方法论立场。自然主义者所关注的是导致疼痛经验的神经学机制,而社会建构论者所追踪的是塑造疼痛经验的各种社会、文化和历史的影响因素。虽然是以不同的方式,但自然主义者和社会建构论者都将疼痛经验理解为一种被各种不同机制所激发的心理反应。两种方法论立场所感兴趣的都不是疼痛经验本身(他们都预设了我们已经从经验中知道了疼痛是什么),而是激发疼痛经验的神经学机制以及塑造疼痛经验的社会文化影响因素。然而,如果一个人声称疼痛被这些机制所激发,以及被这些影响因素所塑造,那么他对于什么是疼痛理应会有一定的理解。因此我们必须要问,抛开激发它的机制以及塑造它的影响因素,对于作为经验的疼痛本身,我们能够说些什么呢? 当代疼痛研究并没有回答这个问题的方法论基础。

二、现象学的进路

鉴于上述情况,本书的主张是现象学对于疼痛的研究是不可或缺的。疼痛的生理学和疼痛的社会学都不能澄清疼痛经验的本质,因此,现象学的研究是对两者必要的补充。宽泛和初步地说,我们可以将现象学视为研究经验以及现象在经验之中以不同种方法显现的一种方法论。因此,那句经常被引用的现象学的格言,"回到实事本身",应该被视为对于回到经验的场域的请求,而经验的场域,是现象在其中显现自身的根本场域,以及它们多层面的意义的来源。根据现象学其中一个最核心的主张,我们在把现象转变成一些不是现象的东西的过程中误解了现象,而我们之所以会这样做,正是因为我们误解了现象如何在经验中显现自身。现象学最主要的意图在于将我们从对于现象的误解中解放,而意识本身是这一误解产生的原因,因为意识被物的世界所同化,而且意识有一内在的自我忘却的倾向。此一同化和自我忘却的倾向在意识将自己误解为物的一员的倾向中展现出来。现象学的目标就在于将意识从自我蒙蔽中解放出来,澄清经验的根本结构并且找回失去了的具体生活的世界。现象学被证明是对于疼痛的研究不可或缺的,因为它提供了一个相当有用的方法论。不管是什么自然的原因引发了疼痛,也不管是什么特定的文化因素塑造了疼痛,我们都能通过此一方法论判定疼痛经验的本质①。

　　现象学并非第一个也非唯一一个能被称为经验哲学的哲学传统。有很多不同的经验主义和实用主义哲学都拥有一样的资格。那么如果我们研究疼痛的哲学,是否有原因优先选择现象学而非其他传统呢? 照理来说,确实存在一些方法论上的原因。第一也是最重要的一点,现象学的方法论是被设计来从第一人称的视角研究经验的。从这一方面来说,现象学是极其适合疼痛研究的,因为可想象的疼痛必然是第一手的经验(而一个没有被经验到的疼痛可以被认为是无痛的疼痛,而这一表达就像正方形的三角形一样是自相矛盾的)。因此,疼痛的科学需要的是现象学,因为在现象学的帮助下它探究通过第一人称方法论和第三人称方法论所获得的发现的相容性(参考 Price and Aydede,2005)。或许人们仍然会反对这一说法,因为它留下了内省心理学能够作为替代的可能性。对于这一反对意见,我们要强调并非所有从第一人称视角出发的对于现象的描述都能被算作现象学的描述。没有"悬搁"和"现象学还原"

———————

① 这并不意味着疼痛现象学必须对疼痛是如何在自然科学或人文科学中被处理的问题持漠不关心的态度。恰恰相反,在这里我会论证,特别是在疼痛研究的情况下,现象学必须以对话性的方式来进行。但是,无论一个现象学进路可以有多开放,现象学不能被还原为疼痛生物学或疼痛社会学。我们在这里所面对的是这一研究的两个核心的方法论目标:讲清那些构成了现象学导向的疼痛研究的核心的方法论承诺,以及展示现象学如何以对话性的方式进行。两个问题都会在第一章中被详细处理。

便没有现象学,这两种方法是相辅相成的、被设计来让研究者进入去除了所有自然主义的误解的经验。这两个巧妙的方法是现象学所特有的,它们被设计用于悬搁我们自然地看待现象的方法,以此让现象以一种没有偏见、歪曲、或篡改的方式呈现。就疼痛研究来说,这些方法对于任何希望将疼痛看作纯粹经验的尝试而言都是不可或缺的,而通过将疼痛看作纯粹经验,我们能够独立于疼痛的生物学和社会学来理解疼痛经验。

基于以上的论述,我们会情不自禁地惊讶于以下事实:以书本篇幅论述现象学导向的疼痛研究是如此稀缺。总体来说,我们只能找出两个这样的研究,即 Christian Grüny 在 2004 年发表的《被毁的经验:关于疼痛的现象学》(*Zerstörte Erfahrung: Eine Phänomenologie des Schmerzes*)和 Abraham Olivier 2007 年发表的《处于疼痛之中》(*Being in Pain*)。在他们两者的研究之外,就再没有书本篇幅的专注于疼痛的现象学的研究①。奇怪的是,一个自豪于对生活经验的关注、自豪于

——————————

① 当然,我们不可以忽视 Drew Leder 在《缺失的身体》(*The Absent Body*,1990)和《受挫的身体》(*The Distressed Body*,1990)中对疼痛现象学的贡献。虽然 Leder 的探索对于这一研究来说有着重要的意义,我必须强调这两本杰出的著作并不仅仅是关注疼痛现象学的。同样,我们不可以忽视 Frederik J. J. Buytendijk 的《疼痛:它的模式和功能》(1962),以及他其他更短的关于疼痛的研究。虽然 Buytendijk 的分析对接下来的研究很重要(特别是第六章中的研究),我们必须承认就方法论的层面来说,他的研究并不直接是现象学的。与之相似,我们也需要承认一些 Agustín Serrano de Haro (2011,2012, 和 2017);Tetsuya Kono (2012);Dermot Moran (2010);Katherine J. Morris (2013);John Russon (2013);Fredrik Svenaeus (2000, 2015,2018);Panos Theodorou (2014);以 及 Martin kusch 和 Matthew Ratcliffe (2018) 所做的较短的研究的重要性。然而,他们都没有为疼痛现象学作出长篇著作所能有的贡献。因此,我们得出以下的结论,上述提到的 Grueny 和 Olivier 的研究是关于疼痛现象学的唯二的专著。最后,我们也需要承认由 Carl Stumpf (1907 和 1916)、Franz Brentano (1907 和 1968)、胡塞尔 (2000)、舍勒 (1973 and 1992)、Edith Stein (1989)、梅洛-庞蒂 (1962 和 1963)和 萨特(1956) 所进行的对疼痛的经典性分析的重要性。然而,在这些研究中,疼痛仅作为一边缘性的主题出现。我们可以说每个在这里被列出的人都为更加全面的疼痛现象学作了序言,但其仍需要被详细地研究。

回到现象本身(因而将自己与存在于许多其他哲学传统核心中的无意义的抽象化相分离)的哲学传统,它对于疼痛这一涉身的感觉的本质保持沉默是相当匪夷所思的。现象学有关我们对于疼痛的理解的贡献相较于其他传统来说肯定是比较少的,而其他传统从未声称它们致力于提供一个关于经验的本质的理论。

本书的研究最核心的目标在于打破这一令人惋惜的沉默,并展示现象学能够对疼痛研究的总体框架(特别是对疼痛的哲学)作出贡献。出于这种考虑,以下的研究将会展示一项对于疼痛的哲学研究,而这一研究所依赖的是现象学的方法。除了确定一条现象学的进路,本书也致力于展开疼痛现象学与其他疼痛研究的对话,比如分析哲学导向的疼痛哲学、认知科学、文化人类学、文化精神病理学,以及精神分析。此一方法论的承诺以及对话性的导向满足了将自身放在现象学传统中的要求,同时也能够对其他领域的发展保持关注。

本书研究的根本目标也因此被勾勒而出:本书致力于展示为什么现象学对于疼痛研究是不可或缺的。必须要承认的是,现象学有很多不同的种类,而它们之间的复杂关系不断地对现象学的统一性和一致性提出疑问。本书的目的并不是详尽地分析为什么现象学尽管有着影响深远的分歧,但这一哲学传统在整体上仍然能够保持其压倒性的统一①。恰恰相反,本书的目标在于专注于一个特定的以胡塞尔为核心的现象学传统,并展示为什么它对于疼痛哲学有着极其重要的意义。通过这样的方式,我致力于补充上面提到的 Olivier 和 Grüny 的研究,

① 如 Gary B. Madison 曾经说的,被视为一哲学传统的现象学被一定的思想风格所统一,这一风格表达了现象学的态度,其要素由"对所有形式的形而上学还原主义的不懈的抗拒和对我们自己对于人类的和自然的事物的生活经验的矢志不渝的关心"(2004,446)组成。

而他们的研究主要依赖的资源是海德格尔和梅洛-庞蒂的现象学。除非是特别说明,在本书中,现象学这一概念会被当作胡塞尔现象学的同义词。

有些读者可能会有这样的疑问:如果我们从另外一个不同的现象学基础出发,依赖更具存在论导向而非更倾向于认识论的现象学资源,不会更合适吗?我的其中一个目标就在于展示这样的对胡塞尔现象学的刻板印象式的抗拒是远远没有说服力的。尽管在表面上看并非这样,胡塞尔的现象学其实给疼痛哲学研究提供了一个相当坚实的方法论基础。我们可以列出八条使得胡塞尔现象学高度地适合于疼痛研究的原因。尽管有一些原因能在其他哲学框架里被找到,但只有在胡塞尔现象学里面我们才能遇到所有的原因。

(1)现象学是经验的哲学,而它的根本目标在于澄清在经验中被构建为意义之构造的现象。我们将会看到,如果我们不仅仅将痛苦的本质理解为意义的某一构造,而且还理解为一种生活经验,那么我们在现象学中运用的方法对于研究疼痛的本质将会十分有用。

(2)跟其他的经验哲学不同的是,现象学所提供的研究痛苦经验的方法论基础能够将自然主义的预设放在一边,而这包括了所有现存的理论上的成果。这些成果悄悄地重塑了经验的本质,而这重塑为何发生,我们将会在合适的时机揭晓。在这里我所指的方法论即是现象学的悬搁和还原,它们让现象学能够在离开自然主义的偏见和操控下将疼痛重新概念化。

(3)现象学主要依赖的是描述性的方法,而这一点对于疼痛研究也有着相当大的重要性。因为直到今天,疼痛这一现象的本质仍然未被探讨过,而这一探讨只能以一种描述性的方式进行。

(4)现象学的描述所关注的并非个人经验的某些独特性质。相反,以一种本质变更(eidetic variation)的方法,现象学致力于提供一套关于疼痛经验的本质的理论。从这一角度来看,现象学也承诺能够填补疼痛研究的一个严重的空缺。

(5)现象学被长期赞颂的一点是它克服了主体客体的二元论,并且揭示了身体在思考、行动及感觉中占据的中心地位。从这个角度来说,现象学也被证明相当适合于疼痛研究,因为疼痛从本质上来说就是一个身体的现象。

(6)现象学给我们提供了其中一些最丰富的(若非唯一最丰富的)关于经验的时间性本质的分析。在这一方面,现象学也承诺了对疼痛研究的巨大重要性,因为它提供了一套去澄清疼痛经验的时间结构的方法。

(7)现象学中突破性的关于自然主义(naturalistic)态度和人格主义(personalistic)态度的区分有着根本的重要性,因为疼痛只能从人格主义,而非自然主义的角度去理解。

(8)最后,对于生活世界的现象学分析也对疼痛哲学有重要的意义,因为这些分析使得我们能够从哲学的角度理解疼痛经验扎根于文化世界的各种方式。

三、本书的结构

本研究将会处理三个根本的任务:① 澄清现象学导向的疼痛研究所必须依赖的根本方法论原则。② 在这些方法论原则的基础上重新对疼痛进行概念化。③ 澄清疼痛现象学能够对哲学人类学所作的贡献。完成这些任务是相当重要的。第一个任务之所以重要,原因在于尽管"现象学"的含义并没有被确定,我们仍无法忽视在疼痛研究中能够遇到的一些自称是现象学的研究。有很多的自传体写作、"疼痛的叙事"、经验导向的研究，以及一些内省主义的解释，都会被视为是对于疼痛的现象学研究。为了能够抵制这一倾向以及它所带来的深刻误解，我们必须要强调现象学首先是一种方法论，而这意味着只有当我们采纳了一套独特的现象学方法论的时候，才能称自己的研究为现象学的研究。

在第一章，我的目的就在于列出一系列的方法论原则，而这些原则对于任何想要将自己的研究称为胡塞尔式的现象学研究来说都是不可或缺的。我主张现象学方法不可或缺的原则有三条，分别是悬搁、现象学还原，以及本质变更。除了澄清这些原则的意思，我还会进一步论证（特别是在疼痛研究的框架内）这三个根本的方法仍然需要的双重补充。第一，本质变更这一方法必须被事实变动（factual variation）这一方法所补充，而这并非一个独立的方法，而是本质变更这一方法的延伸。第二，一般意义上的静态方法论需要（在胡塞尔现象学里）发生（genetic）现象学的方法论的补充。把这样一个现象学的导向考虑进来后，我将会主张现象学所关注的并非是任何个别经验的独特性质，而从这一方面来说，现象学应该与那些人类学和社会学导向的疼痛研究区分开来。与所有关于疼痛的经验研究相反的是，现象学所关注的是（疼痛）经验的根本结构，即当任何经验缺乏这一结构时，它便不再能被称为疼痛的经验①。

---

① 阅读本书有多种方式。那些对方法论问题有兴趣的读者会认为第一章是重要的。它的重要性并不局限于疼痛现象学本身。相反，在这里被研究的问题是任意一研究在何种意义上才能被称为是现象学的研究。遗憾的是，这一核心的方法论问题很大程度上在现象学导向的疼痛研究中是被忽视的。在没有直接处理这一问题的情况下，我们无法说明某一个分析是否有被认为是现象学研究。无论这一方法论的分析有多重要，在第一章中提供的分析也有其缺点：在第一章的结尾，我们仍然不清楚的一点是这里所说的东西是否丰富了我们对疼痛经验的理解。因此，那些不关心方法论问题的读者可以跳过这一章的分析并从第二章开始阅读本书，第二章所关注的是与疼痛经验的意向性本质有关的问题。

　　我们澄清了现象学研究的根本方法论原则之后,将转向第二个根本任务。引导着我们的问题将会是这样的:当我们将疼痛视为一种经验,并从现象学的角度考虑疼痛时,它到底是什么? 在现象学描述的基础之上,本书将会对这一问题提供以下的答案:疼痛是一种具有特定的经验性特征的厌恶性的身体感觉,无论是作为感受-感觉(feeling-sensation)还是情感,疼痛只能在原初的第一手经验中得到。

　　我所要强调的是对于疼痛的这一理解并不依赖于疼痛的生物学或疼痛的社会学。它并不接受自然主义或社会建构主义的任何方法论的承诺。这一对疼痛的定义所派生的所有对于疼痛的描述都只依赖于对于疼痛经验的现象学导向的反思。这一定义所要澄清的是疼痛经验的本质的(eidetic)特征。我的主张是我对疼痛的定义把握住了疼痛经验的现象学本质。

　　为了证实这一观点,接下来的研究将会分七步进行,并回答七个关键的问题:① 我们说疼痛是一身体的感觉,这意味着什么? ② 我们说这一感觉是令人厌恶的,这意味着什么? ③ 它的经验性特征是什么? ④ 它作为原初(original)的经验是什么意思? ⑤ 它只能在第一手经验中被感知是什么意思? ⑥ 我们说它只能被感知为非意向性的感受-感觉,这意味着什么? ⑦ 它如何也能作为意向性感受被给予? 第二章到第五章会清楚详尽地处理这些问题。第二章会将疼痛概念化为非意向性的感受-感觉和情感,并会进一步展示当我们说疼痛只能在第一手经验中被感知,这意味着什么。在第三章,通过展示疼痛为什么必须被视作令人厌恶的具有特定的经验性特征的感觉,我将会对第二章所提出的构想进行补充。在第四章,通过研究将疼痛视为原初性经验的意义,我将会对前几章的分析作进一步的补充。在第五章,我会通过对疼痛经验的根本性的具身本质的研究来对以上的分析进行总结。至此,我们将会对以下观点的含义有更清晰的认识:疼痛是一具身的,并且被情绪所铭刻的身体性感觉,而它令人厌恶的本质具有其经验性特征。

现象学对疼痛研究的意义并不仅仅限于提供一个对疼痛经验本质概念性的澄清,尽管这个任务本身非常重要。这一点将会带领我们进入本书的第三个根本性任务,而这一任务所关心的是疼痛现象学能够对哲学人类学所作的贡献①。疼痛现象学能够对我们对于人类存在的哲学理解作什么贡献?这是核心的问题,我将致力于在本书的最后两章中对这一问题提供一个答案。从现象学的角度出发,我们所需要关注的是那些构成了疼痛经验之核心的本质性特征,而这些特征必须从人格主义而非自然主义的角度理解。从这一点上说,我们要做的是仔细地澄清以下这一点:现象学范畴下的个人(person)描述了疼痛的主体,现象学概念下的生活世界(life-world)指涉了人类的疼痛在其中被体验的根本性视域。最后的两章将会在专注于慢性疼痛问题的同时作出解释。第六章将会专注于作为去人格化以及再人格化的经验的疼痛。第七章将会通过进一步分析躯体化和心理化在疼痛经验中所扮演的角色来对第六章的研究进行补充。

---

① 尽管与动物疼痛相关的问题并不处于现象学分析的边界之外,在本书的框架下,特别是在最后两个章节中,我主要会关注人类疼痛。我并不怀疑动物在一定意义上来说是个体的一种,以及它们的生活在某种生活世界中展开。然而,我们到底要如何确切地界定独属于动物的个性与独属于动物的生活世界呢?更进一步说,疼痛是如何影响以及转化动物的个性和动物的生活世界的呢?这些重要的问题超出了本书的范围。

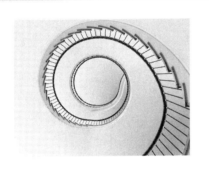

第一章

方法论的考虑

首先,我们要分析任何现象学导向的疼痛研究必备的方法论原则。在本书的导论中,我已经将这一任务列为本书的三大根本目标之一。悬搁、现象学还原、本质变更构成了这些根本的方法论原则。这三个原则是必需的,因为只有我们采纳它们,才有权利将自己的研究称作胡塞尔意义上的现象学研究。然而,这些原则还并不充足,它们仍然要被其他现象学方法所补充。从疼痛现象学的角度出发,这三个方法论原则需要进一步被以下这两个方法论的步骤所补充,它们分别是事实变动的方法和意向关联含义(intentional implication)的发生性方法①。

　　本章的分析将会分四步进行。在第一节,我将会展示构成现象学导向的疼痛研究的方法论核心的悬搁、现象学还原、本质变更。在第二节,我将会集中处理三个对于现象学的批评,它们分别是:将现象学视

---

① 如接下来的分析会说明的,事实性变动的方法并不应该被视为一独立的方法,而应该被视为一补充物,用来调整和补充本质变更的方法。与之相反,发生方法构成了一个独立的现象学方法。

为伪装的心理主义、隐藏的内省主义、被掩盖的唯我论。我对这三个批评的回应将会进一步稳固上述的三个方法论。在第三节,我认为尽管这三个根本的现象学方法论是必需的,但并不足够。本质变更这一方法仍然需要被事实变动这一方法所补充。我们之所以需要这一补充是因为如果缺了这一方法,那么本质变更这一方法常会被认为是一个借口:在进行现象学反思的同时忽视其他领域的科学成就。现象学不需要成为其自身纯洁的受害者。它必须要对在其他领域的科学(例如:自然、社会和人类科学)中所取得的发展,以及在文学、诗学、电影学、艺术学中取得的进步,保持开放的态度。现象学作为一个跨学科、跨文化的研究,值得被称作是对话性的。在第四节,我将会把上面所述的方法称为静态现象学所采用的方法,然后进一步论证它们需要被发生的方法论原则所补充。以这样一种方法,我们将会获得本书第一个根本性问题的答案,而这一问题所关心的是现象学导向的疼痛研究的方法论原则。

现象学曾以许多很不同的方式被运用,因此,我们不能排除疼痛现象学可能会依赖一些其他方法论原则的可能性。尽管我们需要承认这样一种可能性,我仍要强调两个相关的点。第一,现象学是一种方法,因此,如果有任何人想要论证静态和发生方法是可以被抛弃的,那么他就必须展示其他方法论是如何可以将它们取代的。第二,这里所展示的方法并不仅仅对现象学来说是根本性的,它们对疼痛研究来说也是极其富有成效的。因为疼痛研究所需要的,是一个能够独立于疼痛生物学和社会学而澄清疼痛经验的可靠的方法论,而这方法论又能不被贬低为一个经验层面的关于个人经验特质的个人化理论。

构造性成就,而通过这些成就,在世界中的对象,甚至是世界本身,才能成为它们所是的东西。在现象学中被当作一个主题的主体应该被看作一个纯粹经验的场域,或者说世界显现自身的场域。通过提供进入这个场域的通道,现象学还原打开了通向内在的(immanent)知识①的道路。

除了提供一条通向内在性场域(mundane contaminations)的通道,现象学还原也让现象学家能够让这个场域免受任何世俗污染的侵扰。需要强调的是,这个不被悬搁所触及的内在性的场域并不是在自然世界之中的一个区域,而是一个纯粹经验的场域,而在这个场域之中,自然和这个世界将达成自我给予。我们可以进一步地把这个区域称为是根本上非自然的,它不由事物(自然的或者文化的)构成,而仅仅由纯粹现象构成。现象学把这一纯粹经验的场域称为事物在其中显现自身的区域。通过这个方式,现象学开发出一门新的科学,"这是一门关于纯粹主体性的科学,其中,主题性的论述主要关注生活经验,意义的形式和被意指为客观性的事物(但仅仅作为被意指的)"(胡塞尔,1977,146)。

那么现象学还原对于像疼痛哲学这样的研究领域有什么意义呢?通过悬搁的方法,我们失去了作为自然现象的疼痛,而通过现象学还原的方法,我们获得了作为纯粹经验的疼痛。疼痛现象学的根本目标因此得到阐明:其根本的野心在于提供一个关于作为纯粹经验的疼痛

---

① 因此,将现象学看作(正如人们通常所想的)发起了从对世界的分析到对意识或经验的分析的转变是误解。如果我们持有这样的一个观点,我们就会觉得胡塞尔在他后期发表和未发表的手稿中将生活世界(Lebenswelt)转化为现象学的中心主题这件事是相当难理解的。现象学并非引导我们去将我们的注意力从世界上移开,反而是召唤我们去集中关注经验的世界,而它通过以下方法来实现这一点:它让我们的注意力从在自然态度中被给予的真实事物之世界转移到纯粹意向性现象的世界。从而,这就不会令人惊讶了:通过建立在现象学方法论的基础上的分析,我们会在第七章中转向对疼痛和生活世界的分析。我们会完全根据现象学的根本原则来进行这一分析。

（也就是作为一种脱离于所有自然主义的理解的经验的疼痛）的理论。我们的目标在于始终如一地从自然的理解中脱离，因为这些理解共同决定了我们对作为自然现象的疼痛的通常理解。

在这里我们遇到了一些新的困难。我们是否应该将这个纯粹经验的场域比作永不停息的赫拉克利特式的经验流，或比作一个无法理解的流动的生活（在其中这样的存在不停地取代那样的存在）？被现象学所还原的经验场域看上去不能被主体间能够印证的知识所企及。因此我们能清楚地看到，如果仅仅依赖于悬搁和还原，现象学的可能性还没有得到保证。第三个现象学流程，即本质变更这一方法，就是被设计出来解决这个难题的。现象学并不致力于成为一门关于意识经验的事实性科学。恰恰相反，它的目的是探索意识生活的本质，即对被还原的意识的直觉性描述。如果现象学是对经验的本质学，那么疼痛现象学必须要成为对疼痛经验的本质学。它所要做的不仅仅是提供一个关于作为纯粹经验的疼痛的理论，其根本性的目标在于澄清这一经验的本质。

尽管如此，我们在转向本质变更之前，还需要进一步澄清一些东西。目前，我们仍在用一种比较宽泛的或不受限的方法来讲还原，但我们有理由去区分不同种类的还原，特别是现象学的和超越论的还原。从胡塞尔在1905年发掘还原这一概念直到大概1916年，胡塞尔本人并不将这些还原区分开来。因此，我们清楚地知道如果我们用一种宽泛的或不受限制的方法来讲还原，那么还原仍然是一个模棱两可的概念，因为它与两种相当不同的功能有关。首先，还原与悬搁自然世界有关，通过悬搁，我们不再沉溺于存在物中的天真的自然主义本体论，而是转换到对意义的分析上。其次，它也与从意义的场域到所有意义的终极根源的转换有关，而胡塞尔认为这一根源是超验（主体间)主体。现象学还原使得现象学家能够从一般被认为充满真实事物的自然世界转换到纯粹现象的世界。然而一个现象学家不仅仅需要这一方法论的过程。通过进一步发起从现象的场域向现象存在终极的前提或预设的转换[胡塞尔将这一终极前提与超验(主体间)主体联系起来],我们可以以超越论的还原来对现象学还原进行补充(参考Kockelmans,1994,16-17)。

就疼痛现象学来说,我们所必需的是现象学还原而非超越论还原。三个根本性的方法是悬搁、现象学还原、本质变更。这并不意味着超验还原的方法在现象学中不重要,但这确实意味着我们可以进行一个不涉及超验还原的现象学导向的研究。在本书进行的分析将会主要地但非仅仅依赖于现象学还原①。

那么现在让我们转向第三个现象学的方法,即本质变更。这一方法的目的在于澄清我们如何从对个例的反思达到对本质的掌握。根据这一方法,我们无论从什么例子来着手进行研究都没有关系,因为这一例子不管是取材于感知、记忆,还是幻想,都无损本质变更的进行。然而,关键的一点是,我们选取的例子必须脱离于所有的自然主义解释,即本质变更这一方法以悬搁为前提。我们可以从任意的例子开始,必须把这一现象以一种"完全自由的选项"(胡塞尔,1960,70)来进行变动,但同时保持其意义的同一性,无论它是什么种类的现象。这意味着我们必须抛开对这一现象的存在的接纳,并把对象转变为一纯粹的可能性,即多种可能性中的一种。也就是说,我们需要对现象不同的方面进行改变,直到达到不变项,这一不变项可被认为是一种属性或一系列

---

① 尽管我这么说,在第五章中,当我们转向疼痛和具身性之间的关系时,将分析的领域拓宽会被证明是必要的。我在这里所指的拓宽,会被证明是不可或缺的,而它会让我们能够了解到世俗性(mundane)现象学依赖于超越论现象学。

的属性,而如果没有了这些属性,那么我们考虑的现象将不再是其本身了。举个例子来说,根据这样的一个方法,我们意识到,延展性是任何物质性对象的不变项,或者时间性是生活经验的不变项。通过发现这些不变项,现象的本质便得以显现①。

本质变更这一方法以看见本质告终。在这一方法的帮助下,现象学能变成一关于本质的科学。在这里,我们遇到了胡塞尔现象学经常被认为是对柏拉图主义的复兴的理由。这样的一个经常被用来当作对现象学的心照不宣的批评的宽泛表述是误导性的:在现象学的框架下,本质并不以形而上学的方法被诠释为属于一个独立的真正存在之领域的 eidai。用本质,或 eidos 这一词,我们所要做的是通过现象的必然的谓词(predicates)来理解现象。用另一种说法来讲,本质的谓词指的是那些属于现象的不变的方面。我们还需要注意的是胡塞尔(1983,74)区分了确切的本质,这些本质能被彻底地定义,以及形态学(morphological)上的本质,这些本质的边界是不确切的,且是根本不准确的。对于胡塞尔来说(1983,71-75),在数学中可能的那种确切性是从"理想性概念"中得出的,而这一确切性并不能在对被还原的意识的直觉描述中达到(也可参考 Bernet,Kern and Marbach,1993,86)。我们也可以这样去理解:疼痛现象学被视为一个关于疼痛经验的直觉的考察,它并不需要被当作是一个产生确切本质的学科。正如我们将会看到的,特别是在关于涉身感觉的情况下,将不同种类的经验区分开来的那条确切的分界线经常是模糊的。就像是胡塞尔在《观念Ⅰ》里所说:"本质,作为一个纯粹的可理解的理念(eidos),存在于每一个偶然事

---

① 根据胡塞尔的说法,对不同的变体的无限修改是没有必要的。我们的反思进行到某一步,本质的同一性就会出现:我们认识到无论我们对现象进行何种其他的变动,它会持续地展示出相同的本质性特征。

件的含义之中……一个个体的对象并非一个个体，一个'这个，这里'，一个独特的个例……它有它自己独有的特征，它的本质性谓词的集合。"(1983,7)疼痛现象学的目标就是将这些本质性谓词从具体的经验流中提取出来。

在上述的三个方法之中，最后一个是最有争议性的。在现象学的历史中，它曾经受到多样的批评。例如，这样一个现象学观点，它认为我们从哪个例子开始我们的现象学探索完全是无关紧要的。无论起点有多随意，现象学家似乎仍然要依赖于一个对这个例子的本质的前概念的理解。不然的话，现象学家又如何能够知道这个对象的哪些属性能够被想象性地变动呢？我用在我桌子上的那杯茶做例子，那么本质变更这一方法难道不依赖于我对这一对象的感觉属性和实用功能的更加基本的理解吗？因而这一方法不也依赖于在我开始改变它的诸如颜色、形状、质地、大小、重量等属性之前就拥有的将这个杯子从碟子和茶匙区分开来的能力吗？我们可以考虑胡塞尔自己在《现象学心理学》(*Phenomenological Psychology*, 1977,54)里所举的关于声调的例子。在我们能够把一个声调当作我们分析的起点之前，能够将属于它的属性与不属于它的属性区分开来之前，难道我们不需要知道声调到底是什么吗？因此本质变更这一方法似乎已经预设了一个对于被仔细考察的现象之本质的前概念的理解。

然而，即使我们承认本质变更这一方法预设了我们与现象的本质有一种更原始的接触①，我们仍然需要同意的是在这一方法的帮助下，我们能够获得一个对正被讨论的本质的更加牢固的把握。只要本质变更这一方法能带来对于什么是不变项的理解，那么它就能使我们对于

———————————

① 如我们会在本章的第四节中看到的，这一认识提供了为静态现象学补充以发生方法的其中一个核心原因。

本质的把握更加稳固。这也就是说,本质变更能够改变我们对某一现象的含糊理解或前概念性的理解:它让我们更清晰地认识到这一现象的本质性谓词,并把前概念性理解转变为真实可靠的,并在主体间可被印证的知识。

尽管有着它的难处,本质变更这一方法对于现象学来说是至关重要的,因为如果没有了它,那么现象学将无法作任何可靠的和主体间可印证的表述。如果一个现象学家在方法论上只依靠悬搁和现象学还原,那么他还会剩下什么呢?跟随着这两个方法的方法论指导,我们能够到达经验流和纯粹现象。但对于这一经验流和纯粹现象的现象学描述会等于什么呢?我们所剩下的就只有对于现实经验和现象的纯粹描述,但我们没有任何的权利声称我们所提供的描述与其他经验或现象有任何关联。如果我们只依赖于悬搁和还原的方法,我们只能掌握在现象学中纯粹的现象,且我们会被限制在它们的单一性之中。现象学所需要的是一个能够让它超越单一的和现实的现象的方法。本质变更这一方法的目的恰恰是来带我们超越赫拉克利特式的经验流。现象学作为一哲学的可能性正依赖于对于现象的本质的理解。在现象学中,本质变更这一方法是不可或缺的。

让我们简短地总结三个对于现象学导向的疼痛研究所必要的方法论步骤。第一,通过运用悬搁的方法,现象学家将所有关于疼痛的科学发现,甚至为这些发现奠定基础的根本假设(即疼痛是一自然的、神经生理现象的假设)都放入括号中悬搁起来。第二,通过执行现象学还原,现象学家得到了通向作为纯粹经验的疼痛的道路。第三,本质变更的方法使得现象学能够作出在主体间可证实的关于疼痛经验的表述。对于我们的目的来说,对疼痛现象学所必须依赖的根本方法论原则的简要展示已然足够。

二、三个指控：心理主义、内省主义和唯我论

本质变更这一方法经常受到批评，而这给人留下一种印象，若要更稳妥地前进，我们应完全抛弃该方法。但我看不到这样一条或许更稳妥的进路如何能够让一个现象学家产生主体间可证实的主张。在悬搁的帮助下，现象学家有可能可以不依赖于客观科学的成就。经过还原，他回到了纯粹经验流之中。然而，有什么能够保证这个经验流不是一个赫拉克利特式的、没有人能踏进两次的流呢？为了说明当我们忽视现象学表述的直觉性本质时现象学所面临的危险，我们要问三个互相关联的问题：① 当现象学被用于诸如疼痛研究这一领域时，它难道不会产生一种心理主义吗？② 它能是内省主义之外的任何东西吗？③ 它难道不是一种唯我论吗？

通过回答这些问题，我们能够将以下的观点进一步加强，即悬搁、还原、本质变更的方法对于现象学导向的疼痛研究来说是必需的。

（1）为了回答第一个问题，我们可以开展一个在疼痛现象学和疾病现象学之间的简短对话。在 Havi Carel 近期的研究中，她为哲学对疾病的冷漠感到惋惜。她谈到"哲学中抗拒思考疾病的倾向"（Carel，2016，5），并对这一冷漠提供了一个原创的和相当有价值的现象学回应。然而，我们不能忽视的一点是，现象学导向的疾病研究经常是从作者个人的对疼痛或疾病经验的告解开始的。这样的告解到底扮演着什么角色？可以肯定的是，疼痛和疾病对任何人都不是陌生的，无论这是个人的或者是人际的。更进一步来说，任何现象学的理论都是基于经验的。然而，对于现象学导向的疼痛和疾病研究来说，当我们公开地或谨慎地声称只有那些遭受过严重的疾病或疼痛的人才有资格去哲学地

探讨这些主题时,我们就搬起石头砸自己的脚了。在这里我们所面对的是一种不正当的还原主义①或粗糙的心理主义。我们可以如此描述这一还原主义:它要么对于将自身的个人经验提升到本质层次无能为力,要么将直觉的意义集合降格到心理经验的层次。有鉴于胡塞尔在《逻辑研究》的序言中对心理主义的影响深远的批评,任何在现象学中思考这一观点会有什么影响的人都倾向于将其抛弃②。

　　一个现象学导向的研究不能由一系列对个人经验的独特本质的反思组成,无论这些经验有多幸运或者不幸。其原因并不在于我们是否有一些正当理由能够为对诸如疼痛一类现象的现象学研究打下基础,而在于追问是什么本质使得某个研究成为现象学的研究。我们在这里所面对的是一个持续影响着现象学导向的疼痛研究的深刻困惑。这个困惑源于我们误解了现象学导向的研究的本质。有赖于前文所进行的分析,我们可以说这个困惑源于对现象学研究的直觉性本质的忽视。纯粹经验流并非一个赫拉克利特式的流,这意味着疼痛现象学并非疼痛的自传,而它也不应被错误地视为一种对经验的个人解释。当然,一个现象学家有完全的权利从对第一人称经验的关注开始他的分析。然

---

① 在现象学中,我们需要将不同种类的还原主义(心理主义、物理主义、自然主义、文化主义等)仔细地与各种还原区分开来,特别是与现象学还原区分开来。如我们在上一节中看到的,现象学还原是方法论的步骤,它依赖于现象学悬搁,并将现象学家带回纯粹经验的领域中。与之相反,各种形式的还原主义被看作是对理论性假设的非批判性遵从。这些假设缺乏现象学的支撑,因为它们并不以纯粹经验的场域为基础。进一步说,这些假设阻碍了通向经验领域的道路。基于这两个核心理由,各种形式的还原主义被视为还原的对立面,而还原被视为现象学的入口。

② 心理主义的还原主义构成了在哲学文献中将疼痛和疾病边缘化的其中一个主要的原因。如 Havi Carel 所说,"现象学在精神病学中扮演了一个它在身体医学中没有扮演的角色"(2016,19)。我们应该强调在现象学精神病学中,我们并没有遇到我们在关于疾病和疼痛的现象学导向的文献中看见的同一种还原主义。正因如此,在现象学精神病学中的研究比在疾病或疼痛现象学中的研究更进一步。

而,只有在他的分析涉及了某种悬搁和还原,并导向了对本质的理解后,他的理论才能被称为是现象学的。记住这一点后,让我们再一次强调,一个现象学导向的研究所关心的是疼痛经验的本质结构①。

(2)现象学不是心理主义,也不是内省主义。这也是上一节的分析所带来的另一个结论。在这里我们触及了一个在当代疼痛哲学中广为流传的误解,它标志着与现象学展开对话的普遍意愿。部分学者对现象学的开放态度基于他们认为现象学能够填补疼痛研究的空白。人们假设疼痛同时是生理学的和经验性的,在这一基础上进一步主张疼痛科学需要第三人称的实验性的方法论以及第一人称的经验性方法论。在这一框架之下,人们进一步将现象学,连同东方的冥想训练(请参考 Price and Aydede,2005,14),看作是一种特别的内省方法②。因此人们假设现象学能够完成在疼痛科学中的一个重要任务:它可以澄清疼痛的经验性的维度(Price 和 Aydede 认为这是水平

① 为了进一步探究疼痛现象学与疾病现象学之间的类比,我们可以作以下的声称:疼痛现象学需要跟随 S. Kay Toombs 的脚步,她的研究以对疾病的本质特征的探索为动机,这些特征刻画了所有的疾病,而非她自己的特定疾病。如 Toombs 所说:"疾病的普遍特质超越了不同的疾病状态的独特性和个体性,并构成了作为被经历的疾病的意义。它们代表了对于疾病的即时性质的经验。"(1987,229)Toombs 指出了五种这样的性质:完整性的丧失、确定性的丧失、控制的丧失、行动自由的丧失、熟悉的世界的丧失(1987,229)。她进一步为这五个本质性的元素补充关于它们的构造性特征的理论,比如身体性损伤以及对丧失身体完整性的深刻感觉。
② 在这里,我会反对现象学可以被称为自省主义的观点。然而,我们也可以补充,东方的冥想实践也并不跟随自省方法。如 Varela,Thompson 和 Rosch(在我看来)正确指出的,"专注当下的冥想者会说自省主义者实际上完全没有意识到心灵,他们只是在思考他们的想法"(1993,32)。这一说法的意思是专注当下的冥想者所关心的是作为被经验之经验的本质,而自省主义方法将经验解体为一定的要素,并训练主体去将他们自己的经验以这些要素来进行解释。我们在这里看到的是在对经验的反思的框架下进行的对第三人称进路的挪用。如 Varela,Thompson 和 Rosch 所说,"恰恰是在突破自省的态度后,正念/意识的冥想才得以存在"(1993,32)。

的维度），而这一维度需要进一步与神经学基础相关联（Price 和 Aydede 把这称为垂直的维度）。

　　尽管我欣赏这样一种对现象学的普遍的开放态度，我仍会认为我们所面对的是一个具有很强误导性的对现象学的挪用①。这一误会的来源是我们误解了现象学反思和直观的特殊待遇。我们会这样推理：因为现象学是一个反思性学科，而它的概念都是以直觉性方法建立的，那么它除了会是一种内省主义，即对于自己的自身有意识的想法和感受的第一人称的考察之外，还会是什么呢？但如果是这样，对于内省主义的破坏性的批评，特别是在行为主义心理学中的内省主义，也必须要应用于现象学。这一批评已经指出，第一人称的报告看上去只依赖于及时的自我给予，但实际上它们预设了在公开的行为和他人的判断的基础上所作出的推断。最近在心灵哲学领域存在一些对现象学的批评，认为现象学太过天真地依赖于内省式方法论，因而无法找到可以被普遍应用的方法（参考 Dennett，1991，44；Metzinger，2003，591），也因此变得能够理解了。不过，恰恰是因为现象学依赖于内省主义方法论，它不可避免地产生自我矛盾，而它也并没有办法去解决这些矛盾②。

　　我们所面对的是广泛的误解。Francisco J. Varela（1996，334）认为，我们把现象学和内省主义放在一起的时候，就好像是把苹果和橙子混淆在一起。他的观点是相当有道理的。尽管现象学给予了反思和直觉优先地位，现象学并不是内省主义。当内省主义关注于主观经

---

① 尽管 Price 和 Aydede（2005，251）的观点以对现象学的开放性为标志，他们仍将现象学与自省主义混淆了。我们可以以三种方式将后者诠释为高阶感知（HOP）或为高阶思想（HOT），或两者皆是，但它们都与现象学不同。

② 这一自相矛盾体现在以下说法中，比如"这是任何人能感知到的最纯粹的蓝色"与"不是，它不是这样的，它其中有一微弱的但可以感觉到的一丝绿色"相对，或"这一对妒忌的意识经验显示了我有多爱我的丈夫"与"不是，这一情感性状态完全不是爱，它是一神经质的、世俗的对失去的恐惧"相对（参考 Metzinger，2003，591）。

验的个例时,现象学所关心的是现象的本质与不变项。就像 Shaun Gallagher 所说,"现象学关注的并非只是作为内在感觉或现象性意识的主观经验"(2012,58)。或者如 Dan Zahavi 认为的,"所有在现象学传统中的主要人物都公开地和毫无歧义地否认他们所进行的是某种内省心理学和他们所用的方法是内省"(2013,25 - 26)①。

　　这并不意味着内省主义和现象学没有任何共同点。它们两者被设计来考察以第一人称视角被给予的想法和感受。因此,它们也都可以算是对于本质上无广延性的、只能被反思地和直观地给予的现象的分析。然而这些重要的相似之处并不能掩盖它们根本性的区别,该区别同时是方法论上的和主题上的。如果我们用心灵哲学通常的语言来说,我们可以说内省主义和现象学都遵守意识性条件:两者所关心的都是获得关于意识经验的知识,而非理应是在我们意识经验之外的物理事件的知识。然而,现象学并不遵守内省主义所遵守的两个其他的重要的条件,即第一人称条件和时间相近条件。首先,我们需要将在现象学里所讲的第一人称视角和在心灵哲学中所讲的第一人称条件明确地分别开来。内省之所以能满足第一人称的条件,因为它的目的仅在于获得关于自己而非他人的心灵的知识。与之相反,现象学并不关心任何个人经验的独特性质,无论是我自己的还是别人的,它的用处并非是提供一个关于某个特定的人的心灵的知识,而是专门产生关于那些任何经验都必须以它为基础的本质结构(eidetic structure)的知识。第二,内省主义遵从时间相近条件,因为它是一个学习个人自身正在发生

―――――――――

① 就这方面来说,我们很难同意 Varela,Thompson 和 Rosch 以下的观点,他们在 *Embodied Mind* 中主张,"在某一种他称为'本质直观'(*Wesenschau*)的哲学内省中,胡塞尔尝试将经验还原为这些本质性结构,然后展示我们的人类世界如何从这些本质性结构中诞生"(1993,16)。

或在近期发生的心灵状态或历程的一个过程。与之相反,现象学所关心的并非某一组特定的时间经验,而是经验本身的时间性。

在这个现象学与内省主义的双重区分之上,我们还可以加上第三点差异。这一点所关系到的是内省研究和现象学研究的宽度的不同。内省主义只被用于研究相对简单的现象(比如,不同的对象在相同或不同的情况下对同一刺激物作出的反应),而更加复杂的现象(比如,那些与精神障碍和人格有关的现象)则无法被内省地研究。与之相反,现象学方法的意义在于让研究者能够触及任何经验的本质,无论这是复杂或简单的现象。

(3) 当我们断言尽管现象学声称自己并不会导致唯我论,但它其实并不能摆脱唯我论的嫌疑,我们所想表达的意思到底是什么呢? 为了澄清这个指责的意义,我们可以通过 Tania Gergel 最近对现象学方法的批评来展开一个疼痛现象学与疾病现象学之间的简短讨论。对于疾病现象学,Gergel 认为它其中一个最基础的目标在于"提供一个帮助我们理解作为生病的个体本身所经验的疾病的理论"(2012,1104)。然而,根据 Gergel 的观点,现象学对于疾病的经验性维度的敏感并不能促进、反而阻碍了我们去理解患病个体和培养联结患病个体的能力。"如果对于疾病真正的理解存在于生病个体对于疾病的个人经验之中,那么与其说这能够使共情和理解成为可能,我们还不如问这一理解如何能真正地被传达和被他人理解"(Gergel,2012,1104)。在 Gergel 看来,这并不只是一个困扰着对疾病的现象学研究的一个方法论难题,而且是一个阻碍了现象学促进病人和医护人员沟通这一目标的问题。如果疾病被限制在经验的范围之内,那么我们不可避免地要面对唯我论的问题:疾病的经验似乎并不能被除了这一经验的单独主体之外的任何人所体验到。

让我们将这个批评从疾病现象学延伸到疼痛现象学，然后让我们提出这样一个问题：现象学是否真的认为疾病和疼痛的概念存在于病人的个人经验之中，以至于这些概念会拒绝人际间的理解？有鉴于上述对现象学方法的介绍，我们可以看到一个具有误解性的对现象学立场的描述。把那些概念当作是存在于病人的经验之中的观点显然是一种心理主义。现象学的目标在于将疾病和疼痛的概念奠基于经验之中，但并非把它们局限在个人经验中。疾病和疼痛并不是被留存在经验中，而是在经验中扎根。

Gergel 对于现象学的描述代表了在疾病哲学中流行的一个错误倾向，即把现象学分析当作一种对于疼痛病人经历的事实经验的经验性描述。我们需要重申现象学导向的研究所依赖的根本性方法论承诺。有鉴于这些承诺，疼痛现象学的任务是为认识疼痛经验的本质提供见解。只要一项研究遵从悬搁、还原、本质变更的方法，那么它就可以算作是胡塞尔意义上的现象学研究。如果现象学的批评者和那些认为自己是在研究现象学的人能够意识到这些方法在现象学导向的研究中所扮演的不可或缺的角色，那么我们可以避免很多的误解。

三、改进本质变更：从纯粹现象学到对话性现象学

我对于本质变更这一方法的维护并不代表着我认为这个方法完全没有不足。目前为止，我还没有谈论这一方法最严重的局限性。这个方法经常被当作一个将现象学跟其他思想讨论和争辩分隔开来而进行研究的借口。我们认为这个方法剥夺了现象学与其他科学，无论是人文、社会，还是自然科学展开任何对话的可能性。大抵来说，只要这些科学不依赖于悬搁和还原的方法，现象学家在他们自己的研究中就没

有权利去接受这些科学的研究成果。现象学家似乎命中注定不仅要在方法论上的孤独中，而且还要在主题的与世隔绝中进行他们的研究。不必说，这样的情况会为现象学研究带来令人遗憾的后果。在其他科学看来，现象学的成果往往显得毫无关联和可有可无。因此我们要问，现象学的方法是否要求现象学家以这样一种孤立的方法来研究现象学？

如果本质变更的方法真的这样要求现象学研究者，那么我会认为这个方法并不能实现它的根本目标，即它不能产生对于现象本质的理解。若本质变更以上述的方式被诠释，那么它就会变得完全依赖于现象学家实际的认知能力，而这限制了可能的变更范围。更糟糕的是，当它被以这样一种孤立的方式诠释时，本质变更这一方法把研究者重新置于心理主义的怀抱中。这些主张还需要进一步的澄清。

胡塞尔声称，在本质变更过程的某一个阶段，研究者能够看到现象的本质，当这一情况发生后，进一步的变更就不再需要了。然而我们如何确保在某一时刻现象变更的过程不再必要且我们获得了对于现象本质的理解呢？在这点上，胡塞尔所作出的开放的可能性和有动机的可能性（motivated possibility）之间的区分是相当有帮助的①。无论我们多么小心地跟随本质变更方法，似乎总会有一种开放的错误的可能性，即我们可能会错误地识别那个大概是本质性的现象特性。本质变更这一方法，特别是当它在上述的孤立的方法里被运用，似乎并不能排除这样一个开放的可能性，也因此，它不能保证我们能避免可能的陷阱。进

---

① 在胡塞尔现象学中，我们遇到了对开放可能性的不同理解，它可以是实践性的，也可以是理论性的（在这方面，可以参考 Mohanty，1984）。在现在的语境中，开放可能性并不太指涉实践性的"我可以"（因此不太指涉感知性经验中被描绘的潜在可能），而指涉理论性的"我可以这样地理解"。

一步说，如果这个方法在个人的与世隔绝中被运用，那么我们得到的普遍的理解会与科学研究所产生的结果有冲突。对于胡塞尔颜色和声音不能变成彼此的本质性主张，Shaun Gallagher 写道："仅仅是因为他不能想象这个可能性，并不意味着它实际上是不可能的。在这里，我们可以看到主体间证实的重要性，因为实际上，我们可以找到一些经验到通感的人，对于他们来说，颜色和声音确实会变成彼此。关于通感的经验性的研究也可以表明可能性的范围，并且展示颜色和声音之间的区域性（存在论上的）边界可能比通常认为的更加容易被改变。"（2012,51）

　　像这样的在现象学声称和经验性研究成果之间的冲突是否要求我们放弃本质变更这个不可靠的、无法保证它自己表述的可靠性的方法呢？这样的一个结论对于现象学来说是有害的，因为正如我在前面所论证的，如果现象学只依赖于悬搁和还原的方法，那么它没有能力作出任何可靠的得到主体间印证的表述。在现象学导向的研究和其他科学得到的成果之间的矛盾要求我们放弃某一特定的对本质变更的诠释，这一诠释假定了这个方法要求研究者在进行现象学反思的同时将自己与其他思想讨论拉开距离。当我们意识到本质变更的方法无法保障对于现象本质的现象学理解的可靠性时，我们需要找到一个打开现象学与其他科学之间的对话的方法。方法论上来说，我们可以通过以下的方法实现这个目标，即展示我们可以通过一个正当的方法来用事实变更（即那些依靠于其他领域的研究成果的变动）为想象变更进行补充。这些事实变更可以从高度多样化的来源中获取，比如自然、社会、文学和诗歌、艺术和电影，甚至是自传。只要现象学是向这些补充开放的，那么我们就有理由去叫它对话现象学。

　　我们需要这样的一个现象学的方法，它固守根本性的方法论原则（悬搁、还原、本质变更），也对其他领域的发展保持开放。我在这里所说的对话现象学是一个能够同时满足这两个条件的哲学方法。然而这个方法有多可行呢？现象学要如何接受其他学科的成果呢？难道这不会要求我们放弃对悬搁和还原的方法的坚持吗？对话现象学像是一个语词矛盾（contradictio in adjecto），它似乎损害了现象学的纯粹性，因为它要求我们去接受那些在自然态度的基础上所获得的其他领域的研究成果。因为现象学方法要求我们悬搁自然态度，这包括那些为自然、社会和人文科学奠定基础的预设以及这些科学取得的成果。要么我们严格地遵从根本的现象学原则，要么接受在自然态度下获得的科学成就并在此基础上发展。这里似乎有两个方法，而我们只能选择其中一个。

必须要承认的是，现象学不能也不应该把从这些高度地分化的来源中获得的见解直接当成是有效的并接受它们。然而，我们完全有权利把这些见解转换为可能性，并以此将它们融入现象学，而这些可能性本身能够让研究者扩大本质变更的视域（horizon）。只要我们把从多样的科学中获得的成果当作是可能性，那么我们不需要把它们当成事实或者当成从真确的论证中获得的可靠结论。科学发现仅仅被当作可能性，它们能够扩大现象学可能的视域，而这个视域是现象学家在运用本质变更的方法时必须要考虑的。在这个意义上，也仅仅在这个意义上，对话现象学对于其他研究领域所获得的成果的开放并不会危及它的方法论导向。

科学发现在现象学中只能被接受为可能性这一事实意味着事实性变动不应该被理解为是一个在本质变更之外的独立存在的方法。恰恰相反，这些步骤的结合让我们认识到某一个对于本质变更方法的理解是不正当的，并抛弃这个理解，它让我们拒绝这样一个观点：本质变更封闭了打开现象学与其他科学之间的对话的可能性，而因此现象学家理应是一个思想的隐居者,他的研究只能在方法论的和主题的孤立中进行。通过以事实性变动来对想象性变动进行补充,我们将现象学从它的孤独中解放出来,并打开了一条追求现象学与其他科学之间展开对话的道路①。

当我们转向复杂的诸如疼痛之类的现象时,想象性变动与事实性变动的结合显得尤为有必要。因此对话现象学是特别被需要的。在对话现象学中,我们会对我们在其他研究领域所碰见的描述和分析保持开放态度。在这方面,我们可以参考 Dan Zahavi 的关于思想实验的观察。

"有时候,把虚构完全抛弃而对在现实世界中发现的惊人事实给予更多的关注可能是更好的。如果我们在寻找的是那些可以动摇我们根深蒂固的假设并强迫我们去改进、改变,甚至是抛弃我们习惯的思考方法的现象,我们所要做的是关注精神病理学和神经学、发展心理学、人类文化学。所有这些学科都是具有挑战性的研究材料的丰富来源"(2005,141-142)。

除了在这里被提及的学科,有很多其他学科也要求改变我们的认知习惯。再重申一次,像这样的改动可以被多样的资源所触发,比如美术、文学、电影,或者任何一种自传中提供的资源。从原则上说,任何被

---

① 有人可能会反驳在这里所展示的对话性现象学不过就是一种营销罢了。为了回应这一反对意见,我会特别地强调所有我对对话性现象学的提及都应该被视为这一对通过与其他学科展开对话来从事现象学研究的邀请。这在疼痛现象学中是特别需要的,它可以从各种科学中学到很多,特别是从认知科学、心理学、心理分析中学习。在我看来,对话性进路的缺失恰恰是某些对本质变更的理解产生问题的原因,如上文中提到的,如果我们太过依赖幻想和第一人称经验,我们通常会将这一方法当作是一个借口,从而拒绝参与其他科学中发生的对话,并在与所有其他思想保持安全距离的情况下研究现象学。确实,就我所知,目前还没有一个关于疼痛的对话性导向的现象学研究。我会主张这一情况发生的原因是方法论的:没有为本质变更补充以事实性变动。

确立的框架都能提供以现实性变动补充想象性变动的资源,而因此它们能够让我们获得更可靠的通向现象本质的道路。大体上来说,一个现象越复杂,那么仅仅依靠个人的想象性变动就会越不可靠,而以事实性变动将其变得丰富的需求也会更大。让我们跟进 Zahavi 的分析,"如果我们想要去测试关于心灵的统一性、心灵状态的隐私性、主导性的本质,或者情绪所扮演的角色的假设,我们可以仔细考察一下,这些病理现象学倒比涉及大脑交换或瞬间移动的思想实验对我们更有帮助,其中的病理现象包括但不限于人格解体、思想侵入、多重人格障碍、失用症,或者快感缺乏"(2005,142)。正如将在第三章看到的,疼痛解离综合征[比如先天性无痛觉症(congenital insensitivity to pain),超痛感症(threat hypersymbolia)或疼痛说示不能(asymbolia for pain)]能对我们认识疼痛的本质提供很大的帮助。通过把这些主题容纳进现象学导向的疼痛研究中,我们能够用基于现实性变动的现象学反思来补充建立(以个人原因为动机)想象性变动的疼痛研究。

再重申一次,我们不应该把现实性变动当作是一个在本质变更之外的方法。恰恰相反,它是一个让我们能够将自己从某些对于本质变更的不正当理解中解放出来的附加物或限定条件。通过以事实变更对想象变更进行补充,我们能够在一个有利的位置来对诠释学的批评进行回应,这一批评指出现象学并不能充分地承认自己根植在某个特定语言结构中。这一批评以以下的过程来进行:运用本质变更的现象学家无法选择地以某一特定的语言进行本质变更。然而语言有它自身特定的语法和句法的结构,而这些结构潜在地决定了现象学描述的风格和局限。如果是这样的话,那么正如本质变更永远不可能是纯粹的,现象学的描述也永远不可能是纯粹的描述。

为了了解这个批评的重要性,我们可以在这里联想到一个对于笛卡儿的批评,这一批评强调笛卡儿在关于"我思故我在"的理论中对于自我(ego)这一概念的运用在语言学上是有问题的。我们也可以想到尼采的这一观点,即在实体和属性之间的哲学分别并非它们看上去的那样无辜。大致上说,这个区分的起源是语言学上的,它源于在印度日耳曼语系中具有特色的在主体和谓词之间的区分,但这一区分在很多属于其他语系的语言中都是没有的。像这样的语言学上的批评质疑的是纯粹描述的可能性。批评者认为所有的直觉和经验都是被源于某特定语言的结构所贯穿的。我们因此被迫去承认这一观点,即我们对本质的理解也是被这些结构所预先决定的,因为它们理应要从本质变更中得出。大抵来说,我们永远也不会兑现现象学所作的这些结构不会破坏对于所谓的现象本质的现象学描述的承诺。

对话现象学,因为它愿意去以事实性变动补充想象性变动,占据一个回应这一批评的有利位置。一个具体的现象学分析是建立在悬搁、还原、本质变更(仅被理解为个人自身的想象性变动)的方法上的,这些确实有可能会无法为我们提供可靠的对于现象本质的见解,而其原因有可能与语言的语法和句法结构有关。更准确地说,对话现象学不仅需要向在其他领域所进行的研究保持开放,它也需要向在其他文化背景和语言中进行的研究保持开放。在跨领域之外,对话现象学也需要是跨文化的,即对这一可能保持开放:在其他文化背景和语言中进行的对现象的描述可能会提供改进在我们自己的本质变更中获得的成果的动机。

对于本质变更,我们可以模仿梅洛-庞蒂(1962,xiv)对于还原所作的评论指出以下这一点,即从本质变更中学到的最重要的一课是完全的本质变更是不可能的。只要对话现象学对其他学科和语言所提供的描述保持开放,那么它就永远不能完成对现象的分析。作为一个现象学家,我们必须冒作出本质性表述的险,但我们不能排除这些表述需要被改进和修改的可能性。现象学家是永远的初学者。

四、现象学中的发生方法

尽管我们上述的方法对于现象学导向的疼痛研究来说是不可或缺的,它们还没有穷尽现象学观点所拥有的方法论资源。我们可以把这些方法当作是静态现象学根本的方法论原则,而这些原则还需要被发生现象学的根本方法论原则所补充①。然而,要去对发生性分析的根本方法论导向作出具体说明是极其困难的②。如果我们认识到发生现象学不是为了取代,而是为了补充静态方法,我们可以避免一些严重的误解。更准确地说,发生性的方法的目的是澄清某些静态方法论所依赖的根本性预设。在这一节,我会绕道去探索发生现象学的根本方法论原则,而只有在最后我才会回到对于我们的目的来说有着核心重要性的问题,即发生性方法对于现象学导向的疼痛研究的意义。

在胡塞尔早期的著作中,他并不认为发生性研究对于现象学来说是合适的。他认为发生性研究本质上是经验的,它们需要依赖经验性的方法,而它们的意义也只能是经验性的。这是胡塞尔在《逻辑研究》中表达的观点(2000,第一版出版于 1900—1901 年),而在该书中,被认为是描述性的心理学的现象学在方法论上是被要求去排除任何的发生

---

① 在现象学著作中,胡塞尔是第一个将静态现象学和发生现象学的区分概念化的人。众所周知,这些现象学方法之间的关系是模糊不清和有问题的。(如果想要了解胡塞尔自己对它们之间的区分的直接理论,可以参考胡塞尔,2001,624 - 634)。
② 这些困难的影响是如此深远,以至于对这些方法的批判性讨论中,普遍的策略是直接避免所有的方法论问题,并只关注对在静态现象学和发生现象学之间的主题性(而非方法论性)区分。我们会在下文中回到这一问题。

性考虑的①。在《观念Ⅰ》中(1983,1913年第一版),胡塞尔也表达了对这一看法的支持②。根据《观念Ⅰ》中胡塞尔的观点,关于本质的问题与关于事实的问题是根本不同的。

在领悟到静态现象学建基于某些要求发生性澄清的预设后,我们也意识到发生性考虑需要被融入现象学。现象学是一门关于意识的研究,但意识并不只是一个经验的场域,而是一条经验的流,而就它是一条流来说,我们不仅需要研究它的根本性结构,也必须要研究它的发展。我们在静态现象学中碰见的对于意识的共时性研究需要为历时性的研究所补充。

可以回顾一下我先前的关于本质变更的观察。作为一个研究者,在以本质变更的方法研究一个对象之前,必须要有一个对于这一现象学的模糊的把握。但是,恰恰是因为这个模糊的理解是不明了的,即恰恰是因为我不知道(大体上在前概念层面)对于这一现象的理解到底意味着什么,我才需要本质变更——一个能够让我将经验从各种困惑和误解中净化的方法。这意味着本质变更的方法依靠于研究者对于现象的世俗性把握:它是一个测试、修改和改进对于现象的预设的理解的方法。

现象学对于这个前概念性的理解有什么要说的呢? 就本质变更这一方法来说,现象学仅仅依赖于它的可得性,而并不会探索它的可能性。恰恰是因为这样,我们需要发生性的思考。这样的一个补充是必

---

① 在《逻辑研究》中,描述心理学和经验心理学之间的区分扮演了一根本性的角色。经验心理学的任务是提供发生性的解释,而作为一描述心理学的纯粹现象学的目标是提供一对内在经验的纯粹描述。

② "很有可能,我们从以前世代的知识中继承了对于知识的倾向;但就我们所知道的东西的意义和价值的问题,知识的继承的发生性故事是毫不相关的,就如同金子货币与其真正价值毫无关联一样"(胡塞尔,1983,45)。

要的,因为如果没有了它,我们就需要得出这样一个结论:现象学依赖于其他研究处理得了的预设。这也就是说,关于本质的现象学分析是可能的,前提是有一个只可以被非现象学方法澄清的关于现象的前概念层面理解。这样的一个情况会阻碍现象学成为有关纯粹经验的根本性科学,因为现象学既不能依赖于自然主义的预想,也不能把自己的任务限制在填补其他研究领域的空缺上,而是要去澄清那些在其他研究中起着基础作用的根本性概念和预设。因此我们需要问,前概念性的理解是怎么起源的? 它是怎么发展的? 发生性现象学的目的就是回答这两个问题。

发生性的考虑源于对存在的分析进行关于生成(becoming)的反思的补充的需要①。当且仅当我们展示我们可以在直觉性层面而非事实性层面②研究生成的领域本身,关于对现象的前概念性理解如何产生的问题才能在现象学中处理。为了展示生成的领域是一个有效的现象学主题,我们必须展示出前概念性的理解的产生本身是被某些原则所支配的,而这些原则可以用现象学的方法澄清。

胡塞尔(2001,629)把发生性现象学当作是解释性的,这与被他形容为描述性的静态现象学是相反的。这些描述意味着如果我们跟随着

① 如 Anthony Steinbock 特别有力地强调的,静态分析在某种意义上是本体论的,而它们为发生性的构造分析提供了引导线索:"我们变得了解作为结构的意识是什么,以及这'什么'是如何被构建的,胡塞尔认为,我们的静止性分析的结果可以作为我们理解意识是如何通过'动机'的发生性功能形式,也就是在被激励和动机之间存在的条件性关联,而从意识中诞生的引导性线索"(1995a, 45)。为了避免某些误解,我应该进一步地补充:尽管 Steinbock 在我刚刚引用的研究(以及在一些更近期的著作)中有力地论证了胡塞尔现象学中存在三重的方法论区分(也就是静止性、发生性和世代性现象学之间的区分),在这一研究的语境下,我不会将生成性现象学看作是分离的方法论框架,而会将其看作是对发生性现象学的特定补充和进一步的发展。因此,在这一章节的框架下,我会坚持在静止性和发生性现象学之间的区分,而并不会单独处理世代性方法。
② 以胡塞尔的话说,"生成的模式仅在本质的生成中被给予"(2001,627)。

静态现象学的原则,我们必须聚焦于被直观地给予的现象,然后跟据本质变更的方法,我们需要描述它的根本特点。与之相反,发生性的方法要求我们跨过纯粹描述的边界。从发生性的立场来看,描述是不够的,我们必须要解释。因为发生性的解释是一件与诠释有关的事情,我们可以把发生性现象学称作发生性导向的关于主观生活和生活世界的诠释学(参考 Luft,2004,226)。然而,显然,并非任何一种解释或诠释从现象学的意义上来说都是发生性的。在这里我们需要考虑一个关键的问题:是什么组成发生性现象学的方法论核心呢? 尽管这个问题实质上很基本,回答起来却是极其困难的①。

　　我们可以通过关注通向现象学还原②的不同道路来澄清静止性和发生性现象学之间的根本性的方法论差异。静态现象学依赖于所谓的笛卡儿式的道路,发生性现象学提供了两个替代的道路,它们被胡塞尔称为心理学的道路和生活世界③的道路。关于这两条道路的详细解释在

① 如 Bernet、Kern 和 Marbach 指出的,尽管胡塞尔从 1920 年左右开始持续地主张超越论现象学需要被区分为静止性和发生性模式,他"并没有足够清晰地阐明发生性,构造分析的方法论"(1993,196)。

② 从历史的角度看,我们可以注意到胡塞尔对发生方法的发现以及他对发生性现象学的转向是与他对所谓的笛卡儿式的还原道路要如何与其他道路,特别是心理学的道路相互补充的兴趣走在一起的。这绝非偶然。通向还原的新路径提供了通向发生性现象学的方法论入口。鉴于这一情况,为什么在批判性的讨论中,静止性和发生性现象学的区别通常是通过关注主题性场域而非方法论承诺来处理也就变得可以理解了。这一策略性的决定是可以理解的,尽管只能部分地被理解。当然,我们需要意识到处于静止性和发生性现象学的主题之间的区别,因为只有在这一理解的帮助下我们才能有意义地进行对方法论的区别的探索。然而,如果我们要理解它们之间的方法论差异,仅仅是对在静止性和发生性现象学的主题性场域之间的区别的理解并不足够。

③ 这在胡塞尔(1970)最后未完成的《欧洲科学的危机与超越论的现象学》中尤其清晰。除了这一著作,胡塞尔(1959)的《第一哲学》也能够展示这一点。该书收录了胡塞尔在 1923—1924 年讲授的课程,在其中,通向还原的心理学道路被概念化为笛卡儿式道路的发生性替代品,而笛卡儿式道路属于静态现象学范畴并在早期研究之中处于优先地位。

当前的语境下暂不可能。幸运的是,这也不是必需的。我这里的任务是把这两条发生性的道路的大致轮廓勾勒出来,并突出它们共同的方法论特征。我会主张,这些共同的特征组成了发生性现象学的方法论基础。

两条发生性的道路都是在静态现象学占据支配地位的笛卡儿式道路的替代品。笛卡儿式的道路由对自然立场之总论题的不可改变的偶然性特征的认知所驱动。这一论题是这样的:这个世界作为现实是一直存在在这儿的(参考胡塞尔,1983,ss30;胡塞尔,1959,ss33)。对于这一论题具有的无法改变的偶然性的认知要求我们对其进行彻底的改动,而这被胡塞尔称为现象学悬搁。用他自己的话来说,现象学为我们提供了把注意力转向(作为现象学的残留物)纯粹经验领域的可能性。现象学的还原无他,只是对于自然态度的“普遍性的推翻”(胡塞尔,1959,68),而我们也可以把这一还原描述为:将注意力从对于世界的沉迷中彻底解放并导向到新发现的超越论经验的领域上。

从发生性的立场来看,笛卡儿式的通向还原的道路有两个主要的限制。第一,它给人以一种超越论经验的领域是没有任何内容的错误印象(或其内容至少会清晰地对应于平常经验的内容)。因此现象学似乎是柏拉图主义的再现,它把我们从洞穴的阴影中解放出来,并引导我们从日常经验的领域离开,而关注于另一个关于理念与本质的世界。第二,在静态现象学中流行的对于还原的理解,特别是当它与本质变更方法结合起来后,给了人们一种现象学只有从共时的角度(也就是通过所有可能经验的共同特征的直觉性结构来概念化纯粹经验)而非历时性角度才能将纯粹经验概念化的误导性印象。因此这一还原的进路似乎忽视了经验场域的时间性本质所具有的完整意义,仅把它当作了一个纯粹形式,而非生成的领域。

通过心理学通向还原的道路的特征是拒绝一次性把自然态度完全

悬搁。这一条道路预示着超越论现象学的诞生。它邀请研究者以现象学的方式关注于某些特定的行动，甚至是在我们展开普遍性悬搁和普遍性还原①之前。跟随这条道路意味对世俗性现象学的参与，这一现象学还没有对世界信仰进行怀疑（参考 Held，2003，28‑29）。我们因此可以了解发生方法是如何克服我在上文中指出的静态方法的第一个局限的。我们在自然态度中遇到的任何东西都可以被超越论经验的领域重新吸收，从而被转化为一个现象学的主题②。沿着心理学的思路，我们展示出经验的领域并非是没有内容的，在平常经验的领域里绝对没有任何东西是不能以现象学的方式被救赎的。进一步说，跟随着发生性的道路也让我们能够克服第二个局限，这一局限与对经验领域的历时性分析的前景有关。如果真的可以将所有在平常经验中的行动"翻译"为超越论行动，那么可以这样说："就好像我在自然态度中，作为我这个人，可以反思性地和预期性地知道我以前的和未来的生活，那么只要我展开超越论还原，那么我也可以知道处于过去和未来的我的超越论存在或生活。而我是从自己的超越论经验中获取这些知识的。"（胡塞尔，1959，84）通向还原的心理学道路的目的在于揭示普遍超越论经验的完整内容：兑现超越论的现在、过去和未来，从而提供对于进一步

---

① 在这里我们尤其需要小心，因为我的评述可能很容易就导致误解。通向还原的第二条道路并不是用来反对第一条道路的普遍性目标的。相反，第二条道路由以下这一见解所引导：普遍的悬搁和普遍的还原不应该在"开头"被实施，而应该在"最后"被实施，也就是说，在我们已经成功展示每一世俗经验都能被现象学场域重新吸收之后（如果想要了解胡塞尔自己关于从心理学道路到普遍悬搁和普遍还原的过渡的解释，我们可以参考胡塞尔，1959，§48）。

② 因此在《第一哲学Ⅱ》中，胡塞尔主张每一世俗经验的经验行动都可以被转化为超越论行动。他进一步以有说明意义的例子进行补充："我希望这美好的冬天天气能持续。"当我将这一世俗的愿望转化为一超越论经验时，我并非拥有一与世俗愿望并列的超越论愿望。反之，世俗的愿望只是一源于我自身的经验性信念的特定统觉（apperception，参考胡塞尔，1959，82‑83）。

把经验领域概念化为发生性领域所必需的资源。

通向还原的本体论道路也是以一开始就悬搁自然态度的一般主旨为特点的。心理学的道路把现象学家的注意力导向世俗意识的心理行动，而本体论的道路把我们带向所有关联于世俗行动的一般事物，也就是生活世界。这一生活世界需要被理解为与自然态度相关联的世界。它是一个主观的相对的世界，它被视为所有自然的和科学的人类活动的根基和视域。通向还原的本体论的道路将我们引导到生活世界中，这一生活世界是科学成就仰赖却被遗忘的根基，而本体论的道路又进一步把生活世界主题化为超越论主体的构造成就。在这方面来说，我们可以正确地主张本体论的道路面对着一个双面的任务。它的第一个中心任务是将一个充满了唯心主义和自然主义误解的世界净化，从而恢复那个（尽管随后出现被"理念的面纱"伪装而成的、经验本身强加于世界上的意义）世界的原本意义。用一种悖论式的方法来说，我们第一个任务是提供一个关于前科学世界的科学，而这一科学会为我们提供对于其最根本的结构的理解。然而这第一个任务必须要和第二个任务结合起来，而第二个任务即是展示这一个前科学世界本身如何是一个超越论主体（间）主体的隐秘成就。从发生性现象学的角度来看，如果我们不能认识到生活世界是与超越论主体（间）主体相关联的意向性事物，那么我们对于超越论现象学的理解就会是有局限的。

通过上述分析，我们可以说通向还原的第二和第三条道路在三种意义上是相辅相成的：它们都从世俗经验的层面开始，它们都是回溯性的，它们都在超越论（主体间）主体的层面达到顶点[1]。它的回溯性

---

[1] 或者，如 Sebastian Luft 所说，"无论我是以世俗意识作为出发点并将其还原为其超验性'对应物'，还是从预先给定的生活世界开始探索其构建性成果，我都会到达一作为构建世界的'绝对存在'的超越论主体（间）性"（2004，217）。

的本质使得这个方法论方向成为发生性的，因此，如果我们要更准确地了解它，需要用对意向性蕴含①这一方法的反思来补充上文的分析。根据胡塞尔自己的例子，在被还原的经验的领域内，我回忆过去这一行动意向性地蕴含了我之前的感知行动，也因此，我的预期未来这一行动也蕴含了我未来的感知（尽管我们应当承认两者有着不同的证据）。因此，"我回忆起我和你在走廊的对话"意向性地蕴含了"我在走廊和你曾经有过这样一个对话"。像这样的声称（claims）几乎是琐碎而无关紧要的。然而，意向性蕴含这一方法被证明是极其地神通广大的，我们可以毫不夸张地称其为发生性现象学的引擎。这个方法最重要的并非是对于铭刻在回忆、想象、预期这样的再现性行动中的双面复杂性的认知②。更加重要的方法论意义在于意识到意向性蕴含这一方法让我们能够将现在的经验理解为依赖于更基础的经验的意义的构造。从发生性现象学的观点来看，意向性经验对某一对象的意指总是超过或多于这一对象在纯粹直观中被给予的部分，而这一意义的过剩指向了以前经验的意向性成果。意向性蕴含这一方法就是被设计来展示我的整个过去都蕴含在我现在的每一个意向性经验中的。在最后的分析中，意向性蕴含这一方法提供了一个方法论基础，在这一基础上，我们能够把纯粹经验的领域主题化为一个统觉成就的发展性领域。

　　我们因此获得了研究前概念性理解形成的方法论基础，而这些理

---

① 在这里，以及在下文中，"意向性的"这一词会被理解为与对意向性的现象学理解有关。

② 我们可以进一步地将所有这些行动以"仿佛"（as if）来描述，而这恰恰是使我们能够将它们描述为再造行动的原因。因此，如果我回忆、想象，或预期握我的朋友的手，我在"仿佛"的模式内经历这些经验。需要承认的是，胡塞尔经常使用"仿佛"（als ob）这一表达来表明想象意识所特有的东西。在现在的语境下，我会在更广泛的意思下运用这一词。我会如胡塞尔也会做的，把它当作是一所有再造行为的独特性质，无论他是设定性的（回忆和预期）还是中性的（想象和图像意识）。

解作为"规范统觉的形成的规则性规律"(胡塞尔,2001,624)而存在。统觉是一种意向性的生活经验,它赋予被给予的现象超越它们的直观性证据的意义维度。统觉这一现象学概念的意义在于把握跨过了现象的直观性自我给予①的边界的意义过剩。从发生性现象学的角度来看,每一个意识都是统觉性的:"意识的本质是从当下到新的当下的流动,因此我们无法构想一个严格地停留在当下的意识。"(胡塞尔,2001,626)然而,统觉性意识并不只是在意识到某些被直观给予的东西之外意识到超越了直观的边界的意义维度,它还是一个指向那些被直观性的动机所激发的非直观性经验的意识(参考胡塞尔,2001,627)。在很大程度上,发生性现象学的目标在于发现统觉形成和新统觉从其他统觉中必然地生成所依据的根本性原则②。它们可以在经验的不同层次形成,而胡塞尔(2001,631)把它们识别为纯粹主动的层次,在被动和主动之间的中间层次和纯粹被动的层次。

讲到这里,我们可以回到本节开头提出的双重问题:前概念性的理解是如何起源的?它是如何发展的?当我们处理了发生性现象学的根本方法论原则后,就能处于一个有利的位置去理解发生性现象学对于这个问题提供的极其丰富的答案。这个答案从根本上来说是两面的。一方面,通过关注超越论主体的隐蔽的成就,发生性现象学展示前概念性理解起源于主观性经验的框架,并在其中发展。发生性现象学

---

① 我们不只是感知现象,而是统觉它们:我们在它们身上所看到或知道的早已经超越了它们自我给予的边界。如胡塞尔所说,"统觉是对一些在它自身中没有被自我给予的个体的意识(自我给予不意味着以一种内在的方式被限制在感知的范畴内);而它之所以被称为统觉只因为它有这一特点,尽管它额外还有一些东西是在其中被自我给予的"(2001,625)。

② 不仅对于通向还原的心理学道路来说是如此,对本体论的道路也是如此。如胡塞尔在 A Ⅶ组(之后在 *Husserliana XXXIX* 中发表)中收集的研究手稿所展示的,关于生活世界的现象学分析在很大程度上是一"关于对世界的统觉的理论"。

从一个历时性的角度来关注超越论经验的领域并研究超越论经验发展所根据的根本法则。另一方面,发生性现象学也致力于展示前概念性理解起源以及在生活世界中的发展。从这一角度来看,现象学的关键问题与以下三点有关:第一,生活世界的根本结构;第二,对象在生活世界中获得它们的意义的方式;第三,我们在生活世界中基本的植根性预示我们的理论性活动的方式。

经过上述讨论,我们终于能在一个有利的位置提问,发生方法对于现象学导向的疼痛分析到底有什么意义? 我们上述所说的关于一般性前概念性理解的东西,也可以应用到诸如疼痛这样的身体经验上来。我们可以问:疼痛经验从何起源而又如何发展? 通向还原的第二和第三条路,再加上意向性蕴含这一方法,为我们提供了以现象学方法处理这些问题的方法论基础。跟随着发生方法的指引,我们可以研究疼痛经验如何起源于一般经验领域和生活世界。就此而言,接下来重要的一件事是展示以下这一点,即疼痛起源于经验场域的破裂,它打断我们对事物世界的自然性沉迷。在生活的自然过程中,我们在大多数情况下都是从内在生活中解放出来的。所有东西对我们来说都是外在的,在世界中,在路上,在城镇里,在人群内(参考萨特,1970,5)。疼痛的涌现使我们自然的偏心停止:那扇我们曾经自然地穿过从而飞向世界的门扉现在被一面镜子给挡住了,在镜中我们看到的是,我们已经失去了与生俱来的闯入世界的能力。疼痛是一种强迫我们去发现自身的内在性的感受。然而疼痛不仅会发生,它还会停留,这意味着如果我们没有理解它的时间性,我们就无法把握它的本质。跟随着发生方法,我们可以研究疼痛经验的时间性本质,不仅仅是从其形式上的结构的方面着手,同时也从其发展的角度着手,密切关注滞留(retention)与前摄(protention)的意义,以及回忆与预期的意义。更进一步说,跟随着发生方法,我们也可以研究疼痛经验是如何被容纳进各种统觉之中的,包括概念性的和情感性的统觉,以及这些统觉如何共同地决定了疼痛经验的本质。对于这些主题的分析要求我们将疼痛理解为一种去人格化的,同时也是再人格化的经验;不仅作为一种剥夺我们的自我的经验,也是一种邀请我们去重新构造自己的经验。最后,发生方法也邀请我们去考察人们在经验世界中的沉浸的意义。在这方面,一个发生性导向的疼痛现象学可以展示躯体化和心理化在何种程度上共同决定了疼痛经验的本质。

正如我提及去人格化和再人格化,以及躯体化和心理化这些过程所暗示的那样,发生性导向的疼痛学必须要在与其他学科的对话中进行,比如文化人类学、文化精神病理学、精神分析,它们在不同的方法论原则的基础上研究同样的过程。在这方面来说,发生性现象学,正如事实性变动这一方法,通过开启与其他研究领域的知识交换来将哲学从孤立中解放出来。

让我对这些方法论的考量进行一个总结。我展示了悬搁、现象学还原,以及本质变更这些方法。它们形成了现象学导向的研究的核心的三个方法论原则。我进一步论证道这三个原则是必需的,尽管它们并不足够。因为内在的局限性,它们需要被进一步的方法论思考所补充。正如我们所看到的,尽管本质变更这一方法的意义在于为研究者提供通向现象本质的通路,它并不能保证研究者不会把这一本质与一个归纳性的事实性描述相混淆。正因如此,本质变更的方法需要被辅以事实性变动所打开的可能性。这样的一个补充显著地丰富了现象学分析的领域,尽管需要承认的是它并没有排除现象学见解仍然不能触及现象本质的开放可能性。这样的一个方法论补充将事实性变动重新理解为一个本质变更的必要成分,从而为现象学赋予了一个它十分需要的对话性导向。现象学不需要因为它的纯粹性而处于不利的地位。

只要它愿意以事实性变动对想象性变动进行补充,它就可以将其他科学中得到的成果转化为纯粹可能性,并在这些成果的基础上发展自身。只要现象学愿意采纳这一个方法论导向,它就克服它的孤立性而变得具有对话性。

　　这样一个对话性的方法对于疼痛研究来说是特别必要的。如Gallagher 所说:"属于生物学,特别是属于人类的行为和经验的现象是非常复杂的,以至于我无法总是在一个统一的意向性行动中把握所有的想象性可能性。"(2012,55)疼痛就是这样的一个现象。因此,尽管我会跟随首要的三个根本性现象学方法来开始我在第二章的分析,现象学和一些其他学科(诸如认知科学、文化人类学和精神分析)之间的对话对于现象学导向的疼痛研究的重要性很快就会变得显而易见。除了为本质描述辅以从其他学科中获得的资源,以发生性研究对静止性分析进行补充也会被证明是必要的。在现象学中,仅仅以其根本性结构来澄清疼痛现象是不足够的。这本身是一个重要的任务,而且它只能通过跟随静态现象学的方法论指导来完成。然而,在发生性研究缺席的情况下,现象学对于疼痛经验本质的判定仍然是形式性的,因此它需要被辅以对于疼痛经验的起源与发展的研究。这样的一个发生性研究展示了疼痛在相当惊人的程度上嵌入统觉并扎根于生活世界,而这对静态理论是很好的补充。统觉的演变遵循一定的根本法则,而发生现象学为我们提供了研究这些法则所需的方法。

　　在此导论中,我提议疼痛科学因为以下这两个核心和相互关联的原因而需要现象学:第一,它仍没有一个可靠的方法来研究疼痛经验的本质;第二,它无法研究第一人称方法论和第三人称方法论所获发现的兼容性。在本章中提出的方法论考量为疼痛科学提供了完成这两个任务的方法论基础。

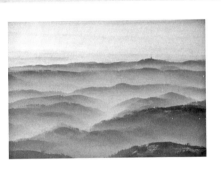

第二章

疼痛与意向性,对疼痛
经验分层次的理解

当澄清了现象学导向的疼痛研究所必须依赖的根本方法论承诺后，我们现在准备好转向第二个任务了。我们准备好提一个根本性的问题：什么是疼痛？根据国际疼痛研究协会(IASP)所提出的定义，"痛是一种令人不悦的感觉上以及情绪上的经验，它与实际或潜在的组织损伤有关，或被描述为此种损伤。"(Merskey and Bogduk, 1994, 209)这个确立已久的定义在现象学中却不能照单全收。我们知道其中的一个原因。尽管这个定义承认了疼痛是经验，它并没有澄清疼痛作为经验的本质。把疼痛经验描述为是感官性的、情绪性的、令人不悦的是不够的，因为很多其他的经验，诸如恶心、筋疲力尽、各种各样的身体性疾病、心理性痛苦，都可以以同样的方式描述。IASP的定义并没有提供一个可以被进一步解释的关于待解释事物的理论。

　　我们还可以提出其他现象学不能依赖这个定义的原因。在进行现象学悬搁之后，我们对疼痛经验本质的澄清就不能再依赖其与实际或潜在的组织损伤之间的联系。疼痛经验与实际或潜在的组织损伤有关，这一主张依赖于以下这两个假设。第一，经验疼痛的身体是由组织所组成的(而组织是根据某个特定的结构和功能所组成的身体细胞)。第二,疼痛经验要么是对这些组织造成影响的损伤本身,要么是源于这些损伤。这样的一个对于疼痛的理解建基于疼痛生物学。然而,正如我们根据第一章提供的方法论研究中知道的,疼痛现象学不能依赖疼痛生物学。因此,现象学研究不能依赖 IASP 对于疼痛的定义不仅有着主题性的原因,也有方法论的原因。

那么,依据现象学原则所理解的疼痛到底是什么呢? 我想要提供的答案是这样的:疼痛是一种令人反感的身体性感觉,它有一独特的经验性质,这一性质只能在原初的第一手经验中被给予,它要么作为非意向性的感受-感觉被给予,要么作为意向性感受被给予。这一答案的合理性必须要在现象学描述的基础上被建立,而这会依赖于在第一章中勾勒出的方法论原则。为了提供这一描述,也为了印证我所提出的对于疼痛的理解的现象学的合理性,我们需要讨论七个议题。我会将这七个议题以在本书讨论的顺序列出:① 疼痛是一个非意向性的感受-感觉;② 疼痛是一个意向性感受;③ 疼痛仅可以在第一手经验中被给予;④ 这一感觉从根本上说是令人厌恶的;⑤ 它有一个独特的经验性质;⑥ 它是一个原初性经验;⑦ 它是存在于身体中的。本章关心的是头三个问题。第三章会转向第四个和第五个问题,而第四章会分析第六个问题,在第五章会就第七个问题展开分析。在第五章的结尾,我们会印证这里所提出的对于疼痛的现象学理解。

一、疼痛与意向性

跟与疼痛经验的意向性结构相关的问题相比,很少有其他问题对疼痛现象学来说更为贴切了。疼痛到底应该被描述为一意向性感受,即"关于某物的意识"，还是一不指向任何东西的，非意向性的感觉-感受，也就是说仅仅作为一种"经验性内容"或纯粹的"情感状态"？这在疼痛现象学里是最经典的问题。我们在胡塞尔的两个老师：弗兰茨·布伦塔诺（Franz Brentano）和卡尔·施通普夫（Carl Stumpf）[①]之间的争论中可以看到这个问题。布伦塔诺认可疼痛是意向性感受这一观点，而施通普夫认为疼痛是一个非意向性的感觉，他把它称为"感觉-感受"（feeling-sensation）。如施通普夫（1924）之后会观察到的，尽管在其他几乎所有方面他都认为自己是布伦塔诺的追随者，在疼痛这类感觉是否具有意向性这一问题上，他和布伦塔诺之间有着无法调和的分歧。

这一个还未被解决的争论对关于疼痛的现象学分析的后续发展有着深远的影响。三组实例足以清晰地确认我们从未在这一疼痛现象学中最经典的问题上给出一个清晰的解决方法。第一，让我们考察马克斯·舍勒对于疼痛的反思。在他的《伦理学中的形式主义与质料的价值伦理学》中，舍勒站在了施通普夫的一边并论证疼痛是一个非意向性的感觉状态（1973，esp. 328 - 344）。然而，在他更晚一些的著作里，尤其是在《受苦的意义》（The Meaning of Suffering）里，舍勒采纳了布伦塔诺的观点并通过意向性的棱镜来诠释疼痛。第二，我们可以考虑Frederik J. J. Buytendijk（1962）和米歇尔·亨利（Michel Henry，1973）对疼痛的反思。与后期的舍勒类似，Buytendijk 也同意布伦塔诺的看法，认为疼痛并不能被看作据称是只能影响身体-自我的非意向性的感觉-感受，根据 Buytendijk 的说法，为了澄清疼痛的个人意义，我们必须

① 施通普夫在他的文章"Über Gefüehlsempfindungen"（1907）中提供了他对于疼痛的第一个系统性反思（布伦塔诺对于这一观点的批评可以在 Brentano，1907，119 - 125 中找到。施通普夫之后对布伦塔诺的回应可以在 Stumpf，1916 中找到）。

研究疼痛对于受苦者而言的意义。因此，我们必须在各种意向性框架内处理疼痛，因为这些框架将受苦者与其身体，与他人和与宏观的社会文化世界相联结。与之相反，亨利将施通普夫的观点激进化并论证疼痛是无世界性的自我感受（self‑affection）的典范，而这一无世界性的自我感受被视为是生存物对于他们生命的具体状态的纯粹的内在感觉。没有其他的经验能够如疼痛经验①一样成为自我感受的纯粹性典范。第三，我们可以考虑 Elaine Scarry（1985）和 Abraham Olivier（2007）关于疼痛的研究。一方面，Scarry 提供了对于施通普夫观点的最强辩护。如她在经典著作 *The Body in Pain* 所说，"欲望是对于某物 x 的欲望，害怕是对于某物 y 的害怕，渴望是对于某物 z 的渴望，但疼痛并不是关于任何东西的疼痛，它是它本身"（Scarry，1985，161‑162）。另一方面，与 Scarry 直接相反的，Olivier 将疼痛的概念定义为是一种"被干扰的身体性感知，它与受伤、苦难或创痛有关"（2007，198）。Olivier 把疼痛看作是感知（perception）的一种，因此他辩护的是布伦塔诺的立场并主张疼痛是一意向性经验。

因此，在关于疼痛的现象学著作中，疼痛经验是否具有意向性的问题直到今天还是没有被解决。有人可能不禁会把这一似乎没有终点的争论解释为是现象学本身的失败，即现象学无法裁定一个在其指导下的疼痛研究的核心问题。然而，我们也可以把这解释为这样一条线索，即关于疼痛是否具有意向性这一问题根本就不能被明确地回答。

这样的一个观点是我想要在本章展示的观点，即我们有理由去相

---

① John Protevi 在对米歇尔·亨利对于疼痛的分析的评论中写道，"在疼痛经验中，没有意向性对象被构造，在其中只有疼痛，作为一对生命将自己展现给自己的纯粹内在经验：一自我呈现或自我显现"（2009，71）。

信关于疼痛是否有意向性这一问题无法有一个清晰的解决方法。我会辩护两个互相关联的观点。第一,疼痛是一感觉性感受(sensory feeling)。疼痛是感觉性的,这一描述有赖于施通普夫把疼痛定义为感受-感觉。然而疼痛也是一种感受,这意味着疼痛有情感性的维度。从这方面来说,"疼痛是一种感觉"这一描述所依赖的已经是布伦塔诺的疼痛是意向性情感这一观点。然而,把疼痛当作是感觉性感受只使得问题更加尖锐了:疼痛如何可能既是非意向性的感受-感觉也是一意向性的感受呢? 为了解决这一表面的自相矛盾,我们需要以第二个观点来对第一个观点进行补充,这第二个观点会提议疼痛是一分层化的经验。这一观点意味着疼痛经验由两个根本的层级组成:它的基础层级是非意向性的,而在基础之上的那一层级是以意向性为标志的。我会主张这样一个对于疼痛的分层化理解提供了调和施通普夫和布伦塔诺的观点的必要基础。

二、作为感受-感觉的疼痛

什么现象学的证据能够为疼痛是非意向性的感受-感觉这一观点提供基础呢? 我提出这个问题的目的并非在于引出一项注释性的研究。我不会将自己限制在施通普夫的分析里,我旨在说明疼痛是非意向性经验这一观点在今天仍是一个可行的选项。可以说,我们至少有七个理由认为这一观点仍然可行。

第一,如施通普夫观点的支持者一直主张的,只要我们尝试去提供一个疼痛经验的现象学描述,就会看到疼痛并没有指涉性内容。Elaine Scarry 特别有力地阐述了这一点。她对我们大部分的感受是意向性的这点并不怀疑。因此,"爱是对某物的爱,害怕是对某物的害怕,矛盾心理是对某物的矛盾心理"(Scarry,1985,5)。然而,根据 Scarry 的说法,无论意向性感受的清单有多广泛,物理性疼痛阻断了它。意向性感受是对于某人或某物的感觉,但物理性疼痛并不是关于任何东西的(1985,5)。物理性疼痛没有指涉性内容,恰恰相反,它"抗拒在语言中被对象化"(1985,5)。

疼痛真的是不关于任何东西的吗?布伦塔诺和他的追随者不同意这一描述并认为施通普夫的追随者们的观点是建立在一个编造的现象学描述上的。他们主张疼痛是一种意向性感受,而这一感受的相关项是我们的物理身体。因此,如果我有腹部的疼痛,那么我的感受-意向(feeling-intention)的意向性相关项就是我的肚子的一个区域。如果我有偏头痛,那么我的疼痛的意向性相关项就是我头的某个区域。疼痛有着感知性(perceptual)意识的结构:就好像看是看见某些东西,听是听见某些东西,疼痛也与某些东西关联。我们可以说物理性疼痛的意向性相关项是表面或者非表面的身体区域(参考 Janzen,2013,864)。

然而,根据施通普夫的追随者的说法,疼痛经验的结构总归与感知性意识的结构不同。这里我们可以看到支持他们的立场的第二个原因。在感知的情况下,意识首先是沉浸在意向性对象中的,只在次要的层面意识到其自身的经验性内容。疼痛的情况是相反的:我们首先是沉浸在我们的经验里,而只有在次要的层面意识到自身作为疼痛经验的对象的身体。这一在经验本身而非经验对象之中的沉浸,暗示着在疼痛的情况下,我们所面对的不是意向性意识,而是感受-感觉。

施通普夫的追随者们并不否认疼痛可以被诠释为对某一对象的意识,而这一对象是我们自己的身体。然而,他们声称这一诠释是反思性意识的成果。他们认为在反思之前,疼痛不会被经验为意向性感受或者这一感受的对象，而是非意向性的经验性内容。在这一基本的经验性层次，疼痛并不会出现，而是被亲身体会。

第三个原因，我们可以指出在意向行为和疼痛经验之间的一个根本的不同。意向性意识是以意向行为和意向性对象之间的区分为标志的。而对于疼痛经验，我们并不能作出一个类似的区分。尽管我们区分看与被看、判断与被判断、爱与被爱，我们不会区分"主动痛的"和"被痛的"。作为一感受-感觉，我们无法用分析意向性经验的那一套结构性分析来理解疼痛。

第四个原因，为了给这一观点提供进一步的支持，我们可以指出剧烈疼痛经验的扰乱性效果。如 Scarry(1985)所说的，疼痛消除了意识的所有意向性内容，把非意向性经验留给我们。确实如此，我们的疼痛越剧烈，它就越会强迫我们从任何正在思考的意向性对象中抽离出来。必须承认的是，只有在极个别的情况下这一疼痛的破坏性力量会带来对于意识的完全消除。然而如 Augstín Serrano de Haro 有见地地指出："对于整个意识的场域来说，一个疼痛经验要么占据了整个意识的最显著位置，要么它正努力地去实现这一点。"(2011,390)用另一种说法来讲，任何的疼痛经验，无论它有多弱或者多强，都展现出消除和占有意识的倾向，而这一倾向可以以大致上是纯粹的形式展现自身。只要我们抗拒这一倾向，并保持持续思考意向性对象的能力，那么疼痛就不再是疼痛，而仅仅是不安或不舒服。只要这一倾向战胜了我们的抗拒使我们服从于疼痛，那么我们就会感觉到我们与所有意向性对象的距离在逐渐增长，而这使得感受性感觉成为我们仅有的经验内容。在极端的情况下，疼痛就是我们能经验到的一切。

如果疼痛不会扰乱其他感受，感知、想法或活动，那么疼痛就不是疼痛了。更进一步地说，疼痛不仅扰乱了醒着的意识，也会扰乱睡着的意识。当疼痛入侵的时候,它强迫意识从任何它正在思考的意向性内容中离开,无论这个内容是被感知、思考、想象还是梦到。剧烈疼痛的这一阻碍性本质为疼痛是非意向性的感受-感觉这一观点蒙上了另一层怀疑的阴影。施通普夫和他的追随者们声称疼痛是一知觉。但是知觉并不会作为处在显著位置的对象来进入意识的领域。它们并不会出现,但它们会被亲身体会,它们不会被感知,但被经验。然而,尽管我们只能通过反思性行动来将被知觉的内容对象化,但疼痛像是瞬间就出现在经验的主题性场域中,并强迫我们立即将其对象化。确实,疼痛入侵经验领域的方式与环境中的其他事件入侵的方式是非常相似的,比如打扰我们平静的突然的噪声,或是扰乱我们安宁的出人意料的动作。难道这一事实不会要求我们承认疼痛不是感受-感觉,而是意向性意识的对象吗?用胡塞尔在《观念Ⅰ》里的术语,我们可以问,我们难道不应该放弃疼痛是感觉质素(hyle)的观点,转而认识到疼痛是作为意向性行动①的客观相关项的意向相关项(noema)吗?

施通普夫的追随者有回答这个反对意见的理论资源。我们会说腹部疼痛是可怕的,或者说疼痛是无法忍受的。我们所运用的语言暗示了疼痛是意向性对象。然而我们不应该被这种描述的语法结构给误导了。如施通普夫所观察到的(1907,9),每个人都知道"糖是甜

---

① 一些对术语的澄清是有必要的。在《观念Ⅰ》中,胡塞尔将意向性解释为由三个部分组成:质素、意向活动(noesis)和意向相关项。胡塞尔进一步主张质素和意向活动构成了意向行为的两个真实部分。意向活动是将感觉性材料激活的形式,而质素是被形式所激活的感觉性材料。质素性的元素有三种不同的类型。它们是:① 展示一对象的可感属性的感觉内容;② 不同种的感觉,比如说感觉性快乐和疼痛;③ 本能冲动,比如说身体性的欲望。与质素和意向活动相反,意向对象不是一意向性行动的真实内容。这一词语指的是意向的对象。意向对象是意义-意向所指向的对象。我们可以把它界定为是经验的意向性内容,或是意识性意向的客观相关项,或简单地称为被意指的对象。

的"这个句子的意思是糖尝起来是甜的，而在疼痛这个例子里，情况是一样的。无论疼痛可能是什么，它首先是一种感受，因此，为了要澄清疼痛是什么，我们必须澄清的不是一个对象的本质，而是感受的本质。需要承认的是，这样的回应没有回答以下这个问题，即到底这一感受应该被视为意向性行动，还是非意向性的感受-感觉。然而，正如前文的分析指出的，疼痛的结构在根本上与意向性行动的结构有所不同。如果我们接受这一点，那么我们就必须承认疼痛是一非意向性的感受-感觉。

按理来说，施通普夫之所以把疼痛形容为一种独特的感觉（即感受-感觉）的其中一个原因，是不想忽视疼痛经验的阻碍性本质。其他的感觉内容并不会以吸引我们注意力的方式降临在我们身上。为了区分阻碍性和非阻碍性的感觉，施通普夫把前者认作是感受性感觉。因此，对布伦塔诺和他的追随者的一个可能的回应，是指出疼痛的阻碍性本质与它是一种知觉的事实并不相冲突。尽管看上去并非如此，但确实存在阻碍性知觉，它被称为感受-感觉。

现在让我们转向第五个支持施通普夫的追随者的原因。那些遭受疼痛的人所经历的痛是无可置疑的。如 Scarry 所说："对于那个在疼痛中的人来说，疼痛的存在无可置疑也无可妥协，这或许可以被视为'确定性'最生动的例证"（1985, 4）。感觉到疼痛同时也意味着我们无可置疑地感觉到疼痛。然而，无可置疑性是内在感知而非外在感知的标志。这意味着如我们身体这样的意向性对象并不能不可置疑地被给予。进一步来说，这也意味着只要疼痛是以不可置疑性为标志的，那么它就不能被描述为一经验对象，而必须是意向性行为，或经验的非意向性内容。然而，如我们已经知道的，疼痛不是意向性行动。如果是这样的话，那么我们只能说疼痛是非意向性的感受-感觉。

我们或许可以这样反驳:施通普夫的追随者只关注最可怕的剧烈疼痛(即消除其他形式的意识的疼痛),并由此支撑他们的观点;如果我们关注更轻微的、更普通的疼痛,那么我们会不会得出不一样的结论呢?随着这一问题的提出,我们转向支撑施通普夫的追随者的观点的第六个原因。无论疼痛是多么轻微或剧烈,它都不会被经验为对象,借用 Hermann Schmitz(2009,23-27)的相当合适的说法,它为意向性对象染上色彩的氛围。我们可以考虑以下的例子。经过一个无法入眠的夜晚,我们有偏头疼,但我们仍然要进行日常的活动。在这一情况下,我们不会以意向性的意识对象的形式与我们的疼痛相联系。与之相反,疼痛创造了一个特别的氛围,它"并没有占据任何场所,却是空间性的"①,也因此它覆盖以及影响任何我们可能感知或思考的对象。或者我们可以考虑萨特在《存在与虚无》里所谈到的眼睛疼痛(1956,309)。如果我在读书的时候经验到这种疼痛,那么我的意识对象是书,而疼痛不在它的右边或左边,也不是书中包含的任何事实。与之相反,通过眼中书页上字母的颤抖以及理解词意的困难,疼痛将自己展现出来。因此,如萨特直截了当地说的,"疼痛完全没有任何意向性"(1956,308),我们不能把疼痛理解为意向性对象的其中一个。然而,我把疼痛经验为"偶然偶然地附加到世界上的一物"(萨特,1956,309),或回到 Schmitz 的说法,疼痛为将我们的阅读行动施以氛围,因此我们将疼痛描述为非意向性的、纯粹的情感状态(affective state)来体会。

让我们为上述所说的再补充第七个(也是最后一个)支持施通普夫的追随者的原因。这一理由与现存描述疼痛的词汇的结构有关。Scarry 将其称为"仿佛性"(as if)的结构(1985,15)。我们把疼痛形容

---

① "感觉是那些涌现出来的氛围,它们有自己的空间性,尽管它们不占任何地方"(Schmitz,2009,23)。

为在时间上是震颤的、脉动的、悸动的、跳动的；而我们也把疼痛形容为在空间上是跳跃的、射击的；考虑到它们所带来的压力，我把它们形容为是痉挛的、刺骨的、钻心的、侵蚀的、刺痛的、挤压的、穿刺的、拉扯的、戳痛的。然而这些和其他一些在 McGill 疼痛问卷里使用的词汇（这些词汇的目的在于辨别疼痛经验的感觉性、情感性和认识性内容）都与对象有关，而非与任何经验（包括疼痛经验）有关。只有通过意义的比喻性转移，我们才能有意义地用这些名词来描述疼痛。也就是说，只有通过疼痛词汇的"仿佛性"结构，我们才能描述疼痛。但为什么唯有这一转移能为我们提供描述疼痛的词汇呢？按理来说，恰恰是因为我们设计语言的目的是命名指向性的东西，我们才会需要比喻。正如 Scarry 所说："物理性的疼痛与各种作用或受伤都是不同的（经常在没有它们的情况下，疼痛仍然发生），但这些东西是指向性的；因此，我们经常用它们来传达疼痛经验本身。"（1985，15）①简单地说，谈到疼痛的时候，我们必须通过那些不能应用在疼痛上的名词的帮助来将疼痛对象化，而这意味着当我们谈论疼痛的时候，我们必须将不是对象的东西给对象化。我们不由自主地寻找谈论疼痛的方法。然而，只要我们一给疼痛命名，我们便将一个非意向性的经验错误地歪曲为一意向性对象。我们必须保持警惕从而不变成"语言的诱惑的受害者"（胡塞尔，1970，362）。

　　这些就是支撑着疼痛是非意向性的感受-感觉这一观点的中心理由。疼痛没有指向性的内容；它与其他种类的意向性意识并不共享同一结构；它的扰乱性效果使得在极端的情况下，疼痛将所有的意向性内容从意识里清空；疼痛的被给予性拥有无可置疑的证据，这与应用在意

---

① 让我们顺便在这里补充，Scarry 可能触及到由 IASP 所提供的对于疼痛的定义将疼痛与组织性损伤相联系的其中一个中心原因。通过 Scarry 的评论，这一策略性的姿态变得可以理解，尽管它在现象学的角度看是不正当的。

向性内容的被给予性上的证据在本质上是不同的;疼痛作为非意向性的氛围覆盖了所有的意向性联系;最后但也同样重要的一点是,我们用来形容疼痛的语言是疼痛经验的非意向性本质的进一步证明。这些理由使得我们能够理解为什么由施通普夫首创的视角在今天仍保持着它的可信度。然而,这一事实并不意味着我们就要放弃布伦塔诺的立场。在接下来的一节里,我会考虑支撑布伦塔诺的观点的理由。

三、作为意向性感受的疼痛

我们有三种根本性的方式来将疼痛理解为意向性经验。第一,我们可以论证疼痛既不是非意向性的感受-感觉,也不是感受的对象,而是一种我们意识到一个特定的对象(即我们自己的身体)的特定方式。毕竟我们从来不会在半空中经验到疼痛:我们不能就只说"在疼痛中"。我们只会在我们的脑袋、脖子、腹部之类的身体部位中感受到疼痛。我们只会在身体中感受到疼痛,而我们的身体可被看作我们的感受的相关项。这证明了疼痛经验是一种我们与现实接触的方式,而这一现实是以意向性的方式被构建的。

正如我们在前一节看到的,施通普夫的追随者通过指出疼痛经验与感知性意识并不分享同一结构来拒绝这一推论路径。尽管看总是看见某些东西,听总是听见某些东西,感觉到疼痛并不是通过疼痛经验来指向某些东西,而是体验某一特定的感觉。进一步说,我们体验剧烈疼痛的方式倾向于阻碍我们对意向对象的思考。因此施通普夫和他的追随者将疼痛视为非意向性经验也不是什么奇怪的事了。然而布伦塔诺的追随者将这一回应视为一错置的批评。为了将疼痛认作是意向性经验,我们不需要将疼痛经验的结构想作与感知的结构是相似的。更重要的是强调疼痛经验的结构与意向性情感的结构相似这一事实。我们可以考虑诸如骄傲、羞愧、喜爱、厌恶、喜悦、悲伤这些情感。在这些情感里,经验的主体更多地沉浸在他们自己的感受中而非在这些感受的意向性相关项中。然而,这一情感与感知之间的结构性区别并不意味着情感没有任何意向性。很清楚,我们对某物感到自豪或羞愧,我们被某物吸引或对它感到厌恶,我们对某物感到喜悦或悲伤。也因此,那些承受着疼痛的人首先沉浸在他们的经验里,而只在次要的层面,意识到他们的身体,并不意味着疼痛经验就是非意向性的。恰恰相反,就好像上述的情感那样,疼痛经验也完全是意向性的。因为这一理由,布伦塔诺和他的追随者让我们承认疼痛是意向性的情感。

第二,除了将疼痛识别为意向性感受,我们可以将疼痛主题化为感受的意向性相关项。也就是说,除了从意向行动的方向将疼痛主题化,我们也可以从意向对象的角度理解疼痛。Serrano de Haro 将这一对疼痛的理解称为"纯粹的意向性模型",并对其作以下的描述:"这一模型把疼痛看作是一扰人的事件,它处于身体的某处并会占据我们的注意力"(2011,392)。我们可以找出两个支持这一观点的中心理由。首先,如果我们不把疼痛认作意向对象,那么就无法理解疼痛的阻碍性特征。只有呈现(appear)出来的东西才能闯入意识并将所有其他内容都消灭。然而,根据定义来说,所有呈现出来的东西都是我们的意向性经验①的相关项。其次,如果我们没有将疼痛认作意向对象,我们只能部

---

① 需要承认的是,施通普夫的追随者否认这一推理的思路并主张阻碍性构成了感受-感觉的一个独特性质。然而,根据那些认为疼痛是意向对象的学者的说法,施通普夫的追随者在他们的推理中犯了循环论证的谬误:他们没有仔细地解释一组特定的感觉如何能与表象(appearance)有同样的特征。根据布伦塔诺的追随者的观点,提供解释的唯一方法是将感觉转化为一表象。但如果是这样的话,任何对于这一问题的解释会使施通普夫的追随者陷入表述行为的自相矛盾中。

分地理解疼痛的身体性本质。如果疼痛确实能在身体中被定位,那么它必然能在身体中作为经验的意向性相关项被给予①。

第三,我们也可以把疼痛视为一种感受,通过这一种感受,我们不仅与我们的身体产生意向性的联系,也与所有可能的经验性对象产生联系。尽管这一观点在梅洛-庞蒂和他的追随者们那里能找到强而有力的辩护,这一理解的现象学源头可以在胡塞尔在《观念Ⅱ》②中关于感觉状态(Empfindnisse)的反思中找到。就疼痛哲学来说,Abraham Olivier 的 *Being in Pain* 提供了关于这一对疼痛经验理解的最详细的分析。为了反对直接(前者)或间接(后者)地将对于疼痛的生理学理解摆在优先地位的唯物主义者和二元论者(参考 Olivier,2007,2 - 6),Oilivier 将疼痛主题化为"与损伤,苦难,或哭闹联系在一起的受干扰的身体性感知"(2007,6)。在梅洛-庞蒂的现象学的基础上,Olivier (2007,27)以一种相当广泛的方式理解感知,他用其指涉所有的意向性行动,并把经验的主体当作是正在感知的身体。在这一概念框架内,声称疼痛是受干扰的感知,就是主张疼痛干扰了经验主体的感觉、感受、思考。因此,疼痛不仅会干扰疼痛者的身体;它也会干扰从感觉、感知,

---

① 有人可能会反对活的身体这一现象学概念(就说明疼痛的主体来说)是更合适的这一观点。然而,我们必须承认感受到疼痛处于我们身体的某一部分的能力预设了我们对象化疼痛的能力。

② 我们尤其可以参考胡塞尔,1989,§36 和§37。在这里,胡塞尔为我们提供了一在无生命的和有灵魂的身体之间的具有高度相关性的区分,而这一区分可以被当作是两种根本不同的本质的区分,胡塞尔把它们分别称为物质和生物本质。无可否认,所有的物质性存在,无论它是无生命还是有生机的都可以被其他存在所触碰,但只有对于有生机的存在,也就是活的身体来说,触碰才会导致感觉状态的诞生。我们所说的感觉状态可以有不同的种类:触觉、压力、温暖和寒冷是一些例子。根据《观念Ⅱ》中的胡塞尔的观点,疼痛也是一"Empfindnis"。我们在第五章中仍然会有回到作为"Empfindnis"的疼痛的场合,在其中我们会在胡塞尔现象学的框架下处理这一概念。如果我们想要获得一与梅洛-庞蒂现象学有关的对于作为"Empfindnis"的疼痛的详细分析,我们可以参考 Gueny,2004,51 - 100。

或思想领域中产生的任何东西。

这一概念框架引导我们对萨特和 Schmitz 为疼痛现象学(作为对疼痛经验的意向性本质的澄清)所作的贡献作一重新诠释。尽管萨特明确地将最基础的疼痛经验描述为非意向性的,我们可以把他所提到的眼睛的疼痛当作对于疼痛经验的意向性结构的说明。疼痛覆盖了我们所感觉、感知或思考的每一个对象。与此相似,对于 Schmitz 来说,我们可以将疼痛的氛围看作一个覆盖了疼痛的所有意向性效果的视域。尽管疼痛本身没有占据任何地点,疼痛覆盖了在感知性、想象性,或概念性空间中产生的一切事物。在这一意义上,我们也能证明疼痛具有不可消除的意向性特征。

因此,尽管我们有好的理由去坚持施通普夫的追随者的观点,我们也有很强的理由去支持布伦塔诺的观点。仅仅说疼痛可以被看作是一意向性经验是不够的。必须强调我们可以用至少三种方式来理解疼痛:理解为意向性感受,或意向性对象,或覆盖了所有的意向性感受和对象的意向性氛围。关于疼痛经验的意向性结构的问题直到今天仍然没有一个确定的答案,但因为施通普夫和布伦塔诺的观点都是基于现象学的描述,这点也就不奇怪了。

四、立义-立义内容

我们所面对的似乎是两个相互矛盾的观点。如果施通普夫的追随者的观点是正确的,那么似乎布伦塔诺的追随者的观点就应该是错的,而反过来也是一样。然而,我们有将布伦塔诺和施通普夫的观点之间的显而易见的分歧相调和的方法,正如我以前在别的文章中论证的,这并不是没有先例的。在第五逻辑研究的第十五节中,胡塞尔提供了第一个清楚明确的对于疼痛的现象学分析［布伦塔诺和施通普夫的理论是现象学的雏形（protophenomenological）］，而这一分析就是一个调和施通普夫和布伦塔诺的观点的尝试（参考 Geniusas，2014a）。然而，因为在《逻辑研究》中胡塞尔仅仅是最低限度地对澄清感受和情感的意向性结构感兴趣，他提供的解决方式只是一个蓝图。我在这里的目标是在胡塞尔的范式"立义-立义内容"（Auffasung/Auffassungsinhalt）的基础上进一步发展这一蓝图。

　　胡塞尔在《逻辑研究》中首次引入了这一范式，而他的目的在于澄清意向性的结构。在这一范式中，内容所指的是可感的材料，胡塞尔把它们定义为真实的经验性内容。在这里，"真实"这一名词代表的是在意识中被内在地给予的东西［用胡塞尔自己的话来说，颜色-材料、声音-材料、触觉-材料，或欣快痛觉（algedonic）-材料］。与之相反，意向性内容被认为是"不真实的"：它们不是意识所体验的内容，而是意识所意指的现象。用另一种说法来讲，它们不在意识中被给予，而是对意识呈现。

　　根据胡塞尔在《逻辑研究》中的说法，经验是通过"立义""诠释"，或"激活"（这些都是对于德语"Auffassung"的翻译）来获得意向性特性的，而它们所做的是为意识的真实内容赋予意义。这并不意味着立义将意识的真实内容对象化了。对于胡塞尔来说，立义并不会将感觉或者立义行为转化为意识的对象。与之相反，通过立义，意识将它的感觉重新诠释为意向性地指向它们的意向性相关项的特定行为。因此，根据胡塞尔在《逻辑研究》里的观点，向意识呈现为对象的东西建基于前反思性的对于立义-立义内容这一范式的应用。这一范式的功能就在于使得意识能够把握被意指的对象的意义（参考 Gallagher，1998，45）。

　　胡塞尔的追随者，以及胡塞尔本人，曾经不止一次地质疑了这一概念模型的有效性。Aron Gurwitsch 曾指出胡塞尔的意识内容的教条跟恒常性假说(constancy hypochesis)是一样的(1964,265 - 273)，而这已经被一些心理学家证明是错的。或许，Gurwitsch在这里说的意思是胡塞尔不能像他以前那样坚持说同一个非意向性内容可以被不同的立义所理解，因为非意向性的材料没有任何的结构，而因此它们不能被说成是在经验流中是保持恒常的。萨特因此认为："通过同时给予质素以物体和意识的特征，胡塞尔相信他促进了从前者到后者的过渡，但他只成功地创造了一个既为意识拒绝，而又不能成为世界的一部分的混杂的存在。"(1956,lix)Quentin Smith为这个范式提供了另一个有影响力的批评，他认为没有意识可以获取它们自己的非意向性内容。为了将这些非意向性内容主题化，我们会需要将它们从意向性立义中分离开来，但同时又要使它们服从于这些立义(参考 Smith,1977,356 - 367)。除了这三个确立已久的批评，还值得指出的是胡塞尔本人也质疑这一范式的合理性。然而，尽管有着看上去相当彻底的批评，这一范式是否合理这一问题直到今天仍是悬而未决的[1]。

尽管胡塞尔后来(特别是在他对于想象和时间意识的现象学分析中)质疑了这一范式的合理性，在其他的分析框架下，他仍然是接受它的(参考 Lohmar and Brudzi ska,2011,119)。为了本书的目标，我们需要重点注意的是这一范式提供了调和围绕着疼痛经验的意向性结构的

---

[1] 我们不应该忽视胡塞尔在他更纲领性的研究中为这一范式提供了一个经过重大改动的版本。比如，在《观念Ⅱ》§§15 - 16 中，胡塞尔主张如果这一范式只考虑孤立的事物而忽视其根植于环境的特性，那么它就仍然是有缺陷的。然而，根据《观念Ⅱ》中的胡塞尔的观点，对于这一缺点的认知并不要求我们放弃这一范式。相反，这一缺陷意味着这一范式需要被补充，而非被抛弃。需要承认的是，在他更成熟的著作中，胡塞尔对这一范式的有效性采取的态度变得更加具有批判性。就这一范式的现象学合理性来说，我们可以参考 Kenneth Williford(2013,501 - 519)的研究，它对有关这一问题的讨论进行了系统性概述，并为这一"立义-立义内容"范式的合理性提供了一个有力辩护。

争论所需要的资源。这一立义-立义内容的范式如何帮助我们理解疼痛经验呢？我会首先回到胡塞尔的《逻辑研究》中来提供一个完善的答案。因为这一章节提供了在现象学文献中第一个明确的对疼痛的现象学分析，它值得我们细心关注。

五、胡塞尔在《逻辑研究》中对疼痛的分析

在《逻辑研究》中，我们能看到胡塞尔第一次对疼痛进行明确分析。胡塞尔并没有致力于提供一个全新的研究疼痛的哲学路径，他的目标是解决施通普夫和布伦塔诺之间的分歧。正是这一分歧以及胡塞尔解决它的尝试形成了疼痛现象学的起源。

胡塞尔最后所接受的观点跟施通普夫在他对感受性感觉的分析中所辩护的观点相近。施通普夫的目标在于将他的观点置于两个极端中间，这两个极端分别是 James 将所有情感还原为感觉的观点（参考 James,1980,442 - 486）和布伦塔诺认为所有的感受（包括快乐和痛苦）都不是感觉而是情感的观点。与 James 和布伦塔诺都不同，施通普夫对意向性情感和非意向性感受性感觉作出了区分。在这方面，胡塞尔跟随了施通普夫。一方面，他认为存在着一组本质上是意向性的感受。借用了布伦塔诺的术语，胡塞尔把这些感觉称为"感受-行为"（feeling - acts）。比如，"没有涉及任何使人快乐的东西的快乐是无法想象的"；"快乐的特殊的本质要求它与某些使人快乐的东西有关联"（胡塞尔，2000,571）。另一方面，胡塞尔也坚持非意向性感受的存在。借用了施通普夫的区分和术语，胡塞尔把这些感觉称为感受-感觉。就像施通普夫那样，对胡塞尔来说，疼痛构成了这一种感受的主要的实例："能被感觉的烧伤疼痛不能与信念、猜测、欲念等分为一类，而是要与诸如粗糙、

滑顺、红或蓝这些感觉内容分在一起。"(胡塞尔,2000,572)因此,胡塞尔第五逻辑研究的第十五节的主旨与施通普夫的观点相呼应:感受这一概念是模棱两可的。有些感受是内在地意向性的,而其他的感受缺乏这一属性。我们可以从两个方面来澄清这一根本性的区分。

第一,我们可以在归属的基础上区分意向性和非意向性的感受。我们形容一片景色为美丽的,天气是阴沉的,我们将感受-性质归属到经验对象上。反过来,在如疼痛这样的感受-感觉的情况下,我们不会把感受归属于对象,而是经验的主体。在第一种情况下,我们所面对的是意向性感受,而在第二个情况里,我们所面对的是非意向性感受。

第二,我们正在讨论的区分也是结构性的。意向性感受是在逻辑上以及认识论上被奠基的经验。当一个政客对选举结果感到开心,他的开心,作为意向性的感受,是奠基于更基础的意向性上的,即听到他赢得选举的新闻。反过来说,尽管非意向性感受可能在"本体论"上来说是建立在更基础的意向性呈现的基础上,它们并不是在逻辑以及知识论的层面上以它们为基础的[①]。这意味着诸如疼痛此类的感受应被视为感觉内容的直接给予,而这一给予并不以一些更基本的感觉行

---

① 跟随着胡塞尔的脚步,在这里我们不只以"本体论的方式",而且是以逻辑的或知识论的方式来看待奠础/被奠基这一关系。为了澄清这一问题,让我们问:"难道我大腿的疼痛不能奠基于有人踢了它一脚这一事实上吗?"这在"本体论的"意义上看确实如此:大腿被踢而激发了疼痛的经验,这当然是可以设想的情况。然而,就好像当我们的腿是踢的时候我们不总是经验到疼痛,与之相似,我们可以在没有人踢我们的腿的时候在大腿处经验到疼痛。这意味着腿被踢和经验到处于大腿的疼痛这两者的关系并不在逻辑或知识论的意义上是一奠基性关系,因为没有任何必然性将它们绑定在一起。将奠础/被奠基的关系不仅以"本体论的"方式、也以逻辑和知识论的方式来理解是去主张(比如说)颜色奠基于广延性。确实,没有任何无广延性的东西是可以有颜色的。这也适用于上文中提到的政治家的例子,当且仅当选举的结果是可获得的以及他知道这些结果的时候,他才对这些结果感到高兴。与之相反,没有任何的必然性将我们的疼痛经验与其他任何事件绑定在一起。因为事实如此,我们完全可以声称尽管疼痛经验经常在"本体论"意义上是被奠基的经验,在逻辑或知识论的意义上来说,它并不是一被奠基的经验。

为为基础。

因此,在施通普夫和布伦塔诺的讨论中,胡塞尔似乎站在施通普夫这一边。Denis Fisette（特别参考 Fisette，2010）和 Agustín Serrano de Haro（2011）在他们值得注意的研究中为这一观点提供了辩护。^① 在这里,我想要提出一个替代的诠释,而这一诠释将会展示出胡塞尔在《逻辑研究》中的目的并不在于重申施通普夫的观点,而是解决他最重要的两位老师之间的争辩。胡塞尔并不是通过提出疼痛只是感受-感觉这一施通普夫所说的（以及很多其他人重复的）观点来解决这一争辩。相反,胡塞尔坚持认为不仅感觉这一概念是模棱两可的,疼痛概念也是如此：它可以同时被看作感受-感觉和意向性经验。

一个在疼痛和触觉之间的类比可以帮助我们解释疼痛是如何可以同时被看作非意向性感受-感觉和意向性经验的。我半夜在一个漆黑的旅馆房间里醒来,而我的手在找寻着灯光的开关,我抓住了一些不熟悉的对象。只要我不去问我的手触摸到了什么对象,那么我就纯粹地经验到了触觉性感觉。然而,我也可以将这些触觉性感觉解释为特定对象的属性。我可以辨认出我的手刚才摸到的是一杯我在睡觉前放在床边桌子上的水。通过这样的方式,触觉性感觉就发挥了作为特定的意识行为的呈现性内容的功能。通过这样的"拿起"动作,我把纯粹的知觉转化为了意向性经验。就好像触觉性感觉那样,疼痛感觉也可以被转化为意向性的经验对象。只要我不将我的疼痛对象化,那么我就将它们经验为纯粹的知觉。但是,根据胡塞尔在《逻辑研究》中的说法,

---

① 如 Agustín Serrano de Haro 所说,"就疼痛或愉悦来说,我们当然是在面对一意识性经验,但它是一种非意向性的经验,在此经验中,没有任何事物被把握或表象,也没有任何对象在意识层面被意指。总体来说,疼痛不是一被把握或立义的意向性对象,它也不是一把握或感受的行为;它只是感觉和感情"（2011，388）。

疼痛也可以被意向性诠释所统觉或把握①。

　　有人或许会反驳，这一疼痛和其他触觉之间的类比隐藏了两者的一个重要的差异：我可以只在感觉层面经验触觉，也可以将它们统觉为对被触摸对象的呈现，比如说对床边的桌子或者在它上面的一杯水的呈现。然而，很清楚的是，疼痛并不像其他触觉性感觉那样呈现任何的对象：通过疼痛，我意指了床边的桌子或者淌在它上面的水这一说法是讲不通的。然而，我们到底要如何准确地理解这一不同呢？是否触觉性感觉可以使经验对象化，而疼痛感觉却不能呢？或换一个说法，是否触觉性感觉和疼痛感觉都可以使经验对象化，但两者的对象化有着相当不同的意义呢？我认为第一个选项是不能被接受的。如果疼痛感觉并不能在任何的意义上将经验对象化，那么我们就无法指向在我们身体里的疼痛了，我们也不能说我们在遭受着牙痛或腹部疼痛。当然，对于这一点，有人或许可以反驳，疼痛可以在身体中被定位这一特点不需要以感知的方式来理解：我们可以感觉到疼痛的身体位置（我们会在第五章回到这一问题）。然而，清楚的是，除了被感觉到，疼痛的身体位置也可以被指出（我在牙医那里，我可以指出在疼的那颗牙）。这一指出疼痛和谈论疼痛的基本能力以最直接的方式展现了我们以意向性的方式理解疼痛的能力。我可以将疼痛对象化，尽管这一对象化与触觉性感觉的对象化方式在本质上是不同的。我们所遭受的大部分疼痛恰恰是对象化了的疼痛，是那种侵扰我们、限制我们的能力、奴役

---

① 用胡塞尔的话来说，"在这里，我们的感觉获得一对象性的'诠释'或'采用'。它们本身并非行为，但无论在何地，当诸如感知性诠释这样具有意向性特质的行动抓住了它们并将它们激活时，行为就会通过它们被构造。正是以这样的方式，似乎严重的、穿透性的、无聊的，并从一开始就与一些触觉融合在了一起的疼痛本身也应该被算作是一知觉。它像其他的感觉那样起到了为经验性，对象性诠释提供基础的作用"（2000,573）。

我们的疼痛。这些疼痛是那种我们已经把它们转化为意向性对象但同时继续以感觉性的方式感受的疼痛。

从而疼痛这一概念被证明是模棱两可的。在胡塞尔的分析的基础上,我们可以将这一含混性以以下的方式澄清:当疼痛被看作是一感受-感觉时,它是单一的经验,而在对象化的诠释中,疼痛就会是复杂的经验。更进一步来说,当疼痛被视为复合现象,它会被证明是包含感觉性和意向性部分的分层现象(stratified phenomenon)。对于疼痛这一经验来说,感觉性的层次是基础性的,而意向性的层次是在感觉性的基础上建立的。

我在这里所提出的诠释意味着,与认为疼痛的感觉性表示了其非意向性本质的施通普夫不同,对于胡塞尔来说,疼痛的感觉性构建了疼痛的前意向性特质。将疼痛形容为是前意向性的意味着它可以经历对象性的诠释(尽管,需要承认的是,它并不一定要如此,我们可以在不对象化疼痛的情况下感受疼痛),而通过这一诠释,我们可以将特定的疼痛在我们的身体中定位,并将其视为经验的意向性对象。疼痛的意向性是建立在疼痛的前意向性给予的基础上的①。

————————

① 人们可以反对我在这里所提供的解释并论证它无法解释疼痛感觉和构成了感知的材料内容的感觉的区别。这一反对意见以以下的方式进行:我们要如何去理解这一事实:尽管根据我在这里提出的解释,胡塞尔为我们认识到疼痛经验的分层化本质铺好了道路,但运用了"立义-立义内容"这一范式来分析感知意识的结构的胡塞尔却并没有得出感知上被给予的对象是分层化现象的结论。为了回应这一反驳,我需要承认的是《逻辑研究》并没有为我们提供充足的资源去对疼痛感觉以及那些构成了感知意识的内容的感觉作出一清晰的区分。为了回应这一反驳,我们必须转向胡塞尔后期的著作,特别是转向我们在《观念Ⅱ》(以及其他地方)里遇到的感觉和感觉状态之间的关键区分。我们在第五章中转向胡塞尔在《观念Ⅱ》中对于身体的分析,我们会详细地处理这一区分。目前,我们可以用以下的方法简短地回答这一反驳:与被看作是对感觉(Empfindungen)的统觉的感知相反,疼痛不是一"Empfindungen",而是一"Empfindnis"(感觉状态)。感觉在它们被统觉之前是抽象的;它们是感知经验的从属性部分。与之相反,比如疼痛这样的感觉状态既可以在非意向性的质素层面被感受到,也可以 (转下页)

那么,胡塞尔到底是如何解决施通普夫和布伦塔诺之间的争论的呢？他在意识到感受的意向性可以用两种方法来理解的基础上做到了这点。意向性可以在呈现的基础上被建立,它也可以在感受-感觉的基础上被建立。按理来说,布伦塔诺和施通普夫都忽视了这第二个可能性,也恰恰因为他们都忽视了这一点,他们陷入了一个似乎无法解决的争论中。胡塞尔提出的解决方法源于以下这一见解,即疼痛感觉有着作为呈现性内容的功能,它们可以将疼痛呈现为一意向性的经验对象。

我提出的将疼痛视为分层现象的理解依赖于两个区分。一方面,意向性和非意向性感受之间有一区分,而胡塞尔在第五逻辑研究中为这一区分提供了辩护。另一方面,单一的和复杂的经验之间有一个不太明显的区分。如果我们根据布伦塔诺的认为所有的意向性感受都是在呈现的基础上建立的模型来理解疼痛,那么疼痛并不是一意向性的经验。从这方面来说,胡塞尔毫无疑问是反对布伦塔诺的①。然而,这并不意味着疼痛就要被描述为一本质上非意向性的经验。可以肯定的是,如果疼痛被看作是单一的经验,那么它就是纯粹的感受-感觉。然而,疼痛也可以被看作是复杂的经验,即建立在疼痛感觉的基础上的意向性对象。

根据我在这里辩护的观点,我们不应该把在第五逻辑研究中意向性和非意向性感受的中心区别诠释为在本质上是意向性的感受之外,还有一组本质上是非意向性的感受。与之相反,这些被理解为感受-感觉的非意向性的感受可以在对象化的诠释中被采纳并被转化为意向性

(接上页)在已经被不同种类的统觉意识所塑造的经验的更高层次被感受到;它们是一完整的疼痛经验的独立部分。简单来说,疼痛经验是分层的现象,而感知对象并不是如此,因为疼痛是"Empfindnis"(感觉状态),它可以在它被统觉意识所归纳之前被感受到,尽管它也可以变为这一统觉意识的一部分。

① 如胡塞尔在脚注里所说,"自然地,我拒绝布伦塔诺以下的教条:呈现性的行动,作为感受-感觉的行动,是感受行动的基础"(2000,574)。

意识的组成部分。有两种根本上不同的感受：建立在呈现的基础上的根本上是意向性的感受，以及不是建立在其他呈现的基础上的但可以构建复杂的感受呈现的非意向性感受。我们要将胡塞尔关于疼痛的观点（其是感受-感觉，但也可以成为复杂的意向性感受）理解为一种批判，而这一种批判同时指向了布伦塔诺和施通普夫的观点，它也为一个看上去无法被解决的争论提供了一个可行的解决方法。

我们可以考察胡塞尔在《逻辑研究》的附录里的一个观察："被感知的对象不是被经验的疼痛，而是作为一与牙齿相连的外在的指涉的疼痛。"（2000，866）胡塞尔在此对以下两者作了区分，一方面是作为被经验的疼痛，另一方面是作为经验对象的疼痛。这一区分清楚地说明了疼痛不仅可以被视为被感觉的内容，也可以被视为意向性对象。胡塞尔引入这一区分的目的在于界定伴随着我们疼痛经验的那种明见性。胡塞尔在这里的目标是以相即和不相即明见性之间的区分来取代布伦塔诺的关于内在和外在感知的区分。对于布伦塔诺来说，只有意识行为可以通过内在感知被给予（也因此，被无可置疑地被给予），而对胡塞尔来说，不仅是意识行为，还有经验的非意向性的内容可以被界定为是充分地被给予的。根据胡塞尔的说法，只要疼痛被看作是被体验的经验，它就被充分地给予（也就是说，无可置疑地被给予）。反过来说，只要疼痛被视为经验对象，它的明见性就是不相即的（我们因此很容易就会将没有受伤的牙齿误认为是受伤的牙齿）①。

---

① 我们可以补充，这一论证是对笛卡儿在他的《原理》里提供的有关疼痛的证据的经典论证的重新诠释。笛卡儿认为，尽管疼痛经验是清楚的，但并非明晰的。因为疼痛经验是清楚的，它就是无可置疑的，然而因为它并不是明晰的，意识会将它与在身体不同部分的知觉所混淆。因此，在牙痛的例子里，只要疼痛是清楚的，怀疑我是否处于疼痛中就是无意义的。然而，因为疼痛缺乏明晰性，误认疼痛的位置并不是稀奇的事。根据我在这里所提出的解释，胡塞尔对于伴随着疼痛经验的相即和不相即明见性的分层化理解是对依赖清楚和明晰证据之间的非分层化区分的笛卡儿进路的重新诠释。

与施通普夫和他的追随者相反的，胡塞尔拒绝将疼痛经验形容为是根本上非意向性的经验。与布伦塔诺和他的追随者相反，胡塞尔拒绝认为疼痛是根本上的意向性经验。立义范式的立义内容是他认为诸如疼痛之类的感受可以被非意向性地和意向性地理解这一观点的基础。进一步来说，根据胡塞尔的说法，意向性感受不仅可以建立在呈现的基础上，也可以建立在感受-感觉的基础上。然而，很显然，只有当感受是分层现象的时候，它们才能同时被看作是感觉和意向性对象。

胡塞尔在《逻辑研究》中对疼痛的分析中的迂回前进为我们提供了确定在本书导论中提出的关于疼痛的现象学理解的第三个特质所需要的资源。在第一个特质（疼痛是前意向性感觉）和第二个特质（意向性感受）的基础上，我们可以进一步加上第三个特质（疼痛只能在第一手的经验中被给予）。这意味着我们只能经验我们自身的疼痛：疼痛本身在根本上是不能被分享的。当然，如果我看到你在疼痛中扭动，我可以为你感到难受；如果我听到你的尖叫，我甚至会在我自己的身体里产生疼痛。然而，正如我受的苦不是你的疼痛，我感觉到的疼痛也跟你的不一样。我们已经遇见了为这些无可置疑的经验事实奠定基础的根本性现象学原理。正如我们所看到的，在它是任何其他东西之前，疼痛是感受-感觉。然而，无可置疑的是，我只能体验自己的感觉。假设一种不可能的情况，如果我可以经验到其他人的身体性知觉，那么我就会因此将他人的身体吸纳进我自己的身体中。只要疼痛是一种感受-感觉，它只能在第一手经验中被体验。

六、作为分层现象的疼痛

让我们回到早先的问题：将疼痛理解为一种无法还原的模棱两可

的现象到底是什么意思？我们采取的现象学研究引导我们去主张疼痛可以同时被理解为非意向性的或前意向性的感觉和意向性的感受。通过前文的分析，我们可以为前意向性的疼痛经验提供五个根本性的规定。

（1）在经验的最基础的层级，疼痛仅被体验为一感觉：疼痛并非向意识呈现的东西，而只是意识所体验到的东西。

（2）只要疼痛被体验为一感受-感觉，它就不关于或指向任何东西，它"不承担任何对象"和"拒绝在语言中被对象化"。

（3）只要疼痛是知觉，它的结构就根本上和感知性意识的结构不同：在经验的层级上，疼痛不具有意向行为/意向对象的结构。

（4）在经验的前意向性层级，疼痛可以被认为是阻碍性的，然而疼痛的阻碍性与呈现的阻碍性在根本上是不同的。意外的声音或突然的移动从外部阻碍我们，而疼痛从内部干扰我们①。

（5）只要疼痛是从内部阻碍我们的，那么对其的经验便是无可置疑的，这意味着处于疼痛中的人无法怀疑自身的疼痛。

只要疼痛被体验为非阻碍性的知觉，它就在很大程度上保持着被忽略或不被主题化的状态。在第一种情况下，我们可能面对的是由被忽略的身体性感觉组成的经验。因此，我们正在沉睡的身体可以展现出所有疼痛的迹象，尽管经验的主体可能没有明确地意识到疼痛。当疼痛被体验为被忽略的知觉时，疼痛逃过了意识的掌握，尽管它无法逃

---

① 我只能在我自己的活的身体内而不能在任何其他地方感觉到疼痛，我认为这是一无可置疑的现象学事实（第五章将会以更加详细的方式来处理疼痛和具身性之间的关系）。与之相反，我们在这里提到的其他意向性对象并不能在我们自己的活的身体里被定位，也因此，它们可以以主体间的方式被验证。基于这一区别，我们有完全的权利主张处于内部的东西和处于外部的东西之间的区分对于任何现象学导向的疼痛理论来说都是至关重要的。

过身体性觉知的掌握。在第二种情况下，我们所面对的只是在经验的背景里的疼痛。因此，一个士兵可能在战斗中忽视他的疼痛，正如一个运动员可能在比赛中忽视他的疼痛。他们都意识到了他们的疼痛，但只是通过身体性意识如此，也就是说只是非主题化地或暗中地意识到。

疼痛越具有阻碍性，它就越有改变自己的特质以及将自己转变为意向性经验的倾向①。立义范式的立义内容使我们能够解释这一变化。当疼痛经验变为立义的内容之后，它就不再能被认为是非或前意向性的经验内容。现在它拥有了意向活动和意向对象的特质。在经验的被构建的层级，疼痛的结构被证明是与感知性意识没有太大不同的。通过前文的分析，我们可以说在这一经验层级，疼痛可以以三种根本上不同的方式理解：① 作为一意向性感受；② 作为我的身体性对象，即我的感觉的对象；③ 作为环绕着在疼痛中的意识可能会感觉到、感知到，或思考的意向性对象的氛围。

这样的一个意向性模型可能会让人觉得是反直觉的。它似乎意味着疼痛经验很大程度上依赖于积极的和自发的对于预先给定的材料的构造。这是否意味着我们通过意识性的决定和解释性的活动来激活我们的疼痛呢？这样的一个观点会明明白白地与经验的证据相矛盾，因为证据显示我们是以消极的和接受性的方式体验疼痛的。然而这一反对意见是一种错置的批评。我们需要强调的是对于经验内容的立义并不是在自发行为的层级上发生的。它发生在"我们的背后"，在被动经

---

① 这是否意味着疼痛的强度是意向性的问题，而非可感性的问题？如果是这样的话，那么为了自圆其说，难道我们不应该得出疼痛的痛苦特性依赖于反思性行动而存在的结论吗？两个问题的答案都是否定的。很重要的一点是强调尽管疼痛的强度在可感性的视域内展现自身（它被感觉到，而非客观地被理解），只要诸如疼痛这样的感受-感觉的强度越强，它们抓住我们的注意力的可能性就越大，因此它们就会成为我们的意识的意向性对象。

验的层级发生,而这一层级在我们的认知性诠释或自愿的决定之前。在平常的反思的角度来看,我们以被动的和接受性的方式体验我们的疼痛。然而,根据对这一经验的现象学澄清,这一被动性和接受性也意味着多重的基础性自发活动的存在。

根据我在这里展示的观点,关于疼痛经验的意向性本质的问题之所以没有一个令人满意的解决方案,是因为我们缺乏对于疼痛经验的分层化本质的清晰认知。关于疼痛的意向性结构的问题,根据我们所处理的疼痛的不同会有不同答案,疼痛或为未被立义的经验内容,或为意向性感受,或为意向性感受的对象,或作为影响我们的感受的所有可能对象的氛围。关于疼痛的意向性结构的问题,正如关于经验的意向性本质的一般问题那样,并没有单一的答案。

在 Serrano de Haro(2011)值得注意的研究"疼痛是否是一意向性经验"中,他得出了相似的结论。他论证道,胡塞尔在《观念Ⅰ》中对于意向性的分析中所提出的三个主要范畴——质素、意象行为、相关项——对于对疼痛的基础现象学描述来说是必需的。然而,根据 Serrano de Haro 的说法,这些范畴被需要,却"缺乏内在的区分,而这就是问题的核心"(2011,387)。这一问题适用于以下的事实:① 只要疼痛是被确认为质素,它就不能被看作是意象行为或相关项;② 而只要它被确认是意象行为,它就不能被看作是质素或相关项;③ 只要它被确认为相关项,它就不能被看作是质素或意象行为。根据 Serrano de Haro 的说法,疼痛同时需要但又不能被上述的三种方法所界定。

对于疼痛经验的分层化本质的认识解决了这一难题。Serrano de Haro 声称从现象学的角度来看,"疼痛经验不能被充分地描述为单一的纯粹知觉或意向性行动或特殊的意向性对象"(2011,387),我完全同意他的说法。然而,正如我已经在上文中论证的,质素的、意象行为的、相关项的对疼痛的描述所处理的是同一现象,但它们所处理的是它的显现的不同层级。根据我在这里发展的视角,疼痛必须且可以用以上提到的三种方式来确定。

我在经典的现象学文本中遇到的具体分析为我在这里提出的诠释提供了进一步的支持。一个对于萨特对疼痛的现象学分析的考察能够丰富我们对于被视为一分层化现象①的疼痛的理解。

七、萨特《存在与虚无》中的疼痛现象学

我们在萨特《存在与虚无》(1956)中关于身体的理论的框架下读到他对疼痛的分析。萨特主张,只要我们不区分以下这些不同点:① 我如何与我自己的身体发生关联;② 我如何与其他人的身体发生关联;③ 我如何将他人的视角内化到我对自己的身体的理解中,我们对于身体的哲学性理解就仍然是受到曲解的。与之相似,谈到疼痛现象学,萨特区分了三点:① 疼痛是如何前反思性地被经验的;② 它是如何被主题化为一个人的和情感的反思对象的;③ 当我将他人的视角内在化到

---

① 我们或许会问,萨特的现象学在何种程度上和胡塞尔的现象学是可以兼容的呢?难道我们在这里所面对的不是两种相当不同的现象学课题吗? 它们以不同的目标为引导,依赖于不同的方法论原则,并在经验的不同层面展开。这些争辩性的问题让我们回到了有关现象学运动的统一性的难题。我已经在导语中触及了这一问题。在当下的语境中,让我强调目前的研究仅仅关注于疼痛的现象,而它其中一个目标是展示现象学运动可以为疼痛科学作出什么贡献。尽管这一研究采纳的是胡塞尔现象学的方法论原则,它不需要将自己局限在任何一派的观点上而因此付出忽视了我们在现象学这一整体中可以遇到的多样贡献的代价。虽然这一研究采用的是胡塞尔现象学的根本性方法论原则,它的根本目标是以对话性的方式发展疼痛现象学,而这要求我们与其他现象学观点以及其他完全不了解现象学的学科展开对话。鉴于这一开放性的导向,当我们转向在不同的现象学框架下遇到的对于疼痛经验的不同的现象学理论时,我们完全有权利与这一诠释上的争论保持距离。

我自己的身体后,它是如何被经验的。现在让我们进一步地考察疼痛的这三层现象性。

稍微地更改萨特自己的指导例子后,让我们考虑以下这一情况:你正在遭受失眠,而经过了一个不眠夜后,你需要以作一个重要的演讲来开始新的一天。你几乎无法保持你的眼睛睁开,而在你脑袋里的疼痛让你很难去采集一个单一的想法。在这一情况下,我们能对疼痛经验说什么?在萨特的分析的基础上,让我们对以下这四种紧密联系的特征作出区分。

(1)疼痛的原初显现是前反思性的。疼痛并不在你转向它和反思它的那一刻才出现。相反,当你反思它的时候,你会意识到它是持续性的经验。这意味着将注意力转向疼痛本身已经是以疼痛经验为动机而发生的,而这允许我们认为对于疼痛的反思是作为对更原始的前反思性经验的改变而诞生的。

(2)只要疼痛是前反思性的,它就是前对象性的。回到我们刚才提到的例子里,当你在演讲厅里的时候,你所经受的疼痛不在房间的右边或左边角落出现,也不在你尝试去说清的主张里出现。对于疼痛的原初经验缺乏意向性,也因此,疼痛不是一个真实的或者理念性的对象。在前反思性层级的疼痛作为一个标志着主体与世界的具身性联系的特质而被体验,它远远没有构造出经验的对象。因此,当你努力去作演讲的时候,伴随着你偏头痛出现的眼睛疲劳将自身展现为在你眼前的人影摇晃,也展现为伴随着你无法像平常那样将概念澄清而出现的失落,以及随着听众的困惑表情和问题而出现的恼怒。

(3)尽管疼痛不被作为一个经验对象而被经验,它为每一个经验对象涂上了色彩。就好像经受着疼痛的身体会蔓延到世界上的所有东西,却同时集中在一点,疼痛也在世界上的任何一处,在每一个经受着疼痛的眼睛所看向的对象里，在每一个处于疼痛中的身体在思考的想法中。

（4）就好像前反思性地展现自身的身体是被体验而非被认知，疼痛在它的原初的展现中也是被体验而非被认知。一方面，在经验的前反思性层级，疼痛不能被认知，因为疼痛不属于能被定义或被描述的范畴。另一方面，尽管它逃避主题化的意识，疼痛却影响着每一个意识对象。因为它修饰着与在世界中的任何对象的关联，它被体验为一事实性的标志，标志着你与周遭事物发生的偶然性关联[1]。

在大多数时候，只有较为轻微的和比较短的疼痛会只在经验的前反思性层级出现。因为疼痛刺激主体去将他的身体转化为经验对象[2]，疼痛在各种经验中显得尤为突出。疼痛经验越剧烈，那么主体就越有可能将它转化为反思的对象。

按理来说，是疼痛的异常性刺激了意识，以至于它把处于疼痛中的意识转化为作为经验对象的疼痛。只要你的身体正常运行，你不会将它理解为一种对象。如你没有意识到它是处于世界中的对象，那么你仍然是通过身体与世界中的对象发生联系。然而剧烈的疼痛将平常的经验流打断，从而刺激意识去将在疼痛中的身体转化为反思的对象。

---

[1] 就萨特的事实性这一概念来说，我们可以考虑以下这一点："虽然我必须以在此存在的方式存在，我存在这一件事本身完全是偶然的，因为我不是我的存在的基础；另一方面是，虽然我必须采取这或那的观点，我应该采取这一特定观点并排除其他观点这件事是偶然的。这包含必然性的双重偶然性是我们所称的自为的事实性。"（萨特，1956，408）

[2] 这就是 Drew Leder 所称的疼痛经验的"向心性模式"："向心性的运动是'内在地导向一中心或中轴的'运动。"我们通常是外在地导向世界的感觉经验，现在以一种向心的方式被强迫导向内在。我们不再通过我们的身体看见、听到、感受这个世界：反而是身体本身变成了我们所感受的东西，它是主题性注意力的中心或中轴。只要我们转向外在，我们就会被疼痛的不停召唤拉回到痉挛的胃痛，头痛，或抽搐的脚上（1984—1985，255）。

这意味着只要你的身体是它平常的样子，它就不是反思的对象；而只要它是反思的对象，它就已经变成了一些它平常不是的样子了。让我们更仔细地考察反思所带来的转变。

区分不同类型的反思是相当重要的。第一，我们需要区分可以被称为原真的（primordial）和主体间性的反思。一方面，你可以从你对他人的给予中抽象出来，而将你的反思局限于你对自己的给予。另一方面，你可以通过挪用他人的视角来反思自己。在第一种情况下，你的反思是原真性的。在第二种情况下，你的反思是主体间性的。第二，我们也需要区分情感性和认知性的反思。一方面，你可以关注疼痛并尝试忍受它，你也可以厌恶它，或你也可以觉得它是无法承受的。另一方面，你关注疼痛的目的也可以是找到它产生的原因。在第一种情况下，你的反思是情感性的；在第二种情况下，它是认知性的。让我们先讨论原真性反思，然后转向主体间性反思。

在这一反思性经验的层级，疼痛还不被给予为生理现象。与之相反，在这一层级，你在对仅仅是作为经验、心灵现象的疼痛进行反思。你如此反思，就会将具体的疼痛理解为受苦（suffering）的展现①。为了更准确地掌握作为受苦的疼痛意味着什么，让我们集中关注萨特所作的一个惊人的比喻：受苦就像一旋律，而每一个具体的疼痛就像旋律里的音符（1956，303）。

这一比喻说明了两点：第一，只要我们对疼痛进行反思，我们不会将每一个具体的疼痛掌握为独特的经验对象。反过来，我们会把多样

---

① 疼痛（pain）和痛苦（suffering）的关系是双重的。一方面，在癌症患者的例子里，物理性疼痛是痛苦的原因。另一方面，在几乎所有压力经验的例子里，非物理性的痛苦是疼痛的根源。在现在的语境下，我只会处理第一种痛苦，也就是被物理性疼痛所触发的痛苦。

的知觉看作对同一经验的表达。第二,即使是对于具体的疼痛经验来说,它的剧烈程度也会有不同,有时它会到达几乎无法忍受的地步,有时又会消减到不痛的地步。在这方面,疼痛经验也跟旋律很像:反思性意识并不会将这些无痛的状态视为受苦的结束;反过来说,就好像沉默是旋律的一部分,短暂的放松时刻也是受苦的一部分。

我们可以区分这一作为受苦的疼痛在反思中被给予的五个紧密联系的方面。

(1)你所遭受的疼痛被给予为一些外在的东西,它是无法抗拒的压倒你自身身体的力量。

(2)现实中的受苦被给予为被动性的东西。它不是将你吸引的主动性的力量,而是随着无法抗拒疼痛的力量而出现的被动性。

(3)借用萨特的比喻,我们可以进一步把受苦形容为是"神奇的"(magical)。一方面,如果你无法看到一个在你面前的对象,那是因为你将脸转过去了。另一方面,如果在一段长的时间里你无法经验到任何疼痛,那是因为痛苦本身已经离开了。因此,在遭受疼痛的人可以说,"疼痛消失了,我摆脱了它"。

(4)仍然借用萨特的话,我们可以进一步将受苦形容为是"有灵性的"(animistic)。这一说法意味着我们要理解即使当我们遭受的疼痛神奇地从经验的场域撤出了,它仍然可以回归并被认作同一疼痛。因此,正在受苦的人可以惊叹道:"我知道它是什么,而我无法相信它正在回来。"

(5)除了是外在的、被动的、神奇的、有灵性的,受苦也是无距离地被给予的。因此,尽管你反思性地将受苦认作一些不是你自己的身体的东西,痛苦却能吸收和穿透你自己的意识和身体。痛苦源于疼痛的反常性;然而你所经验到的是你自己的反常性,也就是你自己的他者性。正如萨特优雅地说道,痛苦"以它所有的牙齿紧咬着意识不放,以它所有的音符穿透了意识;而这些牙齿,这些音符是我的意识"(1956,442)。

现在,让我们转去考察疼痛是如何在主体间的反思中被给予的。在这一层级,疼痛不再被诠释为仅仅是被体验的疼痛或为感受性对象。与之相反,我们对于疼痛的经验被转化为疾病的显现。当人们采取他人的角度,从第三人称的视角来看自己的身体,并将疼痛视为表达体内的功能异常的标志时,疼痛就会转变为这一显现。在这一层级,在人们眼睛的疼痛不再被经验为眼前的人影模糊或对持续受苦的表达;现在疼痛变成了(比如说是)对眼睑炎或角膜溃疡的一种表达。在此刻,疼痛远远不只是被体验到,或被给予为感受性对象,而是被认知,而为了去表达这一认知,人们运用的工具性概念既不是也无法源自自己的身体经验①。

当疼痛被诠释为一个表达身体的功能异常的标志时,疼痛就能被定位了。然而生理学上的定位只有在你采取了他人的角度②后才成为可能。因此,你或许知道你的疼痛在你角膜的开放性溃疡上,但从严格意义上来说,你不能经验到这一知识。一方面,作为经验的疼痛无法告知我关于我身体的生理结构的任何东西;另一方面,作为疾病的疼痛无法告知我关于疼痛是如何被经验的任何东西。

---

① 用海德格尔的术语来说,我们可以说我们在这里所面对的是将身体的上手状态(Zuhandenheit)转化为在手状态(Vorhandenheit)。如 Drew Leder 优雅地说道,"我们就好像是从一定的距离之外观察疼痛的身体,刺激它、指向它,将它带到医生那里接受检查。在现代医学治疗中达到高潮的异化和对象化只是进一步延伸了一个早已被疾病所发起的现象学的转变。痛苦的身体呈现为一事物,它背叛了我们,我们现在像是不情愿的拍档一样绑在一起,而在严重的疼痛之后,我们可能再也不会重拾以前的信任"(1984—1985, 262)。
② 在这里我们只谈论对于疼痛的生理学定位。如我们在第五章中会看到的,一个关于疼痛的现象学理论必须区分两种形式的疼痛定位:除了被定位在我们的物理性身体内,疼痛也可以在我们的活的身体内被定位。在现在的语境下,我们暂时不考虑第二种疼痛定位。

我们可以说尽管胡塞尔和萨特的哲学课题有所不同，他们都以情感性和认知性的方法来认识疼痛，他们都把疼痛看作是前意向性经验以及意向性对象。（正如对于胡塞尔来说一样）对于萨特来说，疼痛经验是无可还原地模棱两可的。是疼痛的分层化本质才使得这一无法还原的模糊性可以被理解。

在本章中所展示的关于疼痛的理论在很大程度上是建立在我们在布伦塔诺、施通普夫、胡塞尔和萨特的著作中读到的经典现象学反思的基础上的。这一理论建基于三个中心的论点：① 疼痛是一种分层化现象；② 在基础性的层级，疼痛被体验为非意向性的质素，而在被构建的层级，它以意向性为标志；③ "立义-立义内容"这一范式解释了这些经验性层级之间的联系。在本章的开头，我主张这一方法能使我们解决围绕着疼痛经验的意向性状态展开的争论；而在接近结尾处，我主张我所提出的解决方案引导我们认识到疼痛是无法还原的分层化现象。在这里所进行的历史导向的探索给了我们以下的帮助：它澄清了我在导论中列出的现象学对疼痛的理解的前两层含义；疼痛同时是非意向性的感受-感觉和意向性的感觉。建基于胡塞尔的"立义-立义内容"的模型的对于疼痛的分层化理解让我们能够同时理解施通普夫和布伦塔诺的理论的现象学合理性。更进一步地说，这一分析也提供了澄清对于疼痛的现象学理解的第三层含义所需的方法：疼痛只能作为第一手经验被体验。

跟随着萨特，我们有很好的理由主张疼痛是一种分层化的经验，而这经验会影响具身的主体，且它会在三个不同的经验层级展开：① 在原初的层级，疼痛只被前反思性地和前对象性地体验；② 当疼痛被转化为情感性对象后，它就变成了受苦的一种；③ 当疼痛被转化为认知性对象后，它就被视为是一种疾病。在第三章，我们将会看到这个对于疼痛的分层化理解是如何使我们能够澄清多种疼痛症状的经验性结构的,比如超痛感症、疼痛说示不能、先天性无痛症。在这一基础上开展现象学与认知科学的对话会让我们能够处理我进一步提出的两个对疼痛的描述:除了在根本上是令人厌恶的,疼痛也必须被确立为具有独特的经验性质的感觉。

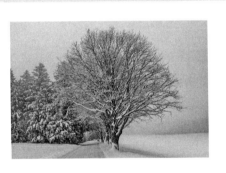

第三章

**关于疼痛解离
综合征的现象学**

通过同时对疼痛经验的意向性本质和疼痛现象学的历史性根源的研究,上一章展示了:① 疼痛只能在第一手经验中被给予;② 它能被给予为非意向性的感受-感觉;③ 或为意向性感受。在本章中,我希望为这一对疼痛的理解补充上两个进一步的描述:④ 疼痛是一令人厌恶的感觉;⑤ 它有一独特的经验性质。第四个描述看上去是不言自明的。怎么会有人反对这点呢? 恰恰是因为这一主张表面上的自明性,它显示了跟随对话性现象学的指导并与认知科学展开对话的必要性以及广阔的发展前景。在这一框架内,我们可以关注为这一看上去相当不言自明的主张带来问题的疼痛解离综合征。我并不想排除其他哲学解释的可能性,我的目标是更加谦虚的,我只想展示出在这里所提出的对于疼痛的理解使我们能够更好地理解这些症状。

疼痛在很大程度上是被体验为复杂经验的,它由感觉的、情感的、认知的维度组成(参考 Grahek,2007;Hardcastle,1999;Trigg,1970)。然而,如我们在第二章了解到的,疼痛也可以仅仅被经验为一种感受-

感觉,而没有任何情感性和认知性部分①。因此我们没有权利在知觉的层面把疼痛形容为一种分层化现象。这一认识引导我们去问:疼痛感觉被体验为"完整的疼痛经验"(参考 Trigg,1970)(也就是一包含了感觉性、情感性和认知性维度的复杂经验)所需要满足的条件是什么?为了满足这个条件,疼痛必须以情感性和认知性的方式来被理解。然而这样的一个澄清就足够吗?意识必须总是要以同一种把疼痛感觉转化为"完整的疼痛经验"的方式去理解它的疼痛感觉吗?通过展开一场现象学与认知科学之间的对话,我们会认识到疼痛感觉和对它们的理解之间的关系可以说是相当复杂的。就它本身来说,这一认识会为一个看上去不言自明的观点带来挑战,这一观点认为疼痛必须是令人厌恶的、具有独特的经验性质的感觉。

我们会关注五种疼痛解离综合征。第一,我们会从对先天性无痛觉症(congenital insensitivity to pain,CIP)的分析开始,而我们也会看到患上这一疼痛病症的病人不能将他们的感觉统觉为或体验为是疼痛的。第二,我们会转向额叶切除、扣带切除和使用吗啡的病人,而我们会看到尽管他们能够将他们的感觉经验为是疼痛的,他们无法将他们的感觉理解为是疼痛的。第三,我们会处理被熟知为超痛感症的情况,而我们会看到在某些情况下,有人可以体验到疼痛感觉以及将它们理解为是疼痛的,尽管他们的身体没有受到任何伤害。第四,我们会转向疼痛说示不能(asymbolia for pain,AP),并看到在某些情况下,病人能认识到他们的身体有受到伤害,尽管这一认识并没有伴随着感觉上的、

---

① 在第二章中进行的分析让我们能够指出疼痛可以仅被经验为知觉的两个情况。在① 当疼痛依然是非阻碍性的时候,因为在这一情况下,缺乏将经验的内容转化为意向性经验的形式的动机;② 在疼痛经验的开始阶段,因为对于一些经验性的内容来说,如果它们要被意识注意到,挑选出来,受到关注并被统觉为是疼痛的,那么它们必须先被体验。

情感上的,或认知层面的疼痛经验。最后,我们也会考虑被熟知为"没有疼痛感觉的痛感"这一症状的正当性。在没有疼痛感觉的情况下体验疼痛产生的痛感是否是可能的呢?我认为没有现象学的证据去证实这一观点。

在这一对话性方法的基础上,我们将能够处理与疼痛的令人厌恶的本质有关的问题:为什么疼痛会伤害我们,以及它应该伤害我们吗?通常的答案是这样的:如果疼痛要起到生物学上的作用,那么它就一定会伤害我们,因为没有疼痛,有机体就无法生存了。但又因为现象学无法依赖于生物学,它一定要为这一问题提供一个替代答案。

一、先天性无痛觉症

乍一看,George Dearborn 在 1932 年发现的这一他称为"先天性纯粹痛觉缺失"的疼痛症状似乎提供了无可置疑的证据来反对疼痛在本质上是令人厌恶的感觉这一描述。患上先天性无痛觉症(CIP)的人感觉不到任何可以想象的不悦,无论是当他们在咀嚼食物时用力咬到了舌头,还是他们跪在热的暖气片上,还是当他们的身体被强电流电到,还是当他们用断了骨头的腿行走直到它们完全损坏(Melzack and Wall,2008,3 - 7)。遭受这一情况的人们并不是麻木的:他们可以区分热的和冷的感觉,当他们受到针刺,他们会知道。然而,患上 CIP 的病人在没有任何不悦或苦恼的情况下经验这些感觉。生下来就有这一情况的病人把他们的舌头、脸颊的内部,或他们的手咬碎,但这样的事件没有伴随任何令他们厌恶的感觉。McMurray 为我们提供了最充分的在录 CIP 患者的实例,这一事例与 C 小姐,一个 22 岁的在麦吉尔大学的加拿大学生有关。

她的舌头的尖端因为严重的咬伤已经变形,这一变形发生在童年时期。她的手、腿和脚部有多种伤疤,这些伤疤由划伤、咬伤和抓伤造成,而其中很多的伤痕是被忽视的。在沙滩度过一天后,她需要非常仔细地检查她的脚是否有划伤。她从来没有报告过任何形式的疼痛,比如说头痛、耳痛、牙痛、腹痛或经痛。对她而言,在冬天的冻伤是经常有的,热的物体和过度暴晒造成的烧伤也有很多(1950,654)。

这种情况是如此少见,根据一篇 2015 年 5 月在 *Independent* 发表的文章,只有二十个例子在科学著作中被报告。然而,还有一些其他的情况在本质上是相似的。比如,偶发的痛觉丧失是比较常见的。当我们受伤了,有时候直到几分钟或几小时后我们才能体验到令人厌恶的感觉。这便是一种偶发痛觉丧失。更进一步地说,"诸如麻风病、糖尿病、酗酒、多种硬化症、神经失常和脊髓损伤等情况也会带来异常危险的对疼痛无感的状态"(Brand and Yancey,1997,5 - 6)。以下是 Paul Brand 对他和一个在印度、职业是纺织者的年轻麻风病人的接触的描述:

"我可以看你的手吗?"我对纺织者喊道。他放开了踏板并放下了梭子,他展示出一双变形的、扭曲的、有着变短的手指的手。他的食指已经丧失了大概三分之一英寸的长度,而我看得更近一些,我看到了一根从恶性的、腐烂的伤口突出来的裸露的骨头。这个男孩在用一根被削到骨头的手指工作。"你是怎么切伤自己的?"我问他。他给了我一个漠不关心的回答:"哦,这不算什么。我的手指上有个疙瘩,早些时候它流了一些血。我猜它现在又破了。"(Brand and Yancey,1997,89)

我们必须强调,CIP 和上述的类似情况并无法提供反对以下这一观点的任何证据:令人厌恶是疼痛经验的一个本质特性。如果我们主张 CIP 病人显示了对疼痛最彻底的漠不关心,我们将会陷入危险的混涉之中。因为这一描述给这些病人附加上了他们缺乏的东西，正如Trigg 和 Grahek 正确地观察到的，如果我们要对疼痛感到漠不关心，我们首先要感觉得到疼痛。CIP 并没有给我们提供对疼痛漠不关心的例子，相反，它提供的是对导致疼痛的刺激物漠不关心的例子。正如McMurray 在 1950 年论证的，对于疼痛的敏感性必须满足这三个条件：① 对于疼痛经验的语言报告；② 公开的行为上的反应（比如，退缩、退后、不安）；③ 在血压、心率、呼吸上显现出来的生理学的反应（1950，652 - 653）。CIP 病人并没有在以上这三种意义上显示对疼痛的敏感。

患上 CIP 的病人并不能体验到疼痛感受：当他们受到引起疼痛的刺激物的影响时，他们的身体没有显示出任何在血压、心率、呼吸上的变化（Melzack and Wall，2008，4）。恰恰因为他们没有体验到疼痛感受，他们不能将他们自己的疼痛意指为认知或感情上的意向性的对象。跟我们很快会看到的疼痛说示不能患者不一样，CIP 患者无法取笑他们的疼痛（严格意义上说，没有任何东西可被取笑）；跟受虐狂不一样，他们不能喜爱他们的疼痛（没有任何东西可被喜爱）；与典型的疼痛患者不一样，他们既不讨厌疼痛也不会因为疼痛受苦（没有东西去被讨厌或导致苦痛）。他们的态度是以对疼痛的彻底无感为标志的。如果有任何的东西是这些病人所厌恶的，那么就是他们对体验疼痛的无能，而Steven Pete，其中一个经受这一情况的病人，将其描述为是"感觉不到疼痛的痛楚"（2012）。

这里是一个对此情况的典型报告："病人说六天前他曾在加热胶水的时候不经意地将他的左手放在气体火焰上，但当他看到这一情况时，他感觉不到任何不舒服，而只意识到在手指上的一点麻刺感。"（Jewsbury，1951，339）还有另一个同样很典型的报告，这次是关于一个同意参加生理学实验的病人：

在任何使用有害刺激物的实验里，实验对象都没有报告任何能被诠释为对疼痛的描述的感觉或感受。身体疼痛、不悦、无可忍受性，或疼痛本身都从来未被描述。与此相契合的是我们也观察不到任何疼痛经验的信号（McMurray，1950，660）。

遭受着这一情况的病人或许不能将任何感觉认识为是不悦的，但他们能区分"好日子"和"坏日子"，并把他们的坏日子形容为一种麻烦以及不悦。如 Steven Pete 评论道："它感觉像是一种挤压，在我的旋转关节里的跳动的受挤压的感觉。在一个坏日子里，我一整天都有那种感觉，它会让我非常暴躁，因为它就是一麻烦。它限制了你的能动性，以及让你的关节无法像平常那样去活动。"（2012）

我们应该把疼痛科学家在 2015 年发现的引发这一情况的基因（参考 Chen et al.，2015）看作一个真正的科学突破。疼痛科学家把 PRDM1 基因认作疼痛感觉的基因并进一步追踪这一基因的特定变异，而这些变异与基因开关的触发有关。这一研究得出了以下的结论：CIP 是一种遗传性疾病，而 CIP 患者的父母是此缺陷性基因的隐性携带者。PRDM1 基因的变异导致患者身体所有的疼痛感受器从出生那一刻就被关闭了。尽管很多其他的基因都可能扮演这个角色，PRDM1 基因起到了改变核染色质蛋白的关键作用，而这一蛋白将会附着到染色体的 DNA 上。核染色质蛋白是控制开关，它可以触发在同一染色体上的其他基因或使它们无效化。

对于无痛状态的科学研究被证明有着影响深远的治疗性意义。近期在老鼠身上进行的研究表明，不能感觉到任何疼痛的转基因老鼠与阿片肽有关的基因的表达增强有关，而阿片肽则是身体天然的止痛药。一种叫作纳洛酮的药被注射到老鼠体内，而这会阻断它们的阿片肽受体,因此也会使身体的自然止痛药停止运作。结果就是疼痛感觉再一次在转基因老鼠体内被激活。需要承认的是,对啮齿类起作用的药物不一定对人类起作用。然而,研究者也给一个 39 岁的 CIP 患者用了同样的药物。在接受同样的治疗后,她在她人生中第一次感受到了疼痛(参考 Minett et al.,2015)。科学发现了引发 CIP 的原因,这对于医学研究来说是极其重要的,这不仅仅是因为它给了那些无法感受到疼痛而受折磨的人以治愈的希望。如果疼痛科学可以识别出疼痛感觉所依赖的机制,那么潜在地,除了能让病人感觉到对于生存来说必需的疼痛,它也可以帮助控制和减轻非必要的疼痛。

尽管对于这一不寻常的情况的现象学分析没有治疗上的意义(至少对于生理医学型的治疗来说),它却可以使疼痛经验的结构变得清楚。"立义-立义内容"的范式主张如果疼痛要被体验为"完整的疼痛经验",疼痛的知觉必须经过一种特定的认知性和感情性的立义。把这一点考虑进来,我们就可以识别出两个 CIP 病人无法体验"完整的疼痛经验"的基础现象学原因。第一,他们无法体验疼痛感觉;第二,因为他们没有疼痛感觉,他们可以以恰当或不恰当的方式理解的内容是不存在的。因此,这些病人既不可以取笑他们的疼痛,不能喜爱他们的疼痛,也不能讨厌疼痛。

用布伦塔诺与施通普夫的争论所使用的术语来说,CIP 病人感觉不到疼痛,无论是被视为感受-感觉或情感的疼痛。这些病人无法知道疼痛经验是什么,因为他们无法体验疼痛感觉。这意味着"完整疼痛经验"不仅是多维度的,而且是多层次的现象,它不仅由多个层次构成,而且是由基础性的和被构建的经验层次构成。对于 CIP 的现象学分析表明感觉性的维度对于疼痛经验来说是最基础的:它构成了建立情感性和认知性层次所依赖的经验性基础。因此,尽管人们可以在不将疼痛意指为情感性或认知性的经验对象的情况下体验疼痛感觉，如果人们没有疼痛感觉，他们就无法情感性地或认知性地意指他们的疼痛。感觉性的维度是一般性疼痛经验的经验性基石。

这一认识是否让我们能够回答关于疼痛的难受性的问题？疼痛一定要伤害我们吗？如果是的，那为什么呢？如果不是的，为什么不是呢？如上文所提及的，通常的答案指向疼痛生物学。人们声称将疼痛感觉为令人厌恶的感觉的能力对于我们的自我保护是根本性的：如果疼痛不会伤害我们，我们就无法生存。然而，因为疼痛现象学不能依赖疼痛生物学，它不能接受这一我们早在亚里士多德的著作里就能找到的一般回答。这里提供的对于 CIP 的现象学分析为我们提供了另一个可能性："完整疼痛经验"不仅是一多维度而且是一多层次的经验，这说明疼痛感觉本身必须具有某种特性，是这一特性刺激了意识而使其将疼痛感觉为是痛苦的。正因如此，CIP 并没有提供任何反对疼痛是令人厌恶的感觉这一观点的证据。恰恰是因为无法体验到疼痛感觉，一个 CIP 病人不会经历到任何令人不悦的感觉，而因为无法经验到疼痛，病人也无法拥有"完整的疼痛经验"。为了跟进这一线索，让我们考虑其中一个在疼痛解离综合征历史文献里最不寻常的例子。它与一个 CIP 病人有关，这位病人在遭受了很多年无痛感的痛楚后，很不幸地得出了一个错误的结论，即她即将摆脱她的苦恼并已学会如何感觉疼痛。

二、对疼痛的发现

这一不寻常的例子在 1950 年被 Gordon A. McMurray 记录。遭受着 CIP 的年轻女性病人"表达了她对于疼痛性刺激物的敏感性在很大程度上正在增加的信念"(1950,654)。她的信念基于什么呢？显然,这"很大程度上是因为她在之后几年里避免严重的皮肤组织伤害的巨大成功。但之后的证据表明,一种更加可能的情况是这样的:她之所以取得成功,是因为她习得了更多的成人行为模式,以及学会了运用其他线索来提醒自己注意潜在的伤害性刺激物"。(McMurray,1950,654)她对她已经学会如何感受疼痛的信念是基于这三个根本性因素的:① 她对其他经受疼痛的人的行为的观察;② 她对这一行为的模仿;③ 她认识到这一模仿能够让她避免皮肤组织损伤。这一病人会将她的手从火焰里拿开而非将它留在那儿被烧伤,她也不会把物体插进她的鼻孔。然而这些行为的原因是什么？原因显然与对于这些行为会导致受伤而非疼痛的认识有关。如 Trigg 在评论这一例子时所说的,这一病人"会意识到她在这些情况下是在以与其他人相似的方式行动,而因为她被告知他们的行为意味着他们在感受着疼痛,她也简单地总结到她在感受着疼痛。她从她行为中做出推论"(1970,170)。

这确实是最关键的一点:病人由推断得出她在经受疼痛的结论这一事实证明了她并不是真的在经受疼痛。Norman Malcolm 颇有见地地评论道:"如果一个人给了一个回答(比如,因为我跳的方式,我知道这一定是疼痛),那么他凭借这一事实证明了他还没有掌握'我感觉到疼痛'这些词语的正确用法。通过告诉我们他如果做到(知道自己在疼),他证明了自己在错误地使用'疼痛'这一词。因此,'他如何认识到自己的知觉'这一问题不可能有答案。"(1958,977)

我们不像通过论证得出结论那样体验疼痛感觉;与之相反,我们将它们体验为纯粹的感受-感觉或由感觉性、情感性、认知性部分组成的分层化经验。当我们实际上感受到疼痛时,我们不需要任何外在的证据来证实我们感觉到疼痛这一事实。"存在即被感知"这一原则完全适用于疼痛。CIP 病人的问题是她对于她处于疼痛中的信念不是以对疼痛的感觉为基础的。将她的信念和她的经验分开的鸿沟是她不处于疼痛中的充分证明。

然而,刚才被讨论的病人很有可能在感受某些东西,而这些东西,无论是对压力的感受,或对温暖的感受,是被她认作疼痛感受的东西。但如果是这样,那么病人对自己感受到疼痛这一信念之所以是错误的,就不仅因为它被看作一推论,也因为它建基于错误的感觉,即病人错认作为疼痛的那种感受。一个遭受着 CIP 的人可能从其他人身上学到疼痛是一个讨厌的和令人不悦的感觉。然而我们不能忘记在上文中提到的 Steven Pete 对他的好日子和坏日子的解释,以及他对在他的关节处的跳动的、压迫的感觉的描述。照理来说,这一压迫的感觉会被经验为是讨厌的和令人不悦的感觉,而这甚至对于那些 CIP 病人也适用。一个经受着这些情况的人当然可以得出这一不悦的感觉恰恰就是其他人认为的疼痛这一结论。我们此时面对着一个更加不寻常的情况:这里有一个感受不到疼痛的人,但她相信她处于疼痛中,而她的信念是基于当下直接的经验。在什么基础上我们能区分对于自己处于疼痛中的合适的和不合适的信念呢?

这一情况要求我们重新思考一些在关于疼痛的著作中确立已久的原则。我们可以将问题以以下的方式提出:"我有疼痛"这一声称是否跟"我确信我有疼痛"这一声称有着同样的含义? 我们应否把"我确信我有疼痛"这一声称当作是无法被更正的(incorrigible)呢? 是否有可能在确信自己处于疼痛中的同时而这个信念又是错的呢?

在 Elaine Scarry 经典的著作 *The Body in Pain* 中,她明确主张:"拥有疼痛意味着拥有确定性,而听到疼痛意味着可以被怀疑。"(1985,13)我们是否可以换一种说法:"如果我们确定我们处于疼痛中,那么我们就在疼痛中?"上文提及的人确信她处于疼痛中,尽管所有的证据都显示并非如此。我们也可以考虑 Norman Malcolm 的观察:

> 一个人不能犯下关于他是否处于疼痛中的错误;他不能错误地说"我的腿疼",就好像他不能错误地呻吟。假设他错误地将痒的感觉误认为疼痛是讲不通的。确实,他可能无法决定这一感觉到底最好被形容为"隐痛"还是"疼痛",但他的不确定显示了他的知觉是什么,即处于隐痛和疼痛之间的某种东西(1958,542)。

然而,如果我们可能错误地将疼痛当作是任何其他令人厌恶或不悦的感觉,那么我们当然也可能就我们是否处于疼痛中作出错误的判断,而我们当然也可能"错误地呻吟",而所谓"错误地呻吟",指的是我们因为一些无痛但十分令人不悦的、可怕的以及无法忍受的感觉而呻吟,我们却认为我们在因为疼痛而呻吟。这说明我们处于疼痛中这一信念并非是不可更正的。第一,"我处于疼痛中"这一句子,既不是清楚的也不是明确的。我们可以说出它并相信它是真的,尽管我们没有支持它的感觉:它可能代指一个人的行为,而这一行为可能本身是对其他理应是处于疼痛中的人的行为的模仿。第二,我们为这一句子加上了一个它基于真实的疼痛经验①的信念,这个句子也不会变成是不可

---

① 在这方面,我们可以考虑萨特在《想象》(2004)中对一个精神衰弱患者的痛苦的简短分析。根据萨特的说法,在一个癌症患者的真实苦痛和一个相信他遭受着癌症疼痛的精神衰弱患者之间存在着一个真实的和无法还原的区别。"毫无疑问,在想象性疼痛的例子里,我们可以找到一个绝对疯狂的人,他完全失控,陷入了恐慌、紧张和绝望中。当这个人因为自认为患病的肢体被触碰而惊跳或尖叫时,这些行为在绝对意义上说都不是演出来的。这些受害者确实无法控制自己尖叫,但无论是他的惊跳还是尖叫都无法将他们想象性的疼痛转化为真正的痛苦(萨特,2004,143)。确实,当遭受癌症疼痛的病人做他所能做的一切去减轻他的疼痛和痛苦的影响时,与之相反,神经衰弱者将他所有的能量都投放到疼痛和痛苦的生产中去了。根据萨特的说法,这一神奇的生产是无法被实现的,而神经衰弱患者是知道这点的,因此,他的喊叫的深层本质在很大程度上依赖于他的计划无法实现的本质。

更正的。我们可能错误地认识了疼痛这一概念并用它来描述任何令人不悦的感觉。因此，我们需要问：我们在什么基础上区分对于我们处于疼痛之中的合适的和不合适的信念呢？

现象学提供的资源有助于我们打破这一僵局。它要求我们承认疼痛经验有一特别的经验性质，而这一性质将疼痛从其他讨厌的和不悦的感觉中区分开①。

需要承认的是，在某些例子里，就好像在上文中引述的 Malcolm 的句子所说的，我们可能不知道我们是否在体验疼痛还是其他某种令人不悦的知觉。然而我们不应该对这一种不确定性作错误的解释，认为它证明了我们无法基于各种不悦知觉的特质来对它们进行区分。与之相反，这一不确定性指向了区分不同种类的不悦知觉的边界的可渗透性或模糊性，因此，基于知觉生活的多样性，我们经常不知道我们所考虑的知觉应该被放进哪个范畴中。然而，这并不意味着，如 Bruce Aune（1965）以一种康德式的方法所说的，我们对于疼痛感觉本身没有什么东西可说的②。如果这是真的，我们就不会拥有区分不同种类知觉的经验性基础。然而这样的区分既不是概念性的，也不是语言性的。与之相反，知觉的范畴化，即我们已经对知觉作出的区分，很大程度上是

————————

① 如 Drew Leder 所说，"疼痛有一独特的质性感受以将它与其他感觉性经验区分开：这也就是它会痛。疼痛是不悦和令人难受的感觉的具体化。它将我称为情感性召唤的东西强加到受苦者的身上。我们的注意力会被疼痛的侵蚀性和令人反感的特性所召唤，而这是更加中性的刺激物所不会起到的效果"（1990，73）。

② 在五十多年前，Bruce Aune 反对诸如"我处于疼痛中"这样的表达方式的内在不可更正性。Aune 认为我们必须放弃我们根深蒂固的经验主义以及由其带来的思考疼痛的不恰当的方式："我们毕竟不能假设在生活的开始，我们有一个完全自然的、前概念性的对于疼痛的理解，而只有在语言训练之后，我们才理解到这种或那种感觉要被称为'疼痛'；而当我们拥有这一感觉时，我就要说'我处于疼痛中'。去作这样的假设显然是犯了经验主义的错误，并表示自己对于所予神话（the myth of the given）的忠诚"（1965，56）。

基于知觉本身的特质的。

加以必要的修改后,我们可以像洛克描述坚固性一样描述疼痛:"如果有人问我坚固性是什么,我会把他引导到他自己的知觉上去告知他;让他把一块硬的石头或者一个足球放在两只手中间,然后让他努力把两只手合在一起,他就会知道了。"(2005,95)我并不想主张疼痛是在洛克的意义上的首要性质,即对于疼痛特质的经验对应了疼痛的特质本身,无论它本身是什么。与洛克的首要性质相反的,疼痛不过就是经验本身,因此,为了知道它是什么,我们就必须咨询经验本身。

需要承认的是,仔细地澄清疼痛的特质遇到了严重的困难,而其原因在于语言的本质。我们根本就没有可以用来描述疼痛感觉或者(更一般地来说)知觉本身的合适的语言。只要我们看一看麦吉尔疼痛问卷,就会特别清楚地发现我们所用来描述我们的疼痛感觉的词汇首先是被用来描述经验对象,而非身体感觉的特殊性质的。这我们在第二章已经提到。从时间的角度来说,我们将疼痛描述为是颤动的、脉动的、跳动的、击打的、重击的;而在空间上,我们把它们描述为是跳跃的、掠过的、剧烈的;而从它们的压力来讲,我们把它们描述为是钻心的、戳刺的、锋利的、刺骨的、掐捏的、压迫的;也因此,我们把我们的疼痛描述为是麻木的、酸痛的、沉重的、分裂的;描述为累人的、令人难受的、令人精疲力竭的;以及描述为是可怕的、残酷的、折磨人的,诸如此类。我们只要简略地看一下这份还不甚完整的清单,就会知道我们用来描述疼痛的语言是与对象有关的,而这一语言只有在象征意义上能被视为是在形容疼痛经验的特质。然而无论我们对疼痛的特质的理解在概念上是多么粗糙,在概念上确立疼痛的特质的任务有多么令人畏惧,承认疼痛感觉有一特质是非常关键的,因为恰恰是这一特质让我们能够将疼痛从其他有时被称为"心灵上的"受苦,以及其他与之相连但是不同种类的"物理性的"知觉区分开来。如果没有了这一特质,我们就无法在任何意义上把 CIP 视为异常的,而每一个人的经验都会跟那个不寻常的例子里学会如何体验疼痛的年轻女人一样。我们都会"经验"到疼痛但实际上没有感觉到它,而即使注入过量的纳洛酮也无法显著改进这一状况。

我们刚才讲到的不同种类的疼痛或许会让人想问:难道这些不同不正为我们提供了疼痛没有特质的充足证据吗? 这一观点确实是为诸如 Paul 和 Patricia Churchland (1981)、Norton Nelkin (1986, 1994) 和 Michael Tye(2005)等功能主义者所辩护的观点,他们都以不同的方式反驳了我所认为的疼痛的第五个特性(参考 Grahek,2007,96 - 98)。根据他们的观点,疼痛没有任何独特的性质;照理来说,我们把疼痛形容为麻木的和尖锐的,或跳跃的和掠过的,或颤动的和沉重的,这些描述充分地证明了将这些感觉统一起来的是一些在疼痛特质之外的东西。根据功能主义的解释,是我们在行为上对刺激物的相似反应模式保证了这一统一体的存在;这一反应模式适用于各种在性质上属于不同种类的经验,它们因此被给予了同一个名称"疼痛"。然而正如 Grahek 敏锐地观察到的,我们在钻心的和戳刺的、锋利的和刺骨的、掐捏的和压迫的疼痛之间所作的区分,以及我们所作的其他种类疼痛的区分,只有当它们被假定为是"在疼痛的模态之中的性质区分,并表示了在同一属内的不同种疼痛"时(2007,98)才是有意义的。我们在这里所面对的是"对疼痛的可被决定的经验性模态的经验性确定"(Grahek,2007,106)。锋利的和麻木的疼痛,就好像刺痛性和烧灼性的疼痛,当然在性质上它们是与彼此区分开的;然而,必须有一些东西是它们共有的,而这一共有的东西必须是疼痛的特质本身,因为如果不是这样的,我们就只会感受到锋利的和麻木的知觉、针刺的与烧灼的感觉,而不会觉得它们是令人痛苦的。我们在这里所面对的是在疼痛的模态之中的模态内区分。

到了这一步,我们就可以回到最主要的问题上了：为什么疼痛会伤人？（why does pain hurt?）它之所以伤人不仅仅（也不主要）是因为生物学上的与自我保护有关的原因。疼痛具有内在的令人厌恶的本质的另一个原因与疼痛感觉本身的特性有关。在这里我完全同意Grahek 的观点,他认为疼痛的特质是"导致整个机制运行的引发点,而它也将那些以疼痛为标签的机制与那些相似的但是没有以疼痛为标签的机制分开"（2007，95）。被视为一完整经验的疼痛是以疼痛感觉为基础的,而疼痛感觉本身就有令人厌恶的和令人不悦的性质[1]。疼痛对于停止的抗拒以及它的加剧化构成了疼痛感觉将自己转化为"完全疼痛经验"所凭借的两个主要的和相互补充的方法。我们所面对的是从令人厌恶到剧痛的转变,从令人不悦到折磨和创痛的转变。这一转变在现象学上,为我们澄清了疼痛感觉和"完整疼痛经验"之间区别。

在 1939 年,一个出名的法国医生,Rene Leriche,声称对于疼痛的痛苦性的生物学解释是如此严重地受限,以至于它必须被抛弃。如他所说的,医生们过于着急地声称疼痛是一种防御的反应,一个幸运的警告,它让我们能够防御疾病的风险（在 Melzack 和 Wall 2008 的文章中被引用）。但这一种防御的反应反对的是谁？是什么？反对的是直到很晚期的时候仍只是不时带来小麻烦的癌症吗？反对的是悄悄地形成的心脏疾病吗？因此我们必须抛弃这一错误地将疼痛视为有利的感觉的解释。

因为有很多种疼痛都没有任何生物学的功能,我们不能在疼痛生

---

[1] 或如 Grueny 所说,"疼痛会伤害（某人）。这种伤害,在传统术语中被理解为情感成分或反应,是疼痛之所以痛苦的原因,当我们将这一说法阐明之后,它就不再是一句琐碎的废话"（2004，20）。

物学的基础上理解疼痛的痛苦性。然而,尽管我们遇到了在生物学上无法理解的疼痛的形式,我们仍然可以以现象学的方式理解它的痛苦性。将疼痛感觉转化为"完整疼痛经验"的是将疼痛内容理解为具有痛苦性的立义。既然被立义的内容本身即是内在地令人不悦和厌恶的,那么疼痛感觉越剧烈,将它们理解为令人苦恼的、令人烦恼的、折磨人的经验的动机就会越强。疼痛与它们的生物学功能之间的连接就好像高潮和它的生育功能的连接一样是偶然的。尽管在某些情况下这些感受-感觉和它们的生物学功能之间的连接是无法置疑的,在其他的一些情况下它们的连接一样是无可置疑地缺席的。

三、额叶切除、扣带回切开术和吗啡

Grahek 所谓的从感觉到疼痛到处于疼痛中,或从获得痛苦的感觉性内容到对这些内容进行一痛苦立义,这一流畅且典型的转变过程是可以被打断的。经历了额叶切除,扣带回切开术,或打了吗啡的病人为我们提供了很好的关于这一典型的在立义上的转变是如何被突然终止的实例。这些病人身上不寻常的地方在于尽管他们能够拥有痛苦性经验,他们的痛苦性经验并不会打扰他们。如 Kurt Baier 所说:"在一些情况下,人们报告了他们有的疼痛,但他们说疼痛并没有让他们感到担心。"(2002,101)尽管他们把他们的知觉经验为疼痛,他们却以一种奇怪的方式不为这些疼痛感到苦恼。用布伦塔诺与施通普夫之间的争论中使用的语言来说,这些病人将他们的疼痛体验为感受-感觉,但没有体验为情感。因此,如果我们再问一次疼痛是否必然是令人厌恶的,受了额叶切除手术、扣带回切开术和打了吗啡的病人给我们提供了进一步的证据证明疼痛不一定要是痛苦的、侵扰的、令人苦恼的。我们在这里面对的是一无痛的疼痛的例子。因此，对于疼痛的第四个描述并不成立。

　　因为这些病人并不将他们的疼痛意指为是痛苦的，我们是否有任何的证据去声称他们仍然能够经验到痛苦的感觉呢？我们能否声称他们体验到的感觉确实是令人不悦和厌恶的呢？如果病人的报告是可信的，那么我们就必须肯定地回答这些问题。在这方面我们可以考虑以下这一报告：Paul Brand 询问一个被额叶切除的病人的疼痛："她甜甜地微笑并窃语道，'实际上，疼痛是令人苦恼的。但我并不在意'。"（Brand and Yancey, 1997, 210）通过将她的疼痛识别为是令人苦恼的，病人让我们不再怀疑她经验的令人不悦与厌恶的本质。这一点进一步被 Walter Freeman 和 James W. Watts 的观察中确认，"经过前额叶切除术，这些病人显然还是能够像以前那样剧烈地感受到疼痛，但是他们不再怕疼，也不再关心可能的后果。情感性的部分被减弱了，而对于疼痛的害怕也不再有阻碍性"（1950, 360）。我们也可以参考 Hardy、Wolff 和 Goodell 的生动的报告。他们对 38 个在纽约医院进行额叶切除手术的研究基础上，观察到"在 38 个病人之中，有 17 个病人只有在被问到的时候承认他们经验到疼痛；四个病人没有任何疼痛"（1952, 310）。如他们进一步所说，"有一些病人在被问到他们的疼痛之前保持着表面的平静，但当他们被直接问到关于疼痛的性质和强度时并将注意力集中在疼痛之后，露出了过度反应的痛苦表情和恐惧神色"（1952, 316）。我们在 Theodore Barber（1959）的研究中也遇到了相似的报告，这一报告说明如果额叶切除的病人没有被问到他们的疼痛，他们就不受它干扰；但一旦他们被问到疼痛，他们通常就开始显示出不舒服[①]。

[①] 当病人没有直接被要求去报告他的情况时，他对他的疼痛的关注和思考的程度远不及手术前，而当他没有对疼痛进行反应时，他看上去就没有"处于疼痛中"（Barber, 1959, 439）。

　　经过扣带回切开术的病人也显示出相似的对疼痛的漠不关心。就跟额叶切除的病人那样,他们报告尽管他们能感觉到疼痛,他们的疼痛既不令人苦恼也不讨厌。在这方面,打了吗啡的病人也是一样的。

　　患者们似乎既感觉到又感觉不到疼痛,我们要如何理解这种不合常理的事实呢?"立义-立义内容"的范式为我们提供了以现象学方式澄清这一疼痛症状的可能性所需要的资源。通过牢记这一范式,我们可以声称只要疼痛是经验性内容,那么这些病人仍然能体验到疼痛,但他们无法将疼痛构建为经验的意向性对象。为现象学澄清提供基础的是病人所经历的前意向性和意向性层面的经验之间的差异。额叶切除、扣带回切开术、吗啡将经验从一个层次转换到另一层次的自然过程阻挡了。如上述的报告所显示的,很多经受着这一情况的病人只有在被问到的时候才意识到他们的疼痛,这一事实为支持我所提出的诠释提供了进一步的证据。毕竟,我们只有通过反思才能主题性地意识到被知觉到的内容,而这恰恰是为什么很多病人只有在被问之后(也就是只有被强迫去反思之后)才意识到他们的疼痛。不然的话,这些病人展示出的就是对过去或未来彻底的漠不关心;如 Hardy,Wolff 和 Goodell 所说,这些病人展示出不可思议的"忘记"他们的经验的能力(1952,317)。通过上述的三种方法,病人被局限在单一的时间模态之中,并对除了处于当下之外的任何事物几乎完全不关心。这一状态是有治疗性意义的,它将病人从疼痛中解放出来,但也改变了他的人格。因此额叶切除、扣带回切开术、打了吗啡的病人似乎只能通过反思将他们的疼痛构建为意向性对象。他们缺乏直接地将他们的疼痛意指为情感性和认知性意向对象的能力①。

---

① 我在这里所提供的理论进一步被神经学解释所证实,这些解释表明这些病人有疼痛的知觉,但是他们没有做出对他们的疼痛的恰当的情感性和行为性的反应。

　　我不想主张这些病人无法理解他们的疼痛感觉。与之相反,他们对疼痛内容的立义是病理性的,因为当他们把他们的疼痛转化为意向性对象后,这些对象被证明是不具有任何痛苦性的①。如 Grahek 所说:"疼痛的知觉仍然存在,但以前伴随着疼痛而存在的惶恐、不安或害怕消失了。"(2007,133)或者如 Freeman 和 Watts 所说:"疼痛仍然存在,但它是一知觉而非一威胁。"(1950,134)因为这一原因,这些病人同时感受到疼痛又感受不到疼痛;因此,他们认为他们感受得到疼痛,但这并不让他们感到困扰。他们感受到疼痛,如果疼痛被视为一种经验的非意向性内容;但他们又感受不到疼痛,如果疼痛被视为一种经验对象。无论好坏,这些病人无法将他们的疼痛经验从前意向性的层次带到意向性层次②。也因此,尽管他们的证词并非如此,额叶切除、扣带回切开术和打吗啡的病人并没有为对于疼痛经验的第四个描述(认为疼痛在本质上是一令人反感的经验)提供任何反例。

---

① 在这方面我们可以考虑 Williford 在对于胡塞尔的质素性材料这一概念的分析中展示的观察,"一些类型的质素性结构或许确实会在本质上合适于某些种类而非其他种类的象征性和行为性功能,比如说,我们很难想象在所有的行为不变的情况下,可以有一愉悦和疼痛的完全倒转"(2013,510)。在我们讨论的例子里,恰恰是因为经验的内容并不适合于我们对它的立义(用 Williford 的表达),我们面对的才是一个病理性的理解。

② 难道情况不是恰恰与此相反吗? 毕竟,这些病人报告说他们只有在被问到的时候才感觉到他们当作是疼痛的东西。因此,难道我们不能主张这些病人没有在经验的非意向性层面感受到疼痛,而与之相反,只有在意向性层面,也就是经验的反思性、认知性和对象化层面,才感受到疼痛? 我认为这些问题的答案是否定的。我在这里所展示的对于疼痛的分层化理解表明疼痛不能仅在意向性的层面被经历;如果它没有以感觉被经历,它就完全不会被经历;而如果它没有被经历,那么我们就感受不到它。我认为这对于所有的感受和情感来说都是如此:与感知性和概念性对象相反,如果我们没有感受到以情感性的方式被给予的对象,我们就无法在意向性的层面构建它们。在这些情况下,它们没有任何与感受相关的意向性。

四、超痛感症

我从 Grahek(2007)那里借用了超痛感症(threat hypersymbolia)这一概念,而 Grahek 将它的发现归功于 Tjaard U. Hoogenraad。在一项 1994 年进行的研究中,Hoogenraad, L. M. Ramos 和 J. van Gijn 处理了一个病例,病人尽管遭受了脑梗死,却会在他偶尔看到医生的手接近他手臂麻木那一侧时体验到烧灼性疼痛。我们在这里所面对的是疼痛被剥夺了它的生物学功能的一个例子,但与 CIP 相反,这并不是因为疼痛的缺席,而是因为它的过度出现。超痛感症展示了疼痛如何可以变成不充分的和过度保护性的反应。有这一症状的病人在他们在视觉上识别到一个有威胁性的对象接近他们的时候,他们身体麻木的部分会经验到极其剧烈的疼痛。

超痛感症并没有给第四个对疼痛的描述提供任何反例。与之相反,声称这些病人感受到极其剧烈的疼痛也就是说他们所经历的疼痛在根本上是令人厌恶的。但我们仍需要在当前语境下处理这一疼痛解离综合征,因为它为本书辩护的另一个观点带来问题,即关于疼痛经验的分层化本质的观点。超痛感症难道不是说明了疼痛可以被以意向性的方式经验并只以意向性的方式被经验为一认知性和感情性意向的对象,而没有任何的感觉性内容? 我们需要进一步澄清。

一位 46 岁的建筑工程师在工地里猛击一根掉下来的横梁,以避开自己的头部被砸。但随之出现的是持续的疼痛,两三天之后,病人的手已经变得不再灵活。当他在事故之后的几天后洗澡时,他不再将这只手感知为是他自己的。当他躺在床上的时候,他再次因为他误认为他的手是别人的手而被吓了一跳。他很快就失去了手臂上的任何知觉。

然而这一看上去小小的意外的后果甚至比这还奇怪。

他的手臂没有任何感觉，他也不能用它，但当他看到他的手臂被某人靠近，他的手臂会像被刺到那样横向移动；同时，他经验到烧灼性疼痛。他左手臂不自觉的收回行为是如此地尴尬，以至于他不得不把左手臂绑在腰带上（Hoogenraad，Ramos and Van Gijn，1994，851）。

这不只是一个显示了期望（anticipation）在疼痛经验中起到的一般性作用的例子。正如我们所知道的，有时候听到牙医的钻头和看到它接近就足够让我们体验到疼痛。在这些情况下，牙医故作惊讶的样子，会说她甚至还没碰到我们。然而她不能如此简单地就蒙骗我们：我们知道，正如她也知道，钻头碰到牙齿只是一个时间的问题。然而超痛感症并不只是一个视觉性刺激物引起实际的对疼痛的感觉。病人对这一情况感到十分尴尬，因为他的身体以与他所想的相反的方式作出反应。更进一步地说，他的身体似乎将每一个靠近的对象都识别为产生威胁的刺激物。如 Grahek 所指出的，我们在这里所面对的是这样的一种情况："人类通过疼痛来进行自我保护的机制已经损坏到无法修复的地步，而这为不幸的病人造成了永远的痛苦"（2007，23）。

我们是否可以就此总结道，当经受额叶切除、扣带回切开术、和打了吗啡的病人以且只以前意向性的方式体验他们的疼痛的时候，超痛感症的病人以且只以意向性的方式与他们的疼痛产生联系？这一观点似乎可以被这一事实所支持：在超痛感症情况下，疼痛只被视觉性刺激物引发。因此，只要病人闭上眼睛，疼痛的感觉就会消失；但只要睁开眼睛并识别出接近他手臂的东西，剧烈的疼痛又出现了。在这一例子中，如果这意味着疼痛在没有疼痛感觉的情况下仍被经验到，那么超痛感症便为我在第二章中提出的疼痛是分层化现象的观点提供了有力的反例。如果在"完整疼痛经验"的情况下，感觉性维度确实是基础性的,那么在没有疼痛感觉的情况下经验到疼痛应该是不可能的。如果疼痛确实是如上文描述的那样是分层化现象,那么超痛感症似乎是不可能的,而反之亦然。或者用 Grahek 的话来说,如果疼痛确实是分层化现象,那么(这与 Grahek 其中的一个中心主张相悖)在感觉不到疼痛的情况下处于疼痛中应该是不可能的①。

可以说,因为感觉这一概念的中心所存在的含混,我们发现我们陷入了僵局。在一系列于 1908 年进行的演讲中,Edward Titchener 认为心理学和精神物理学以根本不同的方式运用知觉这一概念。在心理学里,感觉指的是经验的最基本的心理质素,而在精神物理学里,感觉被视为是物理上的现象,或更准确地说,被视为心理质素的物理相关项。根据 Titchener 的说法,"在区分精神物理学和心理学上的失败导致了很多混淆的论证"(1973,8)。这一在不同的感觉概念之间的模糊不清恰恰是导致现在的僵局的原因。就让我们追问,我们到底应在何种意义上去理解遭受超痛感症的人无法感觉到疼痛的感觉这一观点呢? 因为产生疼痛的刺激物不存在,这些病人没有体验到任何在精神物理学意义上的疼痛感觉。然而,如果说这些病人经验到疼痛这一说法是说得通的,那么他们就必须要体验到在心理学意义上的疼痛感觉。不然的话,我们就没有任何理由去声称这些病人体验到的恰恰是疼痛,而非诸如苦恼、绝望,或任何其他的情感。回到 Hoogenraad,Ramos 和 Van Gijn 的病人身上,只有当他在身体的左侧感觉到在心理学意义上疼痛的时候,他的身体才会显示出疼痛的明显迹象。更进一步说,病人认为他的身体反应是尴尬的,而这一事实进一步证明:尽管他努力避开疼痛

---

① 我们应该留意到 Grahek 并不把超痛感症当作一个没有疼痛的痛苦的例子。反之,对于他来说,被称为"没有疼痛感觉的痛感"(Grahek,2007,108)的情况提供了这样的一个例子。我们很快会转向对这一症状的分析。

感觉,他仍能体验到疼痛。对于超痛感症的现象学反思提供了疼痛无法在疼痛感觉缺失的情况下还存在的进一步证据。超痛感症为我们提供了尽管没有引致疼痛的刺激物,我们仍然能够在心理学意义上体验到疼痛感觉的无可置疑的证据,而正因为如此,我们可以将这些知觉理解为是极度痛苦的①。

五、对疼痛的说示不能

Paul Schilder 和 Erwin Stengel 是描述这一疼痛症状的第一批人:

在 1927 年,我们观察到一个患上感觉性失语症的、独处的时候会很严重地伤害自己的病人。她把所有在她手里的东西顶向自己的眼睛,完全不留意因此会对自己造成的疼痛。当我们更细心地研究这一病人时,发现她对疼痛没有反应,或她的反应只以一种不完整的和局部的方式发生(1931,598)。

乍看起来,我们在这里所面对的是另一个 CIP 的例子,但进一步的查看会揭示出一个惊人的区别。跟 CIP 病人相反,Schilder 和 Stengel

① 我们可能会问:有没有一种可能,超痛感症是对威胁的前反思性、非意向性经验的一个例子? 如我们刚刚看到的,患上这一症状的病人觉得他们的情况是令人羞耻的,因为他们的身体以一种与他们想要的相反的方式去反应。难道我们不应该声称我们在这里所面对的是身体以非意向性的方式对疼痛产生反应,而病人本身在意向的层面没有经验到任何疼痛的例子吗? 我不认为这一解释是令人信服的。最重要的一点是,超痛感症不是一对疼痛的前反思性、非意向性经验的例子,这简单地就是因为遭受这一情况的病人确实意识到他们处于疼痛之中。这一基本的事实提供了充足的理由去认为病人是意向性地经验到疼痛。然而,他们不能仅仅以意向性的方式经验疼痛,这只是因为如我所论证的,疼痛本身是一感觉,是一生活经验。因此我们需要承认,尽管在疼痛的主体(无论我们如何理解这一主体)和身体之间存在着张力,超痛感症是一个阐释了如何可以在尽管没有产生疼痛的刺激物的情况下,我们同时以前意向性和意向性的方式经验到疼痛的例子。

的病人能识别出疼痛,但她缺乏合适的对疼痛的运动性和情感性回应。这一病人能感觉到疼痛,尽管看上去疼痛并不会打扰到她。将疼痛说示不能(AP)与其他症状区分开来的是一看似不可能的共存:一方是疼痛的出现,另一方是对疼痛的漠不关心。如 Robert Hemphill 和 Erwin Stengel 所说,构成 AP 的症状之一是"虽然病人明显是正确地将疼痛性刺激物感知为疼痛,但他对此没有作出充分的反应"。(1940,257)或如 Jack Rubins 和 Emanuel Friedman 所说,AP 所指的是"缺乏认知疼痛的或有威胁的刺激物的令人不悦或厌恶的部分的能力,而结果是很少或者没有任何防御的反应产生,尽管有害的刺激物本身被感知到了"(1948,554)。我们需要再问一次:疼痛的经验一定要是令人反感的吗?AP 难道没有为我们提供一个疼痛可以被经验为没有任何负面性的东西的例子吗?

一个 AP 病人可以拿着一支点燃的火柴不扔掉,直到她的手指几乎被烧伤,而她也不会在意诸如这类情况引起的对于疼痛的知觉。也因此,她的掌心被刺中,会开心地微笑,然后开始大笑,而当她自满地将手伸向研究员的时候,她会说,"哦,疼痛,真的会痛(oh, pain, that hurts)"(Schilder and Stengel,1928,147)。特殊的产生疼痛的测试,比如静脉注射组织胺或人工制造的肌肉局部缺血,看上去会在 AP 病人身上引起疼痛的知觉,但它们无法促使充分的情感性和行为性反应的发生。被诊断为 AP 的病人在测试中普遍地声称针刺不会痛,即使是经历了延长的测试也是如此。如在一个被 Rubins 和 Friedman 考察的例子里,当被非常严重地刺伤以至于流血的时候,病人会说"哦"并做出痛苦的表情;然而,她永远也不会抽回她的手臂或将头扭开(1948,561)。最令人困惑的是,AP 病人经常对测试者给他造成的疼痛回应以笑声。所有上述的对 AP 的描述似乎说明被确诊有这一症状的病人能感觉到疼痛,但他们不能以合适的方式对疼痛感觉作出反应。似乎 AP 是一个并不影响病人的疼痛感觉但影响疼痛行为以及对疼痛的认知性和情感性反应的行为性病症。

CIP(如这一名词所显示的)表现为对疼痛的感觉迟钝,而 AP 表现为对疼痛的漠不关心。这意味着 CIP 病人感觉不到任何疼痛,而 AP 病人能感觉到疼痛,但他们对所感觉到的并不关心。这一不关心是有不同程度的:它可以是完全的不关心,它可以是伴随着语言上的惊叹(比如,"哦",或"这有点痛")和一些部分性的逃避动作的部分性的不关心。比如 Berthier、Starkstein 和 Leiguarda 的研究所揭示的,"经过长时间暴露在疼痛程度相当高的刺激物下,有两个病人展示出腿部上的局部和不完全的撤回性反应,有三个病人只展示出不完全的单方面的防御性反应。有一个病人不仅没有展示出任何撤退的反应,还展示出靠近疼痛刺激物的反应"(1988,43)。

我们能否将 AP 看作是失用症(apraxia)的一种呢,也就是丧失了进行已经习得的有目的性身体运动的能力? Rubins 和 Friedman (1948)已经考虑过这一可能性并将它否认了。在失用症的例子里,只有运动性动作是重要的,而对于感觉的本质的考虑是不必要的。与之相反,在 AP 的情况下,对于疼痛的感觉似乎就跟运动性反应一样重要。如 Rubins 和 Friedman 进一步观察到的,"根据我们一般标准的评估,也就是测试能否分辨一物体的尖或钝,或能否感觉同一强度的尖锐,(AP 患者的)疼痛感觉是正常的"(1948,566)。

因此,AP 患者似乎是一个在没有任何情感性和行为性反应的情况下经验到疼痛感觉的例子。用 Grahek(2007)的话说,这似乎代表了人们如何可以在感觉到疼痛的同时不处于疼痛中的最纯粹的例子。但如果是这样的话,AP 就为本章中介绍的对于疼痛经验的(主题是与疼痛感觉的内在的令人不悦的本质有关的)第四个描述带来了问题。AP 病人可以对他们的疼痛漠不关心,甚至可以嘲笑他们的疼痛这一事实似乎提供了反对这一观点的充足的现象学证据。

在最近的疼痛哲学中,我们可以找出两个对这一症状不同的解释。第一个解释由 Grahek(2007)提出,而第二个解释最近为 Colin Klein(2015a,2015b)所辩释。Grahek 对于 AP 的处理依赖于他对疼痛是由感觉性区分、情感性认知和行为性部分组成的复杂经验的这一观点的认可。在平常的疼痛经验中,这些部分是绑在一起的,而在一些病变的例子里,它们可以独立存在。感觉性的部分与情感性和行为性的部分分离,疼痛解离综合征就出现了。这意味着对于 Grahek 来说,原则上只有两种不同的疼痛解离综合征:① 没有痛苦性的疼痛;② 没有疼痛的痛苦。在第一种情况下,人们感觉到疼痛但不处于疼痛中;而在第二种情况下,人们处于疼痛中但感觉不到任何疼痛。根据 Grahek(2007)的说法,AP 给我们提供的是一纯粹的没有痛苦性的疼痛的例子,也就是感觉到疼痛却不在疼痛中。

Grahek 基本认可疼痛是一复杂经验这一观点,这对应了在本书展示的现象学主旨:疼痛是多维度的现象。然而,Grahek 将 AP 解释为没有痛苦的疼痛的实例,这构成了对疼痛的痛苦性建基于疼痛感觉的特质这一现象学观点的严重的挑战。如果 AP 确是一没有痛苦的疼痛的实例,那么我们就要承认疼痛感觉本身没有任何痛苦性,它们没有任何令人厌恶和不悦的性质。如 Grahek 形象地说:"如此提取出的疼痛经验的纯粹本质被证明是平淡的、无形的、呆滞的,不指向它自身之外的任何东西的知觉,它无法在记忆里留下痕迹,也无力以任何方式移动身体和心灵。"(2007,76)这是一个非常反直觉的认识,因为如果有人问,这一疼痛的纯粹本质到底是什么? 我们只能回答道:"它不是什么令人痛苦的东西。"实际上,那些经验到它的纯粹形态的人经常无法自制地对它笑。

Grahek(2007)对于 AP 的解释扎根于他对疼痛是复杂经验这一观点的认可,而 Klein 的解释也深深地扎根于"激发性的力量是疼痛的一个内在属性"(2015b,I)这一观点。Grahek 的观点不仅对我在这里所辩护的现象学方法是一个挑战,它也是对 Klein 的动机主义(motivationalism)的挑战。毕竟,如果疼痛感觉本身缺乏任何感受性和行动性的部分,那么"疼痛经验的纯粹本质"不会以任何方式刺激我们,也因此,我们失去了支持处于 Klein 关于疼痛的动机主义①的核心的生物主义的基础。如果疼痛缺乏表象性的力量,那么它无法激发我们。

根据 Klein 的替代的理论,"疼痛说示不能者无法对疼痛产生反应是因为他们不再关心他们身体的物理完整性"(2015b, 6)。根据这一建议,AP 不是一个对疼痛的感觉发生的改变的例子,而是一个在感觉到疼痛的人的身上发生改变的例子,这个人不再关心他的身体。"因为我们关心我们的身体,疼痛才会刺激我们。如果我们不再关心,因为充分的生物学理由在通常情况下是不可能的,那么疼痛就不再重要。疼痛说示不能是对这一不寻常的可能性的实现"(Klein,2015b,8)。

我会主张我们在这里所面对的是一个反直觉的论题,它建基于一个循环论证的策略。这个论题是反直觉的,因为我们是否关心我们的身体对疼痛来说是不相关的。无论你有多关心你的身体,或不关心它,疼痛还是会痛。有人可能会认为这样的回应是有争议的,因为它忽

---

① 如 Grahek 所说,"当具有伤害性或潜在伤害性的刺激物被应用到他们身体的任意部位,疼痛说示不能者是能够区分和辨别,并定位它们从中感觉到疼痛的。然而,这些病人感觉到的疼痛对他们来说并不象征对他们的身体的任何伤害或潜在的伤害"(2007,80)。

视了支撑 Klein 的观点的证据。然而这一证据是什么？根据 Klein 的
看法，AP 为我们提供了一个疼痛恰恰因为病人不再关心他们的身体而
变得不再重要的清晰的例证。然而支撑这个观点，即 AP 使我们不再
关心我们的身体的观点的证据到底是什么呢？照理来说，这一证据建
基于如果我们不再关心我们的身体，疼痛对我们来说就不再重要这一
论题。因为这一循环性，支撑对于 AP 的动机主义的理解的证据仍是
有问题的。

我想要提出一个建基于现象学原则的替代性解释。尽管 Grahek
和 Klein 的观点之间有很大的不同，他们共享一个前提。对于他们两
个来说，AP 为我们提供了一个疼痛感觉被经验但不被经验为扰人的例
子。我会主张这一假设是无根据的。尽管看上去并非如此，没有任何
的证据显示疼痛说示不能患者能经验到疼痛感觉。相反，他们所知觉
到的是引发疼痛的刺激物，但他们没能引发疼痛感觉。按理来说，对于
这一失败的认知恰恰就是 AP 病人发笑的原因。因此，与 Grahek 的观
点相反，AP 并不是一个我们经验到"疼痛的纯粹本质"（Grahek，2007，
76）的实例，就好像它不是一个疼痛感觉在没有处于疼痛中的情况下被
给予的实例。与 Klein 的观点相反，AP 不是一个对于身体完整度关心
消解的实例。与 Grahek 和 Klein 的观点都相反，AP 给我们提供了一
个引发疼痛的刺激物在没有疼痛感觉的情况下被经验的实例；而恰恰
是因为这一感觉性维度要么被严重地限制了，要么完全地消失了，患者
的经验不能以感受疼痛或处于疼痛中来被描述。

AP 病人真的如 Klein 所说，不再关心他们的身体了吗？想要以现
象学的方法为这一观点辩解是很难的。如 Schilder 和 Stengel 在他们
前沿性的研究中所假设的，"这一相当常见的症状（AP）在很长一段时
间没有受到研究者的关注的原因或许是我们错误地认为其症状是对注

意力的扰乱；我们的病人，实际上却是对疼痛很感兴趣的"(1931,599)。然而如果这些病人不再关心他们身体的完整性，那么他们为什么要对疼痛感兴趣呢？我们也可以考虑 Rubins 和 Friedman 对 AP 的经典研究：患上 AP 的病人被告知"她会在没有任何手势伴随的情况下被扇一耳光或被打，她会坚决地回答'别想扇我，不然我会立刻扇回去'，或'你别想打我'，而这意味着她理解这些行动的令人不悦的意义"(1948,557)。很难去将这些宣言诠释为是在表达对他们身体的不关心。我们也可以考虑一个 19 岁青年的例子(在同一研究中的第三个例子)："面对威胁性的姿态，患者完全没有想要退缩，尽管他理解言语上的威胁，也会反对有害的意图。"(1948,561)像这样的反对很难与 Klein 的疼痛说示不能者不关心他们的身体的观点相容。

是否真的如 Grahek(2007)所说，AP 病人声称他们经验到疼痛，尽管这疼痛并不会打扰他们？ 实际上并不是这样的。我们可以考虑 Schilder 和 Stengel 关于两个患者的观察，他们"说他们可以记得曾经被施加的疼痛，但他们并不能感觉到它"(1931,599)。这意味着就他们的经验来说，他们所经验到的疼痛缺乏疼痛的特质，尽管他们可以认识到这一经验通常是被会导致疼痛性经验的刺激物引起的。我们也可以考虑 Rubins 和 Friedman 在他们的研究中处理的第一个例子。在第一次对针刺知觉的考察中，尽管病人被告知这会痛，"她在研究者刺她直到流血的程度后，回答道'这对我来说不痛'"(Rubins and Friedman, 1948,556)。更进一步来说，"在经过静脉注射一毫升的磷酸组胺溶液后，她开始流汗和脸红，她也抱怨热，但她没有自觉地抱怨头痛，尽管她稍微露出了苦相"(Rubins and Friedman,1948,557)。

我们有描述这些病人所经历的经验所需要的概念性工具。我们平常对知觉这一概念的应用有着不同的含义，Titchener 对这些含义作了区分。在他的帮助下,我们可以说病人感觉到精神物理学意义上,而非心理学意义上的知觉。他们经验到了通常会引起疼痛经验的刺激物,但他们没有经验到(在心理学意义上的)疼痛感觉,也就是会被印上疼痛的物质的那种知觉。AP病人体验了在通常情况下导致疼痛的尖锐或迟钝的知觉,而因此他们声称:"哦,这确实痛。"然而这一知觉,无论我们给它什么名字,并不能被当作是真正的疼痛经验,也就是充满了疼痛特质的知觉。因此,病人声称他们感觉到的"疼痛"并不会打扰到他们。

就这方面来说,Hemphill 和 Stengel 的经典研究相当重要。这一研究提供了同时患有语聋和 AP 病人的例子。两病的联系无论在经验上或是概念上都并非不寻常。经验性证据显示在大部分的例子里,AP 与某种语聋是相结合的①。从概念上来说,AP 和语聋有一个共同的性质:"缺乏对从外在世界接近病人的刺激物产生适当的反应的能力。"(Hemphill and Stengel,1940,260)他们进一步评价 AP"是最原始的和最通常的症状,而在纯粹语聋的情况下,反应的缺乏局限在特殊的刺激物群组里"(1940,260)。

从现象学上来说,语聋和 AP 的联系并不让人惊讶,因为在两种情况下,我们面对的是同一种缺陷,即病人自己无法理解感觉性内容。词语会出现,但只作为声音出现,而病人无法理解这些声音的意义。这对于疼痛来说也是一样的:疼痛感觉出现,但只作为产生疼痛的刺激物出现,而关于这些刺激物的知觉无法引发痛苦的经验。更进一步地说,在两个例子中,病人都能将缺陷认知为缺陷:他们知道他们应该体验

---

① 这一观点进一步地被 Rubins 和 Friedman 所确认,他们研究了四个 AP 病例后声称"我们所有的病人都展示出混合的失语症"(1948,563)。他们的研究进一步展示出在这些病人的例子里,"对简单的单音节词语的拼写一般来说是正确的,尽管这经常需要多次尝试。他们完全不能拼写出更长的词语"(1948,563)。这些评述指向了一处于 AP 和某种形式的失语症,包括纯词聋之间的普遍关联。

到的比他们实际体验到的更多。在语聋的例子里,这一缺失被经历为一能力的丧失;在疼痛的例子里,它却被经验为一解放。

疼痛说示不能者无法体验到疼痛感觉,如果这些知觉是指充满了疼痛特质的知觉。这意味着 AP 没有提供任何证据反对我们对疼痛经验所作的第四个描述(即将疼痛经验描述为在本质上是令人厌恶的)。然而我们是否有理由去声称疼痛说示不能者体验到在精神物理学意义上的疼痛呢? 我们是有理由的。可以考虑 Rubins 和 Freidman 的分析:"快速的疼痛刺激物(针刺)无法引起可被留意到的改变,但延长的针刺使患者产生瞳孔扩张和血压升高(收缩压高了 20 毫米而舒张压升高了 10 毫米),尽管他们没有出现任何防御的反应。"(1948,557)我们也可以考虑 Berthier、Starkstein 和 Leiguarda 的研究。这一研究显示 AP 病人并不会显示出主要的感觉性缺陷,尽管他们无法将引发疼痛的刺激物认为是痛苦的,或将产生威胁的刺激物认知为是有威胁的。Berthier、Starkstein 和 Leiguarda 通过对六个实例的彻底的考察,总结道:"虽然所有病人都能认出疼痛,没有一个人报告说有不悦的感觉。"(1988,43)我们现有的报告为以下这一说法提供了充足的证据,即疼痛说示不能者无法体验到心理学意义上的疼痛感觉,尽管他们仍能体验到精神物理学意义上的疼痛。

疼痛说示不能者感觉到在精神物理学意义上的疼痛,但他们无法感觉到在心理学意义上的疼痛,因此,他们将体验到的感觉识别应是尖锐的或迟钝的、冷的或热的,但不将它识别是令人厌恶或不悦的。这使得我们能够声称疼痛说示不能者无法体验到真正意义上的疼痛感觉,也就是他们无法触及"疼痛的纯粹本质",尽管他们能够感觉到产生疼痛的刺激物。可以说,病人发笑是因为他发现能够引发疼痛的刺激物的引发能力失效了。

因此,与经历额叶切除、扣带回切开术或被打吗啡的病人以及患上超痛觉症的病人相反,疼痛说示不能者既不能经验到疼痛,也不能将他们的经验意指为痛苦的。然而,关键的一点是我们不能忽视(这是 AP 和 CIP 之间的根本的现象学区别所在)疼痛说示不能者展示出和其他病人一样的对疼痛的生理学反应:比如心动过速、高血压、出汗和流泪。然而,他们的生理学反应没有伴随着非意向性的或意向性的疼痛经验。疼痛说示不能者能经验到疼痛的感觉,如果这一名词意味着精神物理学意义上的感觉;但如果这一名词意味着心理学意义上的知觉,他们就无法经历痛苦的感觉。因此,以下这一情况也变得可以理解:当 Schilder 和 Stengel 的病人在她的左手被刺到并被问这会不会痛时,她回答道:"它确实痛,但我不知道这到底是什么。"(1928,151)以下这一情况也变得可以理解:一个被 Poetzl 和 Stengel 研究的病人会说:"我确实感觉到疼痛,但,什么也没有。"(1937,180)疼痛说示不能者无法以前意向性或意向性的方式经验疼痛,但能够经验到精神物理学意义上的疼痛感觉。这一事实阐明了一个令人困扰的现象,即如 Grahek 所指出的,几乎像是一条规则那样,这些病人在他们的疼痛测试中倾向于微笑甚至大笑(只要刺激结束,就会突然停止的行为)。他们的身体"知道"他们应该处于疼痛中,但这一身体性知识无法与他们的经验产生回响,无论是前意向性或意向性的经验皆是如此。他们能感觉到产生疼痛的知觉并认识到他们的感觉性特质(在精神物理学意义上的),比如说尖锐性或迟钝性,但这一认知不引发任何疼痛经验。

经历额叶切除、扣带回切开术,或被注射吗啡的病人显示出在疼痛如何被体验与疼痛如何被意指之间的矛盾:他们将疼痛体验为一感受-感觉,尽管他们不会以意向性的方式意指疼痛。与之相反,超痛感症患者和疼痛说示不能者为以下这一差异提供了例证,即不同的身体会在生理的层面对引发疼痛的刺激物有不同的反应，而他们对这一刺激物的经验也是不同的，这在前意向性和意向性的层面皆是如此。患上超痛觉症的人在没有引发疼痛的刺激物的情况下经验到疼痛的知觉，而疼痛说示不能者在没有疼痛感觉的情况下经验到引发疼痛的刺激物。对于疼痛经验的意向性结构来说，疼痛说示不能者无法将他们的疼痛意指为是痛苦的，因为他们没有将他们的疼痛体验为是痛苦的；根本就没有经验性的内容来让他们达成对痛苦的立义。疼痛说示不能者从前意向性和意向性层面的经验中"解放"了出来，而这一"解放"解释了为什么他们对引发疼痛的刺激物的身体性反应没有任何（对于疼痛经验来说是）典型的生物学功能。

因此而变得清楚的是，AP没有提供疼痛是分层化这一现象学观点的反例。而这一观点是建立在被视为充满了疼痛特质的感受-感觉的疼痛感觉的基础上的。AP并不构成一个疼痛感觉在没有任何负面性和厌恶性的情况下被经验的例子。相反，它表明引发疼痛的刺激物可以以没有疼痛的方式来被经验。如果疼痛这一概念指的是被疼痛特质打上烙印的经验，那么AP是一个对疼痛不敏感的例子，而非对疼痛漠不关心。如果我们想要坚持AP是一种对疼痛的漠不关心的态度这一观点，我们就需要将它视为是一种对引发疼痛的刺激物的漠不关心，而非对疼痛感觉的漠不关心。

六、没有疼痛感觉情形下的痛感

正如我们刚刚看到的，Grahek对于没有痛苦性的疼痛的理解构成了对我在这里所展示的观点的挑战，因为它表示疼痛感觉本身不应该被视为一种可以与其他感觉区分开来的、具有独特的经验性质的令人厌恶的感觉。在了解知觉只有在拥有特定的令人厌恶的性质,它才能被称为疼痛感觉这一点后,让我们转向另一种疼痛解离综合征,它被 Grahek 识别为是一种没有疼痛的痛苦性。如果没有疼痛的疼痛性的例子是存在的,那么疼痛就不能被视为我们概述过的分层化的现象了:疼痛的感觉性不能被认为是基础性的层面。

Grahek 声称疼痛的痛苦性必须"有疼痛感觉的印记才能算得上是真正的疼痛"时(2007,107),我是同意的。然而,我不能同意这一认知要求我们去作以下的理解:"那么,我们似乎不仅要允许没有痛苦性的疼痛的可能性,我们必须为一种相反的可能性:没有疼痛的痛苦性也腾出空间。"(2007,107)Grahek 的分析,没有为这一过渡作任何的准备,这是一个不合逻辑的推论。然而,我们不要仅仅因为形式上的理由就将其忽略。根据 Grahek 的这一观点,"无可置疑的医学证据"支持没有疼痛的痛苦性的存在。其证据与 Ploner、Freund 和 Schnitzler(1999)描述为没有疼痛感觉的痛感这一现象有关。这是一个不寻常的情况,医生们在对一个病人进行神经测试的时候发现了它,这个病人的右脑的主要和次要体感皮层发生了选择性病变。根据 Ploner et al. (2002),上述的大脑皮层负责处理疼痛经验中与感觉性区分有关的部分。我们可以这样来理解这句话,它的意思是大脑的这些区域让我们能够对(被某些刺激物引发的)疼痛感觉进行空间定位,记录其时间,确定其强度以及描述其性质。当影响皮肤的镭射刺激被应用到病人的左手上,它没有造成任何疼痛感觉;然而,它确实引发了病人描述为"很清楚地是令人不悦的"感觉。更进一步说,病人无法清晰地指出这一感觉的位置,"它在指尖和肩膀之间的某处"延伸。这是一种病人想要避免的感觉。"即使是一个完全合作且口才流利的病人也完全无法进一步描述这一被感知到的刺激物的性质、位置和强度。从一个给定的包含了

'暖''热''冷''接触''烧灼''类似针刺''轻微疼痛''中度疼痛'和'重度疼痛'的词语列表中给出的建议都被否认了,而病人也没有报告任何种类的感觉异常。"(Ploner et al.,2002,213)

这一研究的作者们声称他们的结果第一次展示了"痛觉丧失但痛感保留"这一现象(Ploner et al.,2002,211)。他们的说法是合理的吗?我认为并不是这样的,有两个原因。第一,如 Colin Klein 已经正确地观察到的,病人将他的感觉描述为是"清楚地令人不悦的"(2015b,145)。然而,正如我们在导论中看到的,将疼痛描述为是令人不悦的经验是不够的。很显然,在疼痛之外,世上还存在着很多其他的令人不悦的感觉。那么,为什么我们要认为这里的病人所感觉到的恰恰就是疼痛呢?正如上文显示的,病人本身直接地否认了他经验到疼痛,无论这是轻微的、中度的,还是重度的疼痛。第二,这个病人将"清楚地是不悦的"感觉定位在"指尖和肩膀之间的某个位置"。但如果是这样的话,那么作者所描述的痛感并非没有任何感觉性部分:这并不是如他们所说的没有知觉的痛感。需要承认的是,这一病人无法准确地将不悦的感觉定位。但是,这一感觉被定位在身体中的某处,因此,它是感觉性的。也因此,尽管这个病人展示出对激光刺激物的延长的反应时间,他体验到的清晰地不悦的感觉有一模糊的时间定型。最后但也相当重要的一点是,尽管这一病人丧失了清晰地定义感觉的强度的能力,这一感觉仍然有一模糊的强度。

所有的这些都意味着,在右脑的主要和次要体感皮层所发生的选择性病变虽然会影响病人感觉性区分的能力,但却不会将这一能力完全消除。尽管这一病人再也不能准确地在时间和空间上确定他的知觉,他所体验到的感觉既不是超越时间,也不是超越空间的:病人仍然将感觉定位在身体里(在指尖和肩膀之间的某处);在一段时间的延迟后体验到它(对左手的刺激产生专门的长延迟的反应);它也仍然是一个有着"'清晰地是不悦的'强度"的感觉,尽管这一强度可能是相当不精准的。

在前文分析的基础上,我认为不存在没有疼痛的痛苦性,除非我们在很广泛的意义上使用"痛苦性"这一词,将它看作是令人不悦的感觉这一范畴的同义词或看作是包括了某一组不悦的感觉。缺乏疼痛的痛苦性是不可能的,因为只要失去了感觉性区分的能力,我们就丧失了将我们体验到的感觉描述为是疼痛的基础。正如我们将在第五章里看到的,对于人类经验来说,将疼痛去受身化是一个范畴错误,就好像将不安或抑郁定位在身体里一样是一个范畴错误。

本章所展示的关于疼痛解离综合征的现象学依赖于在第二章里发展的三个洞见:① 疼痛是一分层化现象;② 在基础的层面,疼痛被经验为非意向性质素(hyle),而在被构建的层面,它以意向性为标志;③ "立义-立义内容"的范式解释了这些经验性层级之间的关系。在这三个洞见的基础上,我在这里论证我们可以将很多疼痛解离综合征理解为不同种类的对疼痛的不关心(超痛感症是这一规则的例外)。因此,CIP病人既不能将疼痛意指为经验的对象,也不能将疼痛经验为经验性内容,而最后,他们也不能将疼痛经验为精神物理学意义上的知觉。与之相反,经历额叶切除、扣带回切开术,或被注射吗啡的病人对被视为经验的意向性对象的疼痛是漠不关心的,但他们能以感觉质素的方式将疼痛经验为一经验内容。超痛感症患者在没有引发疼痛的刺激物的情况下仍然能体验到疼痛感觉并将疼痛意指为他们经验的对象。疼痛说示不能者对被作为经验内容和经验对象的疼痛都是漠不关心的,但他们仍能经验到作为精神物理学意义上的知觉的疼痛。最后,根据在这里所提供的视角,所谓的"没有疼痛感觉的痛感"其实是一有着令人混淆的名称的症状，而原则上它并不能被理解为是一没有疼痛的痛苦性的例证。

关于这些不同的疼痛症状的现象学并不是认知科学里所提供的解释的替代品。认知科学的任务是澄清那些令人困惑的不同种疼痛经验所依赖的生理学机制，而现象学的任务是澄清这些经验的结构。对于疼痛同时是非意向性和意向性的经验的认知，以及对这种双面性能够通过"立义-立义内容"的范式被澄清的认知，为我们提供了所需的工具，让我们能在研究生理学机制的神经学解释之外，补充对疼痛经验结构的现象学澄清。这一澄清让我们能够为在本章中引入对于疼痛经验的第四个和第五个描述进行辩护：疼痛是有着独特的经验性质的令人反感的感觉，而这一性质将疼痛与其他令人反感的感觉区分开来。

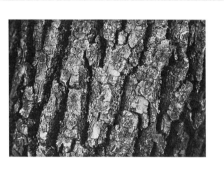

第四章

疼痛与时间性

我们已经知道了疼痛的以下性质：① 它只能在第一手经验中被给予；② 它被给予为一非意向性的感受-感觉；③ 它被给予为一意向性感受。更进一步来说，我们也知道疼痛感觉的其他特性；④ 它有一令人厌恶的本质；⑤ 它有一独特的经验性质。这些描述还没有完成对疼痛的现象学理解；我们需要对其补充两个进一步的特性。我们仍然需要看到：⑥ 疼痛是一原初的经验；⑦ 它是具身的。在本章中，我会把注意力集中在第六个描述上，而在第五章中，我会转向第七个特性。

　　在现象学中，我们经常性将原初的经验和再现的经验区分开来。一个再现经验的独特性质在于它以"仿佛"①的形式意指对象。如果我回忆、预测，或想象和我的朋友握手，我所经历的经验总是我仿佛在

———————

① 需要承认的是，在胡塞尔的现象学里，"仿佛"这一概念有时候是以更广泛的意义，而有时候又是以更狭窄的意义来运用的。在广泛的意义上，这一词指的是所有形式的再现性意识。在更狭窄的意义上来说，它指的是对象被给予幻想意识和图片意识的特定方式。根据胡塞尔的说法，幻想意识和图像意识以中立化的再现的方式来意指他们的对象（Neutralisierte Vergegenwärtigungen）。在现在的语境下，我在更广泛的意义上运用"仿佛"这一概念，将其看作是将各种形式的再现性意识与原初性意识区分开来的特殊性质。

和朋友握手。然而疼痛不能以仿佛的形式被体验,而恰恰是因为如此,它必须被描述为是原初的、也就是非衍生性的经验。如果疼痛仅仅被回忆、期望,或幻想,我们就没有真的经验到疼痛。疼痛内在地抗拒所有形式的再现,这也就是认为疼痛只能被体验为原初性经验的意义。

认为疼痛只能在原初性经验中被给予就意味着它只能于当下的领域中被给予,而也是在这一意义上,它展现了一对任何种类的经验模态化的无可妥协的抗拒。然而这一当下领域到底要如何理解呢?这一描述本身是远远不足够的,它需要对疼痛经验的时间性的进一步研究。本章的任务因此就变得清楚了:它必须提供关于疼痛经验的时间性结构的解释。只有在这一解释的基础上,我们才能确定疼痛只能在原初性经验中被给予的含义。

在本章中,我的分析将会分成六步。第一,为了确定对于疼痛的时间性的现象学反思的界限,我会从客观性时间和主观时间性之间的根本性区别开始。第二,通过引用胡塞尔的《C 手稿》,我会提炼出我们能够在胡塞尔现象学中谈论当下这一概念的五种根本性意义。第三,在一些经典和当代的对主观时间性的现象学分析的基础上,我会对隐性和显性的时间性作进一步区分。这会让我们能够认识到疼痛经验的一些特性:疼痛在当下的场域中孤立了受苦的人,而在此之中,这个受苦的人经验到与过去和未来的断裂。第四,我说明当下的意识本身也有的隐性和显性区分。这一区分会帮助我们阐明以下这一颇有争议的问题,即所谓"没有被感觉到的疼痛"是否可能。第五,我会为隐性和显性的当下之间的区分补充以隐性和显性的记忆之间的区分。这会让我们认识到尽管显性记忆似乎没有在我们对疼痛的经验中起到构成性作用,疼痛的痛苦性仍然在很大程度上被隐性记忆所决定。第六,我会对不同种类的期望作一类似的区分，以及主张疼痛的时间性在很大程度上是被隐性期望所决定的。以上的分析能够说明疼痛的时间性显然不仅仅是一现在的扩张（分钟像是小时，小时像是一天），而更加重要的是，因为隐性记忆和隐性期望所扮演的角色，无论当下的领域看上去与过去和未来的联结有多弱，它仍然被更广阔的时间性经验视域所塑造和影响。

一、客观性时间和主观时间性

在疼痛科学中，我们通常会把疼痛的时间性理解为一在客观上可测量和量化的疼痛经验的持续。我们可以考虑这三种疼痛之间的区分，也就是短暂的、急性的、慢性的疼痛之间的区分。短暂疼痛是类似于轻度烧伤或撞到指甲而产生的那种疼痛。它只有很短的时长。我们在几秒或几分钟内经验到疼痛，然后它就消失了。急性的疼痛是那种只要身体没有受到治疗它就会一直存在的疼痛。尽管它会持续，但只要治疗在进行，急性疼痛就会减弱然后消失。当疼痛在治疗完成后仍然持续，疼痛就变成慢性的了。这一种疼痛超过了预计的治疗期限，也拒绝被解释为一仅仅是随着组织损伤出现的影响。

这三种疼痛之间的根本性区别与时间属性有关。短暂疼痛是只花几秒或几分钟就能经过的那种疼痛。急性疼痛是一种持续时间较长，但不会长过三个月或六个月的疼痛，而时间的准确长度由我们所依赖的定义决定。最后，慢性疼痛是持续时间比急性疼痛要长的那种疼痛，也就是说长过三个月或六个月，具体时间取决于定义如何。我们把时间看作是不变和客观的、可以被量化测量的东西，而在这一对时间的理解的基础上，我们划分了不同种类概念的疼痛。

在疼痛科学中,依赖这一可量化的时间概念进行研究是相当平常的,但同时要承认它有着无可避免的缺陷。如 Sebastian von Peter 和其他一些人最近所主张的,在评估疼痛的时候依赖钟点时间导致我们忽视了个人理解下的时间的重要性,而这本身带来了深刻的负面治疗影响(参考 Peter,2010,14–15)。考虑到这一情况,时间现象学不仅有理论意义,也有治疗的意义。

时间现象学开始于在客观性时间(也就是在上文中提到的时间)和主观时间性(也就是对时间的经验)之间的区别。客观性时间是没有弹性且无法弯曲的:它既不能扩张也不能收缩。与之相反,主观时间性并不是外在地被确定的,通常来说它以一种稍微延长或收缩的方式被经验。从生活时间性(lived temporality)的角度来看,我们在医生办公室门口等待听到医学检查结果的五分钟,和我们用来浏览早晨报纸的五分钟,会被经验为是无法比较的不同时长。也因此,"尽管我在经历的此刻的疼痛对我来说是无限的,而产生这一疼痛的过程在时钟上只用了 45 秒"(Brough,2001,43)。因为只要疼痛持续,我们就会把它经验为一干扰或混乱,而这被经验到的持续时间不能以客观性时间来测量。

根据疼痛现象学其中的一个根本性声称,如果我们依赖于时钟上的时间,我们无法理解疼痛被经历的时间性。跟随着现象学悬搁的方法,我们可以将对于时间的客观性和可测量性理解悬搁。这一方法论的过程在疼痛哲学里是相当有必要的,因为疼痛现象学的目标在于提供一个关于疼痛经验的时间性结构的解释。通过将客观性时间悬搁(也就是说不再考虑它),现象学为研究者提供了关注生活时间性以及从它自身出发来理解它的方法论途径。在接下来关于疼痛的时间性的反思中,让我们应用这一方法论步骤。

二、当下的不同含义：时间构造的最基础层面

当我们声称时间在当下的领域中被给予，这是什么意思？为了回答这一问题，让我们转向胡塞尔所谓的《C手稿》(参考胡塞尔，2006)，在这一著作中，当下(Gegenwart)是其中一个主要的论题。跟随着胡塞尔的分析，我会罗列出我们可以在胡塞尔现象学中谈论的当下的五种根本性含义。在建立了一个当下的分类法后，我们就能够再一次去问：我们声称疼痛只能在当下的领域中被经验，这意味着什么？凭借着对这一问题的一个更精确的答案，我们就能够在更深层次理解将疼痛描述为原初性经验的含义。

在《C手稿》中，胡塞尔把现象学悬搁与一种特定的还原放在了一起，而这最后导致了活的当下(lebendige Gegenwart)的产生，而它可以被视为所有时间属性和意义构造的根源。尽管这显然处于中心地位性，这一活的当下的确切含义绝非是毫无含糊地在这些手稿里被确定的①。在《C手稿》的第二组手稿中，胡塞尔将这一活的当下当作是原初的意识流。在第二号文献中，他写道："最初的活的当下的意识流是最初的时间化，而在其中有着空间-时间世界以及它的空间-时间形式的最终根源。"(胡塞尔，2006，4；本书作者的翻译)正如他进一步补充的："在任何意义上的时间、对象、世界都起源于活的当下的最初流动。"(2006，4；本书作者的翻译)这一点是绝对不能忽视的：根据胡塞尔的

---

① 比如，关注向流动的当下进行还原的短文本以一个问题作为结束："那么，当下的流动是什么？"(胡塞尔 2006，139)胡塞尔在手稿的最后而非开头问出这一问题的事实，表明活的当下这一概念的确切含义不仅对于胡塞尔的诠释者，还对于胡塞尔自己来说仍是有问题的。

看法,时间本身的根源是时间化的意识。这意味着,从严格意义上说,活的当下并不是一时间的范畴,它不属于时间;而时间是在活的当下中被构建的。我们可以看到当下这一概念是多么地模糊不清。在一方面,我们都知道这一概念可以处于过去和未来的中间点。然而,在另一方面,我们现在看到它也可以指代流动意识的活的当下。胡塞尔讲到活的当下,他心里想的是正当下的原初性流动,或原初地流动着的当下(它只能以当下的形式被给予)。(参考胡塞尔,2006,文本第三号)

胡塞尔将流动的意识当作是原初的现象(Urphaenomenon)并以"所有现象的现象"来指称它。通过这一称谓,我们要理解所有被给予的事物只有在流动意识中被给予才是被给予的。所有的东西都对我有某种意义,而它的意义在流动意识中获得。确实,所有存在的东西,都是在这一意识流中的统一体,而胡塞尔进一步把这一意识流描述为是匿名的。这一意识流是构建时间的意识:构建所有时间模态的意识。这一被视为活的当下的构建性意识流,是对"我思故我在"的"存在"的一个更确切的定义。如胡塞尔所说:"我在,我存在,我的生活是一原初流动性时间化的完整的统一体。"(2006,3;本书作者的翻译)这也就是我们在胡塞尔的《C 手稿》中遇到的当下的第一个含义。

我们还能在什么其他的含义上谈论当下呢? 在《C 手稿》里(也不只是《C 手稿》),胡塞尔作了构建时间的意识(被视为是活的当下)和内在时间,或主观时间性的区分。根据胡塞尔的观点,内在时间在时间化的意识流中被构建。我们要如何理解这一构建的过程呢? 如在《C 手稿》中主题化的,活的当下的流动性意识是还原的终止点。胡塞尔认为活的当下意味着两个根本的结构性时刻。在一方面,这一流动性意识有它本身的中心点,即原初性的自我(Ur-Ich)。在另一方面,这一流动性时间是意向性的:总是有一些东西在这一意识流中被给予;这被给予的东西是"非我"（das Ich-Fremde），而在最基础的构建层次，胡塞尔将这当作是原质素（Ur-Hyle）。

如果流动的意识只是原初的印象性意识，它只能在转瞬即逝的当下抓住原初的感觉质素，那么构建任何意义统一体都是不可能的。任何的意义统一体都是一成果、一综合体，也首先必须是一时间性综合体。因此，我们必须强调对于活的当下的意识不仅是对于一连串接替的印象性质素的意识，它也不仅是一个新的感觉质素取代旧的感觉质素的意识流。如胡塞尔在第五号文本中说："流动性的现在是正在流动、已经流过和还未流动这些行动的现在。现在对过去的延续和活的前摄性视域在'同一时间'都是有意识的，而这一'同一时间'是一流动的'同一时间'。"（2006，12；本书作者的翻译）这意味着对活的当下的意识有一固定的形式，即它是一个原印象、滞留、前摄的流动性的统一体。这一流动性意识印象性地将纯粹的感觉质素理解为在片刻的当下被给予；而通过滞留，它将质素性把握为悄悄溜进过去，同时将它们保存在意识流中；而通过前摄，它把握了未来以及从未来流入现在的运动。

简单来说，印象性意识是对当下的意识的现象学根源；滞留性意识是对过去的意识的现象学根源；而前摄性意识是对未来的意识的现象学根源。因为意识可以意指过去、现在和未来，它是一构建时间的意识；而它之所以能意指这些时间性模态，是因为作为活的当下，它同时是对流动、流过和流入的意识。

在这一框架下，我们把握了我们可以谈论的当下的第二个含义。我们可以将当下当作是被印象性地给予的片刻性当下，它处于滞留性地意指的"刚刚经过"和前摄性地意指的"还未到来"之间。在《C手稿》和其他一些地方，胡塞尔把对当下的这一理解识别为是抽象的和似是而非的。这一理解是抽象的，尽管如胡塞尔在《C手稿》里声称的，被印象性地给予的不仅仅是质素，而是印象性的场域。尽管胡塞尔认识到印象性意识已经是综合性意识，胡塞尔将这一对抽象的当下的定义与我们可以谈论的当下的第三个含义区分开，也就是从具体地被经验到的当下区分开，这一具体的当下被给予为在印象性、保留性、前摄性意识中被意指的统一体。

然而这一对具体地被体验的当下的理解也有它的局限性。直到现在为止，我们还不知道如何将这一具体地被体验到的当下与被视为独立的时间性场域的过去和未来区分开。到底对于作为独立时间性场域的过去和未来的意识是如何起源的？

在《C 手稿》中，胡塞尔用诸如"暗化"（Verdunkelung）、"睡眠"（Schlaf）、"'无意识'的领域"（die Sphäre des "Unbewussten"）、"觉醒"（Weckung）之类的比喻性词汇来描述这一过程。他将保留性的过程描述为"仍然可以穿透的隐藏"（"Verdeckung unter 'Durchscheinen'"）（2006，81）。这是一个惊人的，以及（在我看来）高度合适的对保留性过程的描述。这一短语意味着意识所保留的东西仍然在现在的意识中透出，但透出的东西被认为是隐藏的，并以一逐渐减低的活跃程度被呈现。就好像太阳的射线被靠近的不断变黑的云给遮蔽起来，保留性的时刻不断地丧失其亮度，直到夜幕降临，它们进入了完全的黑暗。当这发生的时候，意识将不再抓住它们；保留性时刻不再与现在的印象性意识共存，它们就不再能被称为是保留性的。我们在这里所面对的是逐渐的变暗的过程，这一过程最终在完全的黑暗中结束，或用胡塞尔另外的一个比喻，在无梦的睡眠中结束。然而，任何沉入无梦睡眠中的保留性意识都可以被再次唤醒。这一再次唤醒以回忆的形式进行（Wieder-erinnerung）。与总是跟随并与现在的意识共存的保留不同，记忆因为原则性的原因与现在的意识被黑暗或睡眠分开。"我只能保留我仍未失去的;我只能回忆起我已经忘记的。"

我们还可以谈论更多关于保留性过程和回忆之间的区别。现在我只想强调,因为存在着将活的当下与被记忆起的过去分开的沟壑,回忆就必须被视为是一种再现性(reproductive)的意识。回忆在活的当下中将过去的现在再现出来。它为意识提供了通向被视为一独立的时间性场域的过去的路径。一般来说,关于对未来的构建,我们可以说的就跟刚刚所说的关于对过去的构建的一样,尽管需要承认的是,一些重要的改变也是必要的。在现在的语境中,一个对这一问题的仔细的分析会将我们带得太远。

通过将过去和未来构建为独立的时间性场域,我们从对主观性当下的构建过渡到对主观时间性,这一主观时间性是由主观地被经历的过去、现在和未来组成的综合性统一体。为了意识到时间,仅仅意识到现在与过去和未来的区别是不够的。除了要将这些时间性场域各自分开,我们还必须要建立它们之间的顺序性关联。我如何能够知道怎样将我的回忆以某一种顺序排序?我如何知道哪些回忆在另一些回忆之前或之后?按理来说,意识在其他的综合的基础上获得这种知识。我在上文中触及的综合很大程度上是被动的和前反思的,而我现在所引用的新的综合是主动的和反思的。最近,Thomas Fuchs(2013, 80)在他的一些著作中谈及了这些综合,他论证这些综合第一次发生的时间是人类成长的第二年。这些新的综合产生了延长的、个人的、叙事性的意识。这些主动性综合的执行标志着自传性记忆和自传性时间的诞生。

仍然在活的当下的框架中,我能意识到一当下场域,这一场域作为一现在、未来和过去的综合统一体而存在。现在通过原印象被给予,未来通过前摄被意指,而过去通过保留被给予。通过回忆和期望,我构建了被视为独立的时间性场域的过去和未来的场域。通过更进一步的主动和反思性的综合,我建立了在被回忆的时刻之间的顺序,而这也导致了主观性时间的产生,这一主观性时间被视为一牢不可破的连续性。将所有的这些综合都考虑进来,我们仍然没有到达客观性时间的层次。目前我们只需要知道对于客观性的构建并不是一自我的,而是一主体间的成就就够了。我们要把注意力放到以下的观察中:在各个不同的构建性成果的框架下,当下这一概念会获得不同且更丰富的含义。

现在我们可以说当下可以用五种根本性的方式来理解:① 作为原初现象的流动性意识的当下;② 作为在印象性意识中被意指的抽象性当下,处于保留性过去和前摄性未来之间;③ 作为在印象性、保留性和前摄性意识中被意指的延伸的和具体的当下,同时被看作是一由现在、未来、过去组成的综合性统一体;④ 作为在被经验的过去和未来之间的相遇点的当下;⑤ 作为在客观上可以被测量和以主体间的方式构建的客观性时间中的客观性当下。

这时候,我们可以回到我们的指导问题上:认为疼痛在当下的场域中被经历到底是什么意思? 第一个、第二个和第五个描述对于决定疼痛经验的时间性本质很明显是不合适的。我们因此可以轻松地将它们从我们的考虑中①排除出去。在我们在这里所作的所有区分之中,第三个描述似乎是最合适的。认为疼痛在当下的场域中被给予的首要

————————————

① 就第一个含义来说,观察到疼痛显然不是在构建时间的意识的层面被经历就够了,疼痛的时间性必然地被给予为一被构建的持续时间。与之相似,就第二个含义来说,评论到疼痛不仅以印象性的方式被经验,也以保留性和前摄性的方式被经验就够了:疼痛在其时间性持续中被经历(仅仅以印象性方式被经历的疼痛对我们来说并不是真正重要的,因为每当我们经验到它的那一刻,我们就立即会克服它)。最后,就第五个含义来说,我们可以注意到,正如我们在前文中已经知道的,当我们在当下的场域中体验到疼痛时,这一场域会拒绝被以客观性时间的范畴来衡量。时间上,如我们将仍然会看到的,疼痛属于那一组会干扰并中断对客观性时间的构建的创伤性经验。

的意思是认为疼痛被经验为一在时间上是延展的现象,它不仅以印象性的方式被意指,也以保留性和前摄性的方式被意指,而因此它被构建为一现在、过去、将来的综合性统一体。认为疼痛在当下的领域中被给予意味着疼痛被给予为一时间的持续,或为一延展的当下(也就是一现在、过去、即将到来的统一体)。但是,尽管我们接受这一观点,而我也看不到它能在哪个可能的现象学基础上被推翻,仍有一个开放的问题是第四个描述是否合适。我们是否可以说,如果我们认为疼痛是在作为过去和未来的交汇点的当下被经验的,这是否会进一步丰富我们对疼痛经验的时间性本质的理解? 或者我们能否反过来说,这一观点是不合适的,因为我们认为疼痛经历是与所有的过去和未来割裂的? 我们仍然没有在充分的细节中合理处理这一问题的概念性基础。为了达成这一目标,我们必须对前文中的分析补充以在所有的三个时间模态(现在、过去、未来)中存在的隐性和显性时间性的根本性区别。让我们从隐性和显性当下的区分开始。

三、隐性和显性的当下

在 Eugene A. Kaplan 关于疼痛和催眠的研究中,有一位被"发展"为催眠对象的 22 岁大学生,作者对他的行为作以下解释。这一病人不寻常地特别容易被催眠治疗影响,并且在第四次探访的时候,自动写作已经发展了起来:"他的左手获得了'写任何它想写的东西'的能力,而这不受'有意识的人格'的控制或限制。"(Kaplan,1960,567)这一病人被提前告知他的手臂会被一皮下注射的针头刺几次,而他会被要求报告他是否感觉到任何东西。

一个对左手臂的催眠性痛觉缺失被施加在病人身上,而这一病人的左手被足以刺穿皮肤和皮下组织的力量刺了四次。在一两分钟之后,这一实验对象被实验者问:"你什么时候开始?"而他显然没有感觉到任何疼痛。然而,在针刺开始的那一刻,这一对象的左手已经开始写:"噢,可恶,你在伤害我!"(Kaplan,1960,567-568)

我们要如何理解这一奇怪的、病人同时声称和否认他处于疼痛中的例子呢? 一个可能性是其中的一个声称并非是真诚的。如 Roger Trigg 的评论:"一个想要保存自我宣称的不可更正性的哲学家可能会说,在这些例子里,那些说出来的自我宣称,实际上不是真诚的。"(1970,67)跟随着此一解释的逻辑,我们可以论证病人感觉得到疼痛,但是催眠的效果抑制了病人在语言上说出这一事实的能力。也就是说,病人虽然否认他处于疼痛中,这并非因为他感觉不到任何疼痛。他的否认源于被抑制的以语言方式说出他的感觉的能力。就这一病人的语言表达来说,他的不真诚是不能自已的。

然而,我们不应该太快地排除这一病人在作两个宣称的时候都是真诚的可能性,尽管它们之间存在矛盾。遇到了这样奇怪的例子,声称其中的一个宣称是不真诚的当然在解释上是很方便的。然而,Roger Trigg 的一个观察是相当正确的,即这一解释是循环论证,因为它所说的不过就是真诚的宣称一定是不可更正的。

在上文中所作的关于隐性和显性时间性的区分为我们提供了作一替代解释的基础,而这一解释会相信病人的语言上和文字上的自我宣称。根据这一解释,我们所面对的是病人对当下的隐性和显性的经验之间的冲突的例子。这一病人隐性地知道他处于疼痛中,但他无法显性地认知这一事实。实际上,这与 Kaplan 对催眠对疼痛的影响的解释是相似的:"这一病人的言语似乎是他人格无法感知到疼痛的(有意识的)那一部分的表达器官,但他的手臂通过自动写作为他的人格确实感知到疼痛的那一部分'说'出了疼痛。"(1960,568)在这一基础上,Kaplan 进一步阐释了他对于用催眠来缓解疼痛的保留意见。这一病人的例子显示了尽管当一个人是不寻常地特别容易受催眠影响,它仍然继续感觉到疼痛,尽管它的有意识的表达被抑制了。我们在这里所面对的是:有人隐性地意识到某些他无法整合到显性意识中的东西。

在疼痛经验的中心所存在的自我剥离澄清了在某些高度不寻常的情况下(尽管人们或许不能显性地意识到疼痛),它是如何[1]被隐性地感觉到的。至少在这个例子里,催眠并没有将病人从疼痛中解放出来,而只是阻断了病人将他的感觉整合到显性经验的层次的能力。这一病人并不知道他感觉到了什么,而这并不意味着——尽管 Roger Trigg 在相反立场也作出了论证——病人的疼痛是没有被感觉到的[2]。因此,我们在这里面对的是当下的隐性和显性意义之间的冲突,这一冲突显示疼痛仅能在没有变得显性或主题性的情况下被感觉到。

在各种抑郁病人身上典型的对疼痛的奇怪的半不关心的状态也可以通过隐性和显性时间性之间的一般性冲突来澄清,而对当下的隐性和显性的经验尤甚。这一存在于隐性和显性时间性之间的冲突因为疼痛经验标志性的内在分裂而可能的。我们可以考虑 K. R. L. Hall 和 E. Stride 的报告,这一报告建基于以热辐射的方式测量疼痛强度的实验:

---

① 这一问题会在第五章中被详细处理。
② 根据 Roger Trigg 的说法,我在上文中展示的 Kaplan 对这一例子的解释,"似乎表明书写实际上是人格的无意识部分的'公开声明',但这也就是说疼痛是'无意识'(或'潜意识')的,而因此是不被感觉的,这会让我们直接陷入自相矛盾"(1970,67)。然而疼痛是无意识的这一事实并不意味着疼痛不被感觉。意识的隐性和显性形态的区分意味着我们可以以非主题化的方式经历很多感觉和情感。我们仍然会有机会回到这一问题。

一个病人……即使在最高的疼痛强度下仍然不报告疼痛,当被问及他的知觉的本质时,他说:"好吧,它就像是点燃的烟头按在我的额头上。"这类病人会经常性地将这一知觉描述为是"烧灼的"或"很热的",但完全不会承认这是他们所认为的疼痛(1954,48)。

就好像催眠病人的例子,在这个例子里,我们也遇到了一个病人同时声称和否认他处于疼痛中的情况。然而,尽管有着矛盾,如果我们的目标是确定这个病人是否处于疼痛中,我们并不需要牺牲其中的一个声称并把它解释为是不真诚的自我宣称。就好像在前一个例子里一样,在这个例子里,病人隐性地经历的东西,他也不能显性地知道。使这些例子得以被理解的是对当下的隐性和显性经验之间的冲突。

如果我们不仅要感觉到疼痛,而且要知道我们处于疼痛中,有什么条件是要被满足的呢?这一基本的能力建基于对这两种对于当下的意识的综合。为了让意识显性地知道它所感觉到的东西,它必须将它显性和隐性地意指当下①的方式统一起来。尽管对当下的意识的隐性和显性的模式经常与彼此重叠,在某些稀奇的情况下,就比如上面所举的例子,我们所面对的是将这两种意识结合到一起的一致性的破裂。这些破裂有多平常?临床的证据显示它们是稀有的。然而,如果我们有正当的理由认为忧郁症患者对于疼痛的经验是这些破裂的例证,那么同样,我们可以进一步假设:对当下的显性意识和隐性意识之间的区分并不那么稀奇。也因此,感觉到疼痛但不能显性地知道自己在疼痛

---

① 我们可能会问,为什么我们隐性地经历的东西和我们显性地意识到的东西之间的区分与时间性有如此强的联系?难道我们在这里所面对的不是两个很不同的问题吗?我并不认为是如此,而这是因为一个非常基本的理由。我们在这里所谈论的是感觉和对感觉的意识。然而感觉本身只能在当下被经历。显然,属于过去或未来的感觉不是一真实的感觉;当它被经历的时候,它才会变得真实,而它只能在当下被经历。

中并不是那么不寻常的事情。

我们因此获得了重新处理以下这一争议性问题的概念基础,即"没有被感觉到的疼痛"是否是有可能的(参考 Palmer,1975)。在一方面,如果如我在第二章所论证的,疼痛是一种有着独特的经验性质的令人厌恶的身体性感觉,在现象学的角度讲这一种疼痛是非常可疑的。然而当我们讲疼痛的感觉的时候,我们的意思到底是什么? 我们都对被疼痛唤醒的例子很熟悉。当这一情况发生时,我们将疼痛识别为是某些已经存在于过去的东西,尽管在过去我们没有留意到它。我们也可以考虑我们在第二章已经处理过了的萨特在《存在与虚无》中所说的"眼睛的疼痛"。我们当然可以完全被我们关注的对象吸引,以至于只有在后来我们才会承认我们处于疼痛中。最后,在我们认识到我们处于疼痛中的那一刻,到底发生了什么? 每一个认识难道不都是一个迟来的行动吗? 我们认识到我们处于疼痛中,难道认识这一行动不意味着我们感觉到的疼痛是一持续的经验,而它的开始必然地超越了当下的场域而延伸到过去? 难道这些无可否认的经验事实没有为我们提供现象学的反例来确认不被感受的疼痛的存在吗?

我并不认为是这样的。在对当下的隐性意识和显性意识之间所作的区分表示我们在这里所面对的是这样一种情况,即我们隐性地经验或意识到疼痛,但我们没有与之相应的对这一意识或经验的显性承认。因为疼痛可以在没有对疼痛的显性意识的情况下被经历,我们很难同意 Gilbert Ryle(2009)所说的,"没有被注意到的疼痛是一自相矛盾的表达"[①]。

[①] "一处在我的膝盖的疼痛是一我有的知觉;因此'不被注意的疼痛'是一荒谬的表达"(Ryle,2009,203)。我应该顺带提及:Ryle 对于疼痛的理解比这一简短的语句所显示的内涵更加复杂,而我们尤其可以在他在 1954 年于《分析》(转下页)

　　尽管我们当然对没有被注意到的疼痛很熟悉,我却要主张没有不被感觉到的疼痛。拥有一种感觉是一回事,而显性地意识到拥有这一感觉是另一回事。在大多数情况下,拥有一感觉和意识到拥有这一感觉是同时存在的。然而,在某些稀有的情况下,这一统一体可以被扰乱。当这发生时,疼痛会在没有相应的对拥有这一感觉的意识的情况下被感觉到。

　　在最近的一个研究中,Serrano de Haro(2017)为我们提供了一有力的现象学基础以澄清两种不同疼痛的结构,一是被意识到的疼痛,二是未被察觉的疼痛。在《观念Ⅰ》中,胡塞尔引进了注意力的三种不同形式之间的根本性区分,而他声称它们伴随着以下这三种意识经验:注意力集中、共同注意、注意力缺乏。引用这一独特的意象活动上的区分,Serrano de Haro 认为在意象对象的层次,注意力集中与那些我们以主题化方式经验到的东西是相连的,而共同注意与共同展现相连,而注意力缺乏与边缘视域相连。这些区分对于疼痛现象学有什么意义?根据 Serrano de Haro,它们为我们提供了一个基础去声称(就疼痛经验来说)疼痛可以在三个不同的经验性层次被经历。因此我们需要做出集中注意力的、共同注意的、不被注意的疼痛之间的区别:

　　在一方面,存在着可怕的物理性疼痛,它会占据意识最显著的位置并暴力地独占注意力的中心。其他疼痛的发生,在另一方面,并不会支配注意力的集中并仍然留有一些共同注意的空间;最后,也存在着一些

(接上页)中发表的短文的题目中见证这一点。他的文章的问题是这样的:"如果一分心的因素让我忘记我的头痛,它到底是让我的头停止疼痛,还是说它只让我停止感觉到疼痛?"(Ryle,1954,51)在这里所提供的分析会对这一问题作以下回答:在我们所考虑的假设例子里,我们继续以隐性的方式意识到到我们的疼痛(也就是说我们仍然感觉到疼痛),尽管我们没有以显性的方式意识到我们处于疼痛中。

物理性疼痛,因为它们的弱小、熟悉,或不相关,甚至不能支配共同注意并可能在不被注意中溜走,它们几乎不会干扰我们现在所关注的东西(Serrano de Haro,2017,168)。

在大多数的情况下,集中注意力的、共同注意的、不被注意的疼痛之间的区别可以以不同的强度来阐明。在这方面我们可以说:所有的疼痛,没有任何例外,必须有某种强度①,而其中一种将疼痛彼此区分开来的方法就与它们不同的强度有关。在大多数情况下,疼痛越强,它被经验为焦点的可能性就越大;而与之相反的,疼痛越弱,它被共同注意或不被注意的可能性就越大。然而,这并不意味着疼痛的强化必须将疼痛转变为一种处于焦点的经验。被催眠病人和抑郁症病人经历疼痛的方式,提供了无法忍受的疼痛也可能不被注意的清楚的证据:我们只在隐性的层面而非显性的层面意识到它们。更一般地,我们也可以这么讲:当强的疼痛与其他相当扰人的心理痛苦共存时,它们之于受苦者的意义便会减弱,而因此,尽管它们的强度很高,也经常仅会被共同注意甚至不被注意。

这样的一个在焦点的、共同注意的、不被注意的疼痛之间的区分表明"不被注意到的疼痛"这一表达并非是自相矛盾的,而这与 Ryle 的主张相反。不是所有的疼痛都是焦点的,也因此,不是所有的疼痛都吸收和(如 Serrano de Haro 贴切地说)独占我们的注意力。为了强化这一观点,我们可以进一步作一个疼痛和其他知觉之间的比喻。在前面的几个小时里,我一直坐在我的桌子前,在我的笔记本前,沉浸在我关于疼痛的时间性的思考中。我有各种视觉的、听觉的、触觉的、味觉的、听

---

① 在这里我们对疼痛经验的其中一个本质性特征有一直觉性见解。没有任何强度的疼痛会是"不被感觉到的疼痛";如此这般,它不再是感觉,因此,我们不再有任何基础去将其称为疼痛。

觉的、动觉的、前庭的和器官性的知觉。然而，在我感觉到它们的时候，我没有显性地意识到拥有这些知觉。我只有在反思我过去的经验之后才意识到拥有它们。这几乎是一条规律，我们在没有显性地意识到经历的各种知觉的情况下经历着它们。

至少在某些情况下，当我们经历疼痛经验时，我们并没有同时对此疼痛有一显性的意识，正如我们在平时经历触觉和视觉时，也鲜有主题化地意识到我们拥有这些感知。从我们没有显性地意识到我们的视觉和触觉这一事实中我们并不能推出我们没有经历这些知觉。也因此，从我们没有显性地意识到我们处于疼痛中这一事实中，我们并不能推导出我们感觉不到任何疼痛。这一在隐性和显性意识之间的区分意味着隐性和显性的对知觉的意识之间的分裂的根源在于主观时间性①。

四、作为疼痛经验之视域的当下场域

隐性和显性时间性之间的区别对于我们对疼痛经验的理解有什么重要性？有三点需要特别强调。第一点与隐性时间性有关。就对基本的印象、保留、前摄的时间性综合来说，疼痛的时间性与任何其他种类的时间性意识都没有区别。就像所有其他的经验一样，我们经历的疼

---

① 我们在 David Pamler（1975）的"未被感觉的疼痛"中遇到一相似的论证。然而，这一类似的思考形式引导 Palmer 去论证两个论题的错误。第一，根据 Palmer 的说法，"无论何时当我们有一知觉时，它必须被感觉或注意到"这一论题是错误的（1975，294）。第二，另一个与之紧密相连的论题，也就是"无论何时当我们有一我们称为疼痛之类知觉时，它必须被感觉或注意到"，也不能被接受（1975，294）。鉴于在这一节中所展示的原因，在任意一点上我都不同意 Palmer。我们需要在感觉和显性意识（也就是 Palmer 所说的"注意"）之间作一个重要的区分。并非所有的感觉都是显性地意识到自己的：意识到我们处于疼痛中与感觉到疼痛是不同的。

痛也被认为是在时间上延展的,作为现在、过去、即将到来的未来的统一体。这包括了在上一节列出的全部三种(焦点的、共同注意的、不被注意的)疼痛。第二点与显性时间性和焦点疼痛有关。因为,从定义上来说,不被注意的和被共同注意的疼痛不能以焦点的方式被经历,而是能以隐性的方式被经历,它们不能在显性时间性的层面被经验。因此,只要我们转向对疼痛的显性时间性的反思,就必须只关注焦点的疼痛①。焦点的疼痛的出现经常被经验为从不同的时间性场域中脱离出来的缺口:焦点的疼痛并不会满足任何过去的意向,但会将它们暂时悬搁起来。因为疼痛经验的干扰性本质,疼痛的当下场域被经验为是从无痛的过去和无痛的未来②中脱离的。第三点也与焦点的疼痛和它在显性时间性的层面被经历的方式有关。我们可以进一步说,只要受苦者没有找到重新建立不同时刻之间的经验性序列所需的资源,也没有重新达成我在上文中指出的主动和反思性综合(这一综合能产生广延的、个人的和叙事的意识),那么我们就无法摆脱焦点性疼痛。这三

---

① 让我们不要忽视这一点:对于焦点性经验,不被注意的经验和共同注意的经验所作的区分表明了意识生活的选择性本质。我们所经验到的东西总是多于我们能够显性地关注的东西。胡塞尔颇有见地地评论道:"把握是一挑选和握住;任何被感知到的东西都有经验性的背景。"(1983,70)我们可以认为这意味着只有当我们挑选出并理解特定的经验内容时,我们才能以主题性的方式意识到这些东西,而同时还存在着很多其他事物,它们本来也可能成为我们关注的焦点。然而,如我们已经看到的,仅仅对焦点性经验和不被关注的经验作一区分是不足够的。反之,胡塞尔在上文中所引用的句子里所指向的经验性背景需要被进一步地划分为我们仍然没有注意到的经验(也就是无意识的经验),以及其他被共同注意到的经验(也是共同意识的经验)。因此,只要我们将疼痛当作是知觉,我们可以进一步说疼痛可以被经验为焦点性知觉(在最显著的位置被给予),也可以被经验为不被关注的知觉(在背景中被给予);以及最后,被经验为共同注意的知觉(也是在背景中被给予)。

② 或者如 Brough 所说:"我知道过去是我的过去,但现在它看上去是漂泊无依的,它不再是一个先于我的当下而存在的连贯的生命阶段,它不能作为我和谐地进入未来的基础。"(2001,39)

点需要被进一步地阐明。

关于第一点,如前文所说,所有的经验都被经历为是在时间上延展的。然而,疼痛的经验如何与其他的经验在隐性时间性的层面区分开来呢?如果我们将注意力集中到焦点的疼痛上,这些区别就会变得特别显眼。在一方面,任何种类的疼痛都只能在原初的第一手经验中被经历,而这意味着它只能在现在被经历。在另一方面,就焦点的疼痛来说,受苦者将这一当下经验为一停滞的当下场域、一变得停止的时间。当然,疼痛有它自己的未来,就好像它有它的过去。然而过去和未来属于当下场域,而这一场域在现在被经历为是无限相同的时间①。因为疼痛而受苦就是在当下场域中搁浅,而这在显性时间性的层面被经历为无限的相同性,因为它被从其他的时间性场域中分离开来。这确实是那些因为疼痛而受苦(特别是慢性疼痛)的人形容他们的经验的方式。用其中一个人的话来说,"疼痛一直存在,永远也不会变得舒服。永远也不会休息。对于它我什么也做不了","它伴随我醒来,伴随我上床,我动一下,我就会觉得痛"(Thomas and Johnson,2000,693)。

如 David B. Morris 曾经说过的,"疼痛将平常的时间消除"(2010,55)。这将我们导向第二点。照理来说,平常的时间以以前、现在、后来之间的不同为标志,这一不同被意识在一个统一的传记性整体中重新吸收。与之相反,当疼痛的经验越剧烈和焦点化,意识就会越难将这三个时间性场域综合起来。在我们通常的经验里,这三个场域是彼此分离的。当然,受苦者并不会失去所有对无痛经验的意识。但是,无痛的

---

① 如 Leder 所说:"时间性的收缩也是慢性疼痛的一个特征。处于幸福中的身体可以通过记忆和想象来探索时间的远处,而当我们处于疼痛中,这些可能性被收缩了。在慢性疼痛之下,无痛的过去完全忘记了。虽然我们在理性上知道我们曾经不处于疼痛中,我们已经失去了这种感觉的身体性记忆。"(1990,76)

回忆和期望经常会作为不真实的经验而出现，也就是说，作为陌生的生活特质而出现。因此，特别是那些因为慢性疼痛受苦的人，会质疑对疼痛会结束的期望。也因此，当时间流逝，他们通常会忘记不处于疼痛中的状态是什么样子的。

因此而变得可以理解的是以下这一点，即那些长期遭受着难以忍受的疼痛的人们经常会倾向于将他们的疼痛视为是一外在的力量，这一力量把他们所有的个人特质剥夺并将他们完全淹没其中。我们在这里所面对的是疼痛的去人格化效应，当疼痛病人把他们的疼痛描述为他们无法抗拒的外来力量或无法被驯服的怪物[1]时，他们通常所想的就是这一点。只要我们遭受到疼痛的去人格化效应，我们就无法将过去恢复为我们个人的过去，就好像我们无法将我们的未来保持为我们个人的未来。

为了澄清上述第三点的关键所在，我们需要处理回忆和期望在疼痛经验中所扮演的角色。以下两节会集中在这两个主题上。

五、回忆与疼痛

让我们再一次回顾引导着我们探索方向的问题：我们声称疼痛只能在当下的场域中被经历，这到底意味着什么？在以上两节中，我的目标是澄清这一声称的含义，同时集中关注对活的当下的第三个描述，它把当下视作是一延伸的持续时间，它在印象性的、保留的、前摄的意识中被意指，它被视为现在、未来、过去的综合性统一体。我们现在可以回到我们之前提出的还仍然没有答案的问题。这是否意味着疼痛的经

----

[1] 慢性疼痛的去人格化和再人格化本质会在第六章中被详细地处理。

验在根本上是与过去和未来割裂的？这是否意味着我们的记忆和期望不会影响我们经历我们的疼痛的方式？换一种方式说,对活的当下的第四个描述(即将当下看作是在被经验的过去和未来之间的交汇点)与我们对疼痛经验的时间性结构的理解有任何的关联吗？关键的是为前文中的分析补充以进一步的分析,这些分析会展示:尽管当下的场域构成了疼痛经验的全部视域,这一经验在很大程度上却是被我们的记忆和期望所塑造的。

尽管疼痛只能在当下被经历,也尽管处于疼痛中的人会把他们过去的生活看作是外在的生活,我们的疼痛在很大程度上是被我们的记忆所决定的①。为了认识到这一点,除了区分对当下的隐性和显性意识之外,我们还需要对隐性和显性记忆作一个相似的区分。显性记忆发挥的是一种特别的对象化的功能,而隐性记忆标志了对过去的意识如何在没有任何的对象化的情况下仍然能决定现在②。换一种说法,显性记忆展示了现在如何到达过去,而隐性记忆显示了过去如何到达现在。

1911 年,瑞士神经学家 Edouard Claparede (1911,79 - 90)在一篇基于对一健忘症③病人的研究的文章中提供了一个关于隐性记忆对疼痛经验的影响的描述。这个病人无法记得自己的医生,尽管他们经常见面。有一天,在一个早上的会面中,Calaparede 在与那个病人握手的那只手里藏了一枚别针。因为这没有预料到的疼痛的爆发,这个病人

---

① 先前经验对后来的疼痛经验的影响已经以实验的方式被展现过(参考 Melzack and Scott,1957,155 - 161;Melzack and Wall,2008,20 - 21)。

② 更进一步地说,通过预期在下一章中对具身性的分析,我可以作以下的主张：显性记忆是意识的记忆,而隐性记忆是身体的记忆。

③ 更近期地说,我们可以在 Zangwill(1983),Fuchs(2008),Fensstein、Duff 和 Tranel(2010)中看到对这一研究的分析。

很快地把她的手抽了回去。极不寻常地,当 Calparede 在另一个不久后的场合中尝试再次向病人介绍自己,这个病人拒绝与医生握手。更加不寻常地,虽然有这一反应,这个病人无法有意识地记得与医生握过手或曾经被别针刺到过。

在这里我们所面对的是一个病人的身体在没有任何意识性回忆的情况下将医生的出现与危险相联系起来的例子。这一病人的身体隐性地知道她在显性上不知道的东西。因此这一奇闻阐述了疼痛经验是如何渗入我们的记忆中并影响我们后来的经验的。确实,如尼采在《论道德的谱系》中特别有力地展示的,没有其他经验是如疼痛这般有教育意义的:"'如果某些东西要存在于记忆里,那么它必须要被烙印进去:只有那些不会停止伤害我们的东西会在记忆里留存',这是世上最古老(不幸地也是最持久的)的心理学的一条主要的信条。"(2000,497)进而可以说(如关于隐性记忆的研究充分地显示的),疼痛不仅仅是形塑了我们的记忆,"疼痛是对记忆最强大的帮助"(尼采,2000,497);反过来说也是正确的:记忆形塑了我们的疼痛(参考 Schacter,1987)。确实,根据某些研究者所说,隐性记忆已经可以在属于比较低级的生物层级的有机体(比如,海兔)中被检测到,而这一记忆在很大程度上决定了对疼痛的经验。更进一步说,对于哺乳动物,特别是人类来说,隐性记忆是更加复杂的,而它在疼痛经验中所扮演的角色甚至是更加压倒性的。比如,如果疼痛刺激物被重复地应用到人类身体的一部分上,在未来,甚至是应用到同一个身体部分的一个温和的刺激物就足以引起一种痛苦的反应(Fuchs,2008,66 - 67)。

当我们认识到疼痛在很大程度上是被我们的隐性记忆所塑造的后,我们也必须承认疼痛有一个人化的特质。我们的疼痛是被我们自身的个人历史所塑造的,尽管在大多数情况下,这一事实逃避于我们的认识,特别是当我们处于疼痛中的时候。然而这一认识难道不会取消我在前面所主张的疼痛是一去人格化经验的观点吗? 我会在第六章中更加仔细地处理这个问题。在现在的语境下,我只会作一个一般性的澄清。

　　到底是什么证据能够支持至少有一些疼痛可以被称为去人格化的经验这一观点呢? 这些证据与两点有关: ① 遭受疼痛的人会认为重新整合在不同的时间性场域之间的裂缝是困难的;② 只要现在进行的疼痛经验被描述为是现实的,它可以将无痛的过去和未来去真实化,而这过去和未来在很大程度上构成了我们的个人身份。只要疼痛把将我们与我们的过去和未来绑定的纽带切断,疼痛就把我们劫持了,并把我们的个人特质抢走了。然而这一个对疼痛的去人格化效应的描述不会与我所作的疼痛在一个相当不同的意义上是极其个人的经验的声称相冲突。这一疼痛的个人化特质是由隐性记忆所构建的,而它可以在疼痛的去人格化影响下继续运作。

　　我们也可以提出另一个反对意: 在前文中我声称疼痛经验在当下的场域中展开,而这与我现在对记忆所扮演的角色的强调相冲突。在这方面,我应该再一次强调我在这里谈到的记忆是隐性的、非主题性的和非对象化的。与从始于现在而在过去结束的显性记忆相反,隐性记忆履行了相反的运动: 它从过去中产生回响,并为在现在所给予的东西抹上颜色。通过隐性记忆,(尽管我们不得不处于当下)我们继续与过去挂钩。

六、预期与疼痛

　　在他们重要的著作 *The Challenge of Pain* 中,Melzack 和 Wall

(2008)通过集中关注焦虑的方式来处理期望在疼痛经验中所扮演的角色。他们论证疼痛经验的强度在很大程度上取决于一个人在一个潜在的疼痛经验上所倾注的注意力。"仅仅是对于疼痛的期望就足以提升焦虑的等级并因此提升感受到的疼痛的强度。"(Melzack and Wall，2008，22)同样，Harris E. Hill 等人(1952)也论证如果焦虑被驱散了，那么比起在很焦虑的情况下，我们对某一特定等级的电击或高温灼烧的感受会很明显地没有那么痛。为了获得对期望在疼痛经验中所扮演的角色这一症状的更精确的理解，我们可以考虑 CRPS/RSD——慢性的神经炎症性紊乱。这一疼痛症状在 19 世纪被 Silas Weir Mtichell 发现，他是一个美国的医生和作家，他被很多同时期的人认为是与本杰明·富兰克林齐名的天才。Mtichell 经常被视为是神经学之父，他把这一疼痛症状识别为灼性神经痛。灼性神经痛一般来说会在如被子弹或刀之类的物体造成的伤口损伤了大腿神经之后出现。因此，这一症状被 Mitchell 发现也不是什么令人惊讶的事，因为在内战的时候，他一直在费城的 Tuner's Lane 医院里治疗遭受神经损伤和疾病的士兵。如Mtichell 在 1872 年所说，可能只有少数的不是医生的人可以意识到长期持续的和无法忍受的疼痛可能会对身体和心灵造成的影响……在这样的折磨下，人的性情会改变，最和气的人也会变得易怒，最勇敢的士兵会变得懦弱胆小，而最强壮的人几乎跟最歇斯底里的人一样神经紧张……没有任何的情况能比烧灼性疼痛，或(我更喜欢的说法)灼性神经痛(也就是在所有神经性损伤能导致的折磨中最可怕的一种)，更能阐释这些陈述在何种程度上是真的了(1872，196)。

遭受这一症状的病人在被羽毛或床单碰到，甚至是在被任何物体碰到的时候，会经验到极其剧烈的疼痛。"像是小孩的哭声，报纸的沙沙作响声，或看一个电视节目这样很小的事件都能引起剧烈的疼痛。"

(Chapman,Nakamura and Flores,2000,17)我们也可以回想起超痛感症,这个我在第三章中详细地处理了的症状。在某些情况下,视觉的刺激物就足以引起痛苦难忍的疼痛。我们可以回想起左边身体失去了所有知觉的病例。"他看到他左边的身体因为知觉测试被某些东西靠近,这个病人必然会麻利地做出一个撤回的动作;与此同时他会感觉到烧灼性的疼痛。"(Hoogenraad,Ramos and Van Gijn,1994,851)诸如灼性神经痛和超痛感症这些症状对我们理解慢性疼痛的时间性有什么意义?

Nikola Grahek(2007)为这两种症状提供了一个神经学解释,这一解释强调病人的大脑在充满多模式神经元①的右顶叶皮层遭受了损伤。然而,这些症状不仅从神经学角度来说是具有指导性的,在现象学角度看也是如此。对这些症状的现象学分析揭露了期望在疼痛经验中所扮演的重要角色。在超痛感症的例子里,病人在把眼睛闭起来的情况下无法感受到疼痛的知觉这一事实是相当能说明问题的。对于不断接近的对象的视觉,也就是对疼痛到来的期望,是引发疼痛的因素。

我们在这里所面对的情况并不像它看上去那么神秘。如我们所提到的,对身体一部分重复地被施加一有害的刺激物会导致病人的身体预期相似的刺激物在未来会导致相似的感觉。因此,以下这一情况变得可以理解:对曾经重复暴露在有害性刺激物的身体区域来说,至少在某些场下,羽毛的接触甚至也会引起疼痛性反应。我们或者可以考虑诸如害怕和愤怒等感情在疼痛经验中所扮演的角色。我们可以想到伴随着害怕的在腹部的痉挛,或伴随着愤怒的脸红。直到目前为止,

---

① 同样的神经元会对视觉和有害的刺激都产生反应。因为脑部损伤,遭受这一症状的病人不能自己地将视觉和有害刺激相连。因为相连的能力,在视觉上被侦测到的威胁在病人的体内产生了实际的疼痛经验。

伴随情绪性爆发的物理性疼痛并不是不寻常的。在这些情况下，我们所面对的是被期望所引发的疼痛经验。

为了更精准地确定期望所扮演的角色，就跟在隐性和显性记忆之间的区别一样，我们也需要作一在隐性和显性期望之间的区分。我们在这里所面对的是与我们在上一节中处理的相似的经验结构。隐性记忆可以被称为"没有有意识的回忆的记忆"，而隐性期望则可以被叫作"没有有意识的期待的期望"。更进一步地说，就好像回忆的情况一样，在期望的情境下，我们也可以声称显性的期望是明晰和自反性的，而隐性的期望则是只能在身体里和被身体所感觉的。显性期望的起点在现在而它的终点在未来，而隐性期望以相反的方向进行：它源于未来，而在当下累积。我们所期望的存在于未来的沮丧时刻被转移到当下场域中，并被体验为身体性疼痛。无论我们所面对的是相当不寻常的例子，比如在超痛感症中出现的那些例子，或者是如上文描述的没那么不寻常的例子，我们所面对的都是隐性期望带来的影响——无意识的期望，它从未来的场域转移到现在的场域，并被经验为疼痛。

我们因此意识到疼痛不能无条件地被称为个人的抑或去人格化的经验。疼痛的去人格化之处在于它将受苦者困在当下场域中，这一场域以现在的扩张和过去和未来的收缩为标志，而在严重的情况下，受苦者会被孤立在当下中。然而，隐性的记忆和隐性的期望迫使我们承认即使在这些极端的情况下，疼痛仍然被经历为深刻的个人性经验。

让我们总结一下在本章中进行的分析所带来的结果。声称疼痛只能在原初性经验中被给予的意思是它只能在当下场域中被经历，而这一场域被视为经验的彻底视域。更准确地说，疼痛被经验为一时间性的持续，它在一个延展的时间性视域中展开，但这一视域被经验为是与所有的过去和未来断开的。疼痛变得越剧烈就越是焦点，它就越会被经验为当下的扩张以及过去和未来的收缩。在疼痛极其剧烈的情况下，它将受苦者囚禁于当下场域中，这一场域被经验为是与其他时间模态相断裂的。因为这一失联，要么过去和未来看上去是不真实的，要么反过来说，当下领域变得不真实。然而，尽管这处于疼痛中的主体被锁在当下场域中而无法将这一场域与过去和未来再次综合，这些其他的时间性模态秘密地塑造了人们遭受疼痛的方式。隐性的对当下的意识、隐性回忆和隐性期望，尽管它们的呈现是被隐藏起来的，但它们是将受苦者的疼痛个人化的存在。就这方面来说，尽管疼痛有着去人格化的效果，它仍被经历为个体化原理（principium individuationis）。隐性的对当下的意识，隐性回忆和隐性期望表明了我们的个人生活的基础连续性，这一连续性是在不寻常的情况下将我们淹没的破裂的基础。甚至在具有高度干扰性的经验中，比如极其剧烈的疼痛的例子里，在当下的场域中被给予的东西仍然是被过去和未来的视域所包围的。

　　我们能否从这一关于疼痛经验的时间性结构的现象学中得出任何治疗性的启示？我们可以回想起上述两种时间性的概念性区分，一种是对时间的客观性理解，这在当代医学中已成典范，而另一种则是疼痛经验标志性的主观时间性。部分地因为这一区分，在病人和医生的相遇中，遭受慢性疼痛的病人被强迫将他们经验的时间结构用可以计量的词汇来重新概念化。这一角度的改变尽管是必需的，却加剧了病人与其经验的疏离感。如 S. Kay Toombs 曾经论证的，"我们离生活经验越远，与我们自己身体的疏离感就越强"（1990，239）。更进一步说，与身体的疏离感越强，那么对于疼痛是侵入我们身体的外在力量的感觉就越强，就好像将它与我们的过去和未来绑定的内在联结已经不复存在。在现代医学中对慢性疼痛的典范式理解加剧了疼痛的去人格化效果，同时也忽视了它独特的个人化特质。

在这样一个框架下，对于疼痛经验的现象学分析获得了治疗上的意义。当我们通过现象学认识到（对当下的）隐性意识、（对过去的）隐性回忆和（对未来的）隐性期望所扮演的重要角色时，我们会获得从医学和平常生活角度都能接受的认知。病人和医生（尽管是出于不同的原因）都愿意相信疼痛从外在而非内在而来。医生们的原因是方法论上的，而病人的原因是心理上的①。这一深植而且看上去不易动摇的信念是一种萨特（1956）所谓的自欺（bad faith），无论在方法论上和心理上这有多能理解，它限制了我们去抵制疼痛对受苦者所造成的影响的能力。如果慢性疼痛真的内含于对当下的隐性意识、隐性记忆和隐性期望中，那么我们也需要承认，如果我们想从疼痛中解放，那么我们就必须改变它们的影响。对此，一个必要的（但不一定是充分的）条件是认识到慢性疼痛是一无法被还原的时间性现象，认识到对当下的隐性意识，以及隐性回忆和隐性期望在疼痛经验中发挥了关键的作用。

Abraham Olivier 评论道："疼痛管理的其中一个主要问题……是医生实际上没有意识到'心理'所起的作用。比如，只有百分之十的慢性背疼有严重的物理性原因……百分之九十的例子都被认为是心理态度导致的结果。"（2007，163）在本章中进行的分析强而有力地显示了平常被指为是"心理态度"的东西实际上是一身体性现象。"心理态度"根植于个人（对当下的）身体性感觉，（对过去的）身体性回忆和（对未来的）身体性期望，而这标志着疼痛是一无法被还原的时间性现象。只有

① 心理学的原因与一个许多疼痛病人都有的普遍担忧有关。理应来说，如果我们无法识别出导致病人的疼痛经验的外在原因，这会激发对于病人所抱怨的疼痛只是"处于病人的心中"的怀疑：这疼痛只是想象性的，病人自己要对它负责，因此，她不需要一个内科医生，而需要一个精神病医生。因此，我们也就能够理解为什么病人会有一个强大的心理学动机去相信他们遭受的疼痛是由外在的因素所激发的了。

在这里,在时间性的核心,(从疼痛中的)解放才能被找到,而不仅仅是因为对记忆和期望所扮演的角色的认识减弱了它们的负面影响。通过认识到它们的影响,我们可以改变它们的意义并消解它们的重要性。

尽管在我们的分析中,我们不断地被导向疼痛是一身体性现象的认知,到目前为止这一主题在很大程度上还是未被探索的。这是下一章要填补的空缺:我们需要为前文中的分析补充以对疼痛经验的具身性本质的直接反思。通过处理这一问题,我们能够完成我们的概念性分析:在第五章的结尾,我们会证明在本书导语中展示的对疼痛的新理解的合理性。

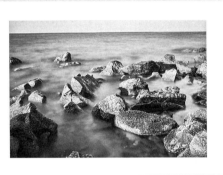

第五章

处于疼痛中的身体：
身体与躯体

我们对关于疼痛的新的现象学理解的澄清工作仍然没有完成。在前几章所提供的现象学分析的基础上，我们可以说：疼痛是一令人厌恶的身体性感觉，它有一经验性特质，它只能在原始的第一手经验中被给予为感受-感觉或情感。这种对疼痛的理解仍是有缺陷的。疼痛只能在我们的身体里被感觉到，这是无可置疑的。本章的目的因此变得清晰：它必须澄清将疼痛称为具身性感觉的意义。我将提供的解释很大程度上会依赖胡塞尔关于身体的现象学，特别是在《观念Ⅱ》（参考胡塞尔，1989）中发展的理论。对于一些人来说，这一策略听上去是相当可疑的：胡塞尔的现象学太经常地被理解为是为后来的梅洛-庞蒂、萨特、亨利和其他人的作品里读到的身体现象学所作的序言。虽然我承认这些哲学家在很大程度上扩展了现象学的边界，但我认为这一观点太过轻视胡塞尔。这一观点不仅太轻易地就忽视了胡塞尔对具身现象学所作的突破性贡献，也忽视了胡塞尔的身体现象学对疼痛现象学的独特意义。在本章中，我的目标是展示胡塞尔的身体现象学为处理一些持续地笼罩着疼痛哲学的哲学问题提供了高度有用的资源。我的注意力会指向两个主题：① 疼痛的无可置疑性和它的身体定位性之间的关系；② 与确定疼痛的主体①有关的问题。如我们将会看到的，这两个主题紧密地与彼此联系在一起。我的分析会以五步展开。第一，我会从我所认为的没有争议性的问题开始：疼痛在经验中被给予为无可置疑的和在身体上可定位的经验。第二，我会主张这两个特质看上去是与彼此无法兼容的，因此，疼痛的经验看上去是悖论式的现象。第三，我会展示这一悖论在疼痛哲学中没有逃过人们的注意力。我可以重构出至少六种解决这一悖论的方法：符号学的、因果关系的、联想论的、表征论的、感知论的、现象学的方法。第四，在勾勒出前五个方法之后，我们的中心目标是发展现象学的解决方法，并展示其精髓所在，而这一精髓便是对疼痛主体的认知，了解到它既非离开了身体的意识，也非生理学意义上的身体，而是作为感觉状态所处场域的活的身体。第五，我会展示本书采取的现象学进路以何种方式阐明疼痛经验的结构。我所提供的分析会得出疼痛是已经被（疼痛）篡改的身体对疼痛之构建性的内在反抗的结论。

一、疼痛的无可置疑性和其身体可定位性

关于疼痛的现象学理论不应该扭曲我们实际的疼痛经验，而应该把这一经验当作基础，因此我们需要再一次回到最根本的问题：疼痛到底是如何在经验中被给予的②？我们可以为前几章的分析补充以下

---

① 我说我处于疼痛中，这一"我"指涉的是什么？我在这里正是想要将这一问题当作是与疼痛主体有关的问题。

② 如 S. Kay Toombs 在"The Meaning of Illness"中所观察到的："当现象学家在提供一现象学描述的时候，他致力于从在即时的经验中被给予的事物开始，去关注那些事物在自我呈现时所展现的本质性特征，而因此去澄清意识的构建性活动以及经验的意义-结构。"(1993, xi)

的观点：只要我们意识到我们的疼痛，它就被给予为是无可置疑的和可在身体上定位的经验。

我们在这里所面对的是关于疼痛经验的直观见解。第一，只要我们意识到我们的经验，这一经验就不会让我们产生怀疑。这并不意味着所有的疼痛都要是有意识的。我们关于从睡眠中醒来并意识到我们处于疼痛中的分析已经显示了这一点（参考第二章）。更进一步说，我们在被意识到的和被忽视的疼痛之间所作的区别为我们提供了进一步确认不是所有的疼痛都会被主题性地体验的证据（参考第四章）。考虑到这些先决条件，我们可以说被注意到的疼痛会被无可置疑地体验。为了给这一说法提供进一步的支持，我们也可以回忆在第三章中提供的关于一个认为自己可以经验到疼痛的 CIP 病人的分析。如我们所看到的，如果疼痛经验基于一推论，也就是说如果疼痛经验可以引致怀疑，那么它就不是真正的疼痛经验。因此，即使我们可以怀疑我们正在遭受抑郁或其他种类的受苦，我们无法怀疑我们处于疼痛中的事实。

第二，我们只能将疼痛经验为处于我们身体的某个位置上。我会主张疼痛与受苦的根本区别就建基于这一问题上。疼痛有身体性的位置，而受苦则没有：偏头痛处于我们的脑袋里，腹部疼痛处于腹部，但如果我们为我们的抑郁症或焦虑提供身体性的位置，我们就会犯一个概念性的错误。诚然，我们有时候可以将焦虑与心悸联系在一起，或将抑郁与某种头痛联系在一起，或将压力与背部疼痛联系在一起。但是，这些对不同种类的心理性受苦的身体性呈现不应该被错误地认为是它们的在身体中的可定位性①。

---

① 我们在这里所作的处于疼痛和痛苦之间的区分不应该被认为是意味着疼痛仅是物理性的，或痛苦仅是心理性的。当我们在第七章中转向诸如躯体化和心理化这样的过程时，我们会清楚这绝非如此。在现在的语境下，我们仍不处于一个处理这些问题的合适的位置，这在本研究的最后两章中会是我们注意力的中心。

我们现在可以问：疼痛如何可以同时是具身性的感觉和无可置疑的经验？我们必须要承认的是至少在第一眼看来，这两个特质看上去是与彼此不兼容的。我们可以将问题用以下的方式澄清：一方面，只有通过内在而非外在感知而被给予的、只有那些心灵的而非物理性的东西才能无可置疑地被给予。如果是这样的话，对于疼痛的无可置疑性的反思表明疼痛是经验的心理性内容①。另一方面，与所有形式的我思（cogito）相反，我们将疼痛经验为是必然地处于身体之中的，而这意味着疼痛经验不是心理性的，至少不是在想法或纯粹的感情被形容为是心理性的意义上来说。因此，与表明疼痛（如喜悦与悲哀、兴奋与感伤、幸福和不幸）是心理性经验的不可置疑性相反，疼痛的身体可定位性表明疼痛（如对热或冷的知觉，或痒的感觉，或身体上的喜悦）必须在某种意义上是物理性的。

在制定出对这一表面上的悖论的现象学解决方法之前，让我们转向其他关于疼痛的哲学进路，它们为我们提供了处理这一困境的替代资源。我们可以列出至少六种调解疼痛的不可置疑性和它的身体可定位性的方法。

（1）符号学的解释认为疼痛是知觉，而知觉在根本上是非空间性的。这意味着从本质上来说，疼痛作为无可置疑但不可定位的经验而被给予我们。但如果是这样的话，我们如何理解我们感觉到疼痛处于身体中的无可否认的事实呢？根据符号学的解释，疼痛的可定位性是

---

① 值得注意的是，一些构建了西方文明的传奇故事有力地宣告了人们对于疼痛是一经验性现象的认知，我们会在《创世纪》中看到这一点。Daivd Bakan 颇有见地地评述道："疼痛所处的除了有意识的自我之外就没有别的地点了，它几乎毫不夸张地就是我们为拥有一有意识的自我所要付出的代价。正如《圣经》中亚当和夏娃在伊甸园中的故事有力地显示的：夏娃吃下知识树的禁果，她必须在疼痛中生育她的孩子……无疑，现有的最有效的消除疼痛的方法恰恰就是完全消除意识的东西。"（1968,71-72）

衍生的事物,它源自意识对其本身的疼痛产生反应的某种特定方式。照理来说,通过反应,意识将它自己的疼痛转化为指示在身体中的故障的信号。因为这一符号学的理解,疼痛获得了身体的位置。根据符号学的理论,偏头痛一开始并不存在于头脑中,就好像腹部痛一开始也不在腹部。但我将它理解为一个符号,这个符号让我能够将疼痛诠释为一个表明处于身体不同处的机能障碍或组织损伤的符号。

因此,根据符号学的解释,作为纯粹知觉的疼痛不能在身体上被定位。而如果我们将疼痛作为对生理上的故障的表达,那么我们就可以间接地为疼痛分配身体位置。根据这一理论,疼痛的内容是心理性的,而非物理性的东西,而这意味着疼痛的主体是意识,而非身体。Hermann Lotze(2011)(在 19 世纪)以及 Gilbert Ryle(2009)(在 20 世纪)是这一符号学理论的重要代表人物,他们的理论也被熟知为"定位符号理论"。

(2)因果关系的理论有着以下的看法,疼痛的无可置疑性和它的身体可定位性之间存在的矛盾是表面的,当我们意识到疼痛是由生理性原因所导致的效应时,那么我们就能从中推导出解决这一矛盾的方法。根据这一理论,我们通常认为疼痛的位置不过是我们分配给导致疼痛的原因的位置。因此,就好像符号学理论那样,因果关系理论也认为疼痛的内容不是物理性的而是心理性的,而这进一步意味着疼痛的主体并非身体而是意识。照理来说,我们赋予疼痛身体位置,我们实际上把握到的并非疼痛的知觉,而是引发疼痛感觉的原因。因此,我说我的脚处于疼痛中,我的说法的真正意思是：有些在我脚上的损伤是我非空间性的疼痛感觉的产生原因。D. M. Taylor(1965)在"The Location of Pain"里提供的理论是对这一因果关系论很好的阐释。

(3)联想主义理论有一些符号学和因果关系论同样依赖的假设。

这一理论也认为疼痛的不可置疑性是优先于其身体可定位性的；它也认为如果我们将疼痛认作是纯粹而简单的感觉，那么它就缺乏身体可定位性。更进一步说，三个理论都认为疼痛的可定位性来源于特定的意识行为。然而，与将疼痛感觉和它的身体位置之间的关系解释为能指与所指之间的关系的符号学理论相反，也与声称疼痛与它的身体位置的联系是效果与其原因之间的联系的因果关系解释相反，联想主义认为通过一个联想性的理解，意识将两个不同的现象融合为一个——一方面是疼痛感觉，另一方面是组织损伤。

通过用联想主义的理解来替换符号学和因果关系的理解，联想主义解释克服了一个处于符号学和因果关系理论中心的重要缺陷。以符号学的方法理解疼痛到底是什么意思？如前文所说，这意味着将疼痛感觉解释为一符号，而将生理上的故障解释为被指示的东西。然而，一个符号只有在其将注意力从自身转移到其他的经验对象的时候才是正常地运作的。如果没有一个与被指的东西不同的空间位置，那么所谓的符号会将注意力吸收而因此无法起到其符号学的作用。因此符号学解释无法解释它尝试去解释的东西：它无法澄清疼痛如何可以同时是无可置疑的和具有身体位置的经验。

一个相似的缺陷也影响了因果关系的解释。这一理论没有解释为什么意识会将疼痛的原因混淆为它的效果以及为什么意识会被蒙骗而相信疼痛本身（而非它的原因）是具有身体位置的。将符号学和因果关系理解替换为联想性理解提供了解决这一问题的方法。我们现在可以说因为这一理解，疼痛的知觉和生理性的故障被融合为"骨肉相连"的整体。威廉·詹姆斯（1980）是这第三个理论的最重要的代表人物。

（4）就像符号学和因果关系理论那样，表征主义的理论也认为疼痛的经验是一纯粹的心灵现象，在严格意义上，疼痛的内容也是纯粹心理性的。这意味着根据这一理论,疼痛的主体也是意识而非身体。然而表征主义者认为疼痛的经验不仅包含了疼痛感觉,也以一种不寻常的方式包含了这些知觉所表征的东西,也就是关于物理性现实的表征性内容。照理来说,我们对为疼痛指派一身体位置的意愿来源于对在经验中出现的表征性内容和它们所表征的物理性现象的混淆。照理来说,Michael Tye(2015)的"Another Look at Representationalism about Pain"最有力地阐释了这一将疼痛的无可置疑性和身体可定位性进行兼容的理论性尝试。

(5) 与已经提到的四个理论相反,感知论的解释认为如果要解决这一问题,我们需要认识到疼痛这一概念是模棱两可的。这一理论让我们以感知意识的模型来理解疼痛。就好像在视觉的例子里,我们区分看的和被看的,在触觉的例子里,我们区分触摸的和被触摸的,在疼痛的例子里,我们也需要区分"对疼痛的感知"和"作为经验对象的疼痛"。根据感知理论,对疼痛的感知是心理性的经验,而被感知的疼痛则是一物理性的现象。根据感知理论,当我们说疼痛是无可置疑的经验时,我们所说的是对疼痛的感知是无可置疑地被给予的。与之相反,当我们给疼痛分配身体位置时,我们的意思是这一感知的对象是组织损伤。Christopher S. Hill(2005)的"Ow! The Paradox of Pain"是对这一感知理论最好的阐释之一。

(6) 第六个理论是现象学的,而我在本章的后几节中的目标正是发展这一理论。在转向这一问题之前,我想要处理一个我认为是上述所有五个理论共有的缺陷。这些理论经常地与彼此有交流,而每一个理论的目标都是为它们比起其他理论的优越性进行辩解,而它们的辩解以两点为基础:逻辑的自洽性以及与自然主义预设的兼容性。然而,对疼痛的哲学分析的根本关怀不应该是在某一分析语境下保持逻辑的自洽。我们在这里所面对的不是一个只要是不自相矛盾就能令人满意的逻辑困境,而是一个存在于疼痛经验中心的悖论。这样的话,一个对这一悖论的哲学阐明的成功或失败需要根据经验的证据来判断。因此,在决定疼痛是否与一个自然主义框架相合之前,我们需要澄清疼痛经验的结构。

将上文所提到的理论之间的矛盾放到一边,我们需要强调的是没有一个理论能满足经验的证据。对于符号学、因果关系、联想主义和表征主义理论,我们应该强调经验与它们的根本假设相悖:我们从来不会在半空中经验到疼痛。就经验来说,头痛存在于我的脑袋中,就好像腹部疼痛存在于我的腹部。在这方面,感知理论似乎占据更有利的位置,因为它找到了一个方法来展示疼痛经验同时是无可置疑和可被定位的。然而,这一理论有着另一个缺陷,因为它的基础假设也与经验的证据相悖。经验不会证实疼痛的结构与感知意识的结构相似的假设。经验表明感知只有从外在出发才能建立与对象的联系,而疼痛感觉为我们提供了一从内在出发的对身体的知觉。我们并不是通过知觉来感知我们的疼痛;反而,我们感知到我们的疼痛,也就是说,我们将我们的疼痛体验为是知觉。为了澄清这一点,我们需要将疼痛称为 Empfindnis(感觉状态)。然而,在我们这样做之前,我们首先要更精准地确定将疼痛描述为具身性感觉的含义。

二、现象学理论

20 世纪 60 年代,在一个相当广泛的对疼痛的位置进行讨论的语境下,Godfrey N. A. Vesey 引入了他称为"萨特-类型理论"的关于疼痛位置的理论。根据这一理论,如果我们不区分两个身体的根本上不同的概念，我们对于疼痛的位置的理解就一定会是不准确的。"一个人或许会说他在他的脚上感觉到疼痛，但很明显，他不是像他感觉到脚上有一根针那样感觉到疼痛。"(Vesey 1961，30)为了认识到我脚上有一根针，我需要将我自己的身体当作是一和其他对象一样的感知对象，也就是说我需要以外在的方式与我自己的身体发生联系。与之相反，我只能在我自己的身体里经验疼痛，因为处于疼痛中的身体是以内在的方式给予我的。萨特认为身体可被区分为两个概念，一个是"在世的身体"，另一个是"为我的身体"。Vessey 借鉴了萨特的观点，并引入了感性身体和可感的身体之间的根本性区分。根据 Vesey 的说法，我们将疼痛定位在身体里，我们所想的是"感性的身体"（我的身体），而非"可感的身体"（在世的身体）。在 Vesey 看来，这一理论暗示着重要的结论："为了理解'我们作为感性的身体'这一说法的意思，我们需要认识到'感觉'身体性知觉这一说法是多么地具有误导性。它误导我们认为一个人以某种方式跟他的身体分离，是一个非具身性观察者。"(1961，33)然而，如 Vesey 本人后来所承认的，它对"萨特-类型理论"的分析并非毫无缺陷。在他对 Kurt Baier 在 1965 年所作的批评的回应中，Vesey 写道："在我的'Mind'这篇文章中，我引进了'作为感性和作为可感的身体'的术语。对这一术语的使用的缺点在于尽管它问了'作为感性的身体与作为可感的身体之间的联系是什么？'这一问题，它却给不出一个答案。"(1965，64)

　　这是一个模棱两可的观点，因为根据 Vesey 的看法，到底是在"萨特-类型理论"的基础上无法回答他指出的问题，还是 Vesey 对这一理论的发展没有得出一个清晰的答案。无论情况到底是怎样，在以下的段落中，我的目标是以一种能够得出一个对这一问题的答案的方式来发展"萨特-类型理论"。如大家所熟知的，萨特(1956，279－336)关于为我的身体和在世的身体的区分是对我们在胡塞尔现象学里关于主体-身体(Leib,身体)和对象-身体(Körper,形体)的区分的一个批判性的挪用。在接下来的章节中,我会尝试展示如何在胡塞尔现象学表达的观点的基础上,进一步发展仅由 Vesey 勾勒出蓝图的理论。

三、作为疼痛主体的活的身体(lived-body)

如 Kurt Baier 在"The Location of Pain"里所说的,关于疼痛的位置问题乍看之下可能并不太重要,但进一步的考察显示了它提出的解决方案可以阐明一些对哲学来说相当重要的事情,"特别是人的心灵和他的身体之间的关系的问题"(1964,139)。如前文所说,前面所勾勒的五个进路有着一个根本性的缺点,这一缺点是它们在没有证据的情况下假设了疼痛经验的内容只有两种:要么是心理性的,要么是物理性的。我们已经看到了两个立场都会面对的现象学难处:如果这一问题要根据经验的证据来被决定,如果这一原则要求我们承认疼痛同时是无可置疑的以及是具身性的经验,那么疼痛经验的内容无法是纯粹心理性的或纯粹物理性的。是否存在任何可能的方式能使经验性内容被体验为同时是无可置疑和具身性的? 胡塞尔关于身体的现象学提供了一个我们特别需要的解决方案。它让我们能够去声称疼痛既不是纯粹心理性的,也不是纯粹物理性的。相反,它是一个可以影响活的身体的经验。这就是现象学为我们处理这个表面的悖论所提出的解决方案:疼痛既不是纯粹的心理性或物理性现象;反之,它是一影响具身性意识的具身性感觉。因为疼痛是一感觉,它被不可置疑地给予;而因为这一感觉是具身性的,它被给予为是存在于身体中的。以它自己的方法,这一认识进一步地为我们提供了回答关于疼痛主体的问题所需的基础。

在"我处于疼痛中"这个句子中，"我"这个词指涉的是什么？胡塞尔的身体现象学告诉我们，它既不是指涉去涉身化的身体，也不是生理的身体，而是被视为知觉的场域的活的身体。为了澄清此观点所暗含的意义，我们需要准确地定义活的身体这一现象学概念。

（1）活的身体是空间导向的零点：它是一与所有的相对的此方和彼方联系的绝对的此方（参考胡塞尔，1989，S41a）。这一理解强调了活的身体作为一感知性器官的意义："'远'是距离我远，距离我的身体（Leib）远；'在右边'指向我身体的右边……所有的东西都是相对我而言的；它们都在'那'——除了一个东西，也就是身体，它永远都在'这'。"（胡塞尔，1989，166）

如果疼痛影响活的身体，那它必须在与这点不同的意义上影响身体。因为我的身体是空间导向的零点，因为它是绝对的此方，它处在我的主题性意识的领域之外：我的身体在很大程度上是一缺席的身体（参考 Leder，1990），通过这一身体，我与其他意识对象产生联系。然而如果我认识到我的身体处于疼痛中，我的身体不再缺席。疼痛抓住并吸收我们的注意力；它将身体对象化，而我们开始意识到，我们的身体是在以下这两者之间进行协调的事物：一方面是我们的感知性、评价性和认知性行动，而另一方面是这些行动所有可能的关联对象。

（2）这一活的身体是我的意志的器官以及自由行动的基座。外在于身体的事物只有通过机械的方式才能移动，但活的身体是"唯一一个对于我的纯粹自我的意志来说是立即且自发地可以移动的物体"（胡塞尔，1989，159）。就好像第一个定义一样，第二个定义也无法决定疼痛之所以被认为会影响活的身体的原初意义。疼痛的经验需要被理解为活的身体对意志的抗议，它终止了活的身体的自由行动，并以此作为反抗。引用胡塞尔对上手状态的分析，我们可以将疼痛的经验比作是活

的身体的不上手状态：就好像一件设备在它不再能正常运行的时候就
会变得显眼，当活的身体不再是意志的顺从的仆人的时候，它就会变得
主题化。

（3）第三个中心的定义表示活的身体是对精神的表达（Ausdruck
des Geistes）①："身体不仅在一般上是一物体，它也确实是对精神的表
达并同时是精神的器官"（胡塞尔，1989，102）。在这方面，活的身体与
"外在于身体的东西"的区别在于它被精神所活化；因此，身体不仅有
心理性的意义还有精神性的意义。胡塞尔自己对这一活的身体的精神
性定义的反思是比较少的，而这是相当不幸的，因为照理来说，这一定
义为我们提供了在人类科学（Geisteswissenschaften）中对疼痛进行分
析所依赖的根本性哲学条件。如果没有一个将活的身体与精神
（Geist）连接的纽带，如 Ernst Jünger 曾经所说，疼痛可以成为解锁人类
以及世界最深处的存在的钥匙这件事就会变得难以理解："人类与疼痛
的关系跟随着每一个在根本信念中的重要转折而改变。这一关系并非
是固定的；相反，它逃脱我们的认知，但它也是我们用来了解一个文化
的最好的基准。"（2008，1-2）

然而，我的主张是有着多样性精神表达的并非是处于疼痛中的身
体，而是我们对疼痛的反应、我们与疼痛的对抗，以及我们从中受苦的
各种方式。当然，这些对疼痛的反应和反抗是我在第三章中所称的"完
整的疼痛经验"的不可还原的部分。然而，这些反应只有被看作是对疼

---

① 在这里，也在整本书中，精神这一概念需要以它在现象学中所被接受的意义来理
解。我们将这一概念理解为是对德语"Geist"的英文翻译，它指的是主体间的文
化，这与自然的领域是相对的。以现象学的方式来看，精神包含了所有被理解为
对（主体间）主体活动的表达的文化成就。这一概念因此指涉艺术、宗教、政治，
以及所有在人类科学中（Geisteswissenschaften）被处理的东西。胡塞尔在《观念
Ⅱ》和其他地方所讲的精神世界（Geistige Welt）所指涉的是人们在其中作为个人
而非仅仅作为自然对象与彼此互动的世界。

痛的反应时才是可以想象的，这些反抗也只能被理解为对疼痛的反抗。这一事实为我们提供了充分的证据说明疼痛对活的身体产生影响的原初意义并非是对精神的表达。疼痛经验的（不自愿）被动性特质，以及疼痛经常使我们措手不及的即时性，是比任何几乎立即伴随着疼痛的精神性表达更加根本的。

（4）除了上述的这些方式，胡塞尔（1989，ss36,40）也将活的身体当作是被定位的知觉的承受者。通过这一对活的身体的定义，我们终于见到了活的身体可以被当作是疼痛的主体的原初意义。我们可以考虑将活的身体定义为空间导向的零点。如上文所说，处于疼痛中的身体不再能被看作是绝对的此方，它反而变成了绝对的彼方——在极端的情况下，它变成了将阻碍我通向周遭事物的"一面活的墙"。然而，这一处于疼痛中的身体，尽管它在反抗，仍然保存了作为我的活的身体的意义，而这恰恰是因为它保存了作为我的知觉场域的意义。我们也可以考虑将活的身体当作意志的器官：当活的身体接近物理性精疲力竭的界限时，它很难再被看作是一个产生自主行动的服从性器官。然而，即使在这些情况下，我们的身体仍然是被定位的知觉的承受者。最后，至于作为对精神的表达的活的身体，我们可以考虑：当牙医的电钻钻到了病人神经，以至于病人"看到了星星"时，病人所经验的疼痛将他的精神世界"悬搁"了，但这同时在强化作为被定位的知觉的承受者的活的身体的压倒性呈现。

上文中的分析有两层含义。第一层与疼痛的主体有关：现在我们清楚地知道为什么两个最通常的对疼痛主体的定义——将这一主体当作是去具身化的意识或生理性身体——是误导性的。无论是去具身化的意识还是生理性身体都不能被认为是诸如疼痛之类的被定位的知觉的承受者。第二层含义与存在于疼痛的无可置疑性和其身体可定位性

之间的张力有关：活的身体是被定位的知觉的承受者，这一定义让我们
了解到，上述问题看上去无法解决，不过是因为我们假设了只有一个对
身体的正确理解，而这一理解是自然主义的，它把身体看作通过外在感
知被给予的对象。只要我们摒弃这一假设，上述的张力便会得到缓和。
作为知觉之场域的活的身体是一自觉的身体：若它是有自我意识的，疼
痛的给予便是无可置疑的；而若它是一身体，它便会将疼痛经验为一被
定位的知觉。

四、作为感觉状态的疼痛

在我们前文的反思中，我们将疼痛形容为知觉。然而，这一形容仍
然太过宽泛了：疼痛是某一特定种类的知觉，而借用胡塞尔的新词，我
们会在这尝试将疼痛概念化为感觉状态。在这一概念的帮助下，胡塞
尔的目标是描述我们经验我们自身的活的身体所采取的独特方式。在
一方面，我可以看到我自己的身体，或至少它的一部分，就好像我能看
到所有在我面前的对象。同样，我可以听见我自己的脚步或我自己的
呼吸。在某些例外的情况下，我甚至可以听见心脏的跳动，就好像我可
以听见我周围的其他声音。在这方面，我与自身身体建立联系所依赖
的知觉及对这些知觉的立义与普通的知觉与立义无异，通过同种的知
觉与立义，我与周遭事物也可建立联系。然而，在另一方面，必须要强
调的关键点是：活的身体对自身的给予无法被还原为这种视觉或听觉。
我自己活的身体的自我给予是独特的，而为了把握它的独特性，胡塞尔
引入了感觉状态这一概念，因此表明我们以一种独特的知觉来把握我
们自己的活的身体。

感觉状态之所以与其他种类的知觉不同，在于它们是有着即时性

的身体位置的知觉（参考胡塞尔，1989，s39）。当我们体验视觉（比如，颜色知觉）或听觉（比如，旋律知觉）时，我们不会将它们经验为存在于我们的身体中。因此，当我们为这些知觉立义时，我们立即就会将它们指派到经验对象上。通过特定的客观性立义行动，天空看上去是蓝色的，旋律是优美的。在这里没有产生误解的空间：声称天空是蓝色的与声称某人的眼睛是蓝色的是不同的；同样，声称旋律是优美的与声称某人的耳朵是美的是不同的。然而，我们将注意力转向触觉，情况就根本不同。我的手指现在接触到桌子，而我感觉到了它冰凉和粗糙的表面。当然，我可以将我现在体验到的粗糙和冰凉的知觉理解为桌子的属性，就好像我可以把颜色知觉理解为天空的蓝色，或者将听觉理解为旋律的优美。我们对听觉和视觉所说的，我们同样也可以对触觉这么说：通过特定的对象化立义行动，我们可以将它们指派给经验对象。然而，这不应该掩盖存在于我们考虑的这些知觉之间的一个重要的不同。只有触觉是处于我们的身体内的。因此，我们感觉到桌子的冰凉和粗糙的表面，我们不禁同时在我们自己的身体里感觉到它，比如说在我们的指尖上。但是，我看到血，我的眼睛不会变成红色。同样，我听到雷声，它不会在字面意义上撞到我的鼓膜。与之相反，如果我的手指触碰到热的炉子，那么对烧灼性热量的感觉性呈现同时是一存在于我指尖的感受-感觉。同样，当我踩在破碎的玻璃上时，我在我自己的脚上感觉到它的锋利。这一定位不需要是精准的。它们可以在我活的身体的更大区域上延伸，或是在我全身延伸，比如说我感觉到衣服的压力和推力延伸到我的全身（参考胡塞尔，1989，§36），或者，海里的水在一个炎热且潮湿的日子里使我的身体感到凉爽。"一只眼睛不会呈现在它自己的视觉里。"（胡塞尔，1989，155）就好像一只耳朵不会听到它自己。与之相反，触觉的身体经验到的是一双重的知觉：它感觉到自己正在触摸。感觉状态这一现象学概念就是设计来把握这一触觉的独特两面性。感觉状态同时是触觉和触觉的呈现。在有对象化的作用之外，它们也是自反的，因此，在将它们理解为经验对象的属性之外，我们也会将它们感觉为具身性感觉——也就是存在于我们的身体之中的感觉。这也就是存在于可感觉和可听到的知觉与触觉之间的根本性区别。只有触觉性感觉是体觉性的，也就是具身性的感觉性感受，它们在本质上同时是自反的和具有对象化作用的。

将感觉状态形容为可定位的知觉是什么意思？在这里我们处于另一种误解的边缘。对感觉状态的定位与对存在于客观空间中的事物的定位在根本上是不同的（参考胡塞尔，1989，s37）。跟随着胡塞尔的引导，我们可以在侧显（Abschattungen）这一现象学概念的帮助下澄清这一区别。声称空间性事物通过侧显存在于空间中的意思是说它们可以展示它们的不同方面以及它们可以从不同角度被给予我们。因此，一张有着冰凉和粗糙表面的桌子可以从左边、右边、上面和下面被看见。同样，我持续地用手指触摸遍它的表面，它的感觉性属性（比如，粗糙性、冰凉性之类）持续地被经验为在属性上不同的知觉。然而，尽管有着多样的被给予的方式，我始终以这一对象之所是而认识它，也就是说它是经验的对象，它通过感觉性范式和多样的侧显被构建。与之相反的感觉状态无法以侧显的方式被给予我们。当我触摸这一桌子时存在于我的指尖的对冰凉知觉的感觉不是一些我可以远离或靠近的东西（至少就这些词语的字面意思上来说）。这些感觉状态因此与多样的侧显无关。只要说感觉状态是被给予我的，它们就一直是它们所是的样子。

疼痛是一感觉状态，而作为一感觉状态，它隶属于一组独特的知觉，这些知觉对于活的身体的自我构建来说是根本性的。当胡塞尔写

道"一个只有视觉的主体无法拥有一呈现性的身体"（胡塞尔，1989，
158），他所讲的意思是，作为我身体的活的身体只能通过感觉状态来构
建，而这些感觉状态是自反且可定位的知觉。就这方面来说，触觉是比
其他知觉更加基本的："身体本身只可以在触摸以及所有在触觉中被定
位的诸如温暖、冰冷、疼痛等东西中被原初地构建。"（胡塞尔，1989，
158）只有能够双重立义，因此可以将知觉定位的意识才能将自己构建
为具身性的意识。

五、疼痛的双重可定位性

我们要如何理解与疼痛位置的错认有关的平常性经验？在牙医的
诊所里，我指向我觉得疼的牙齿，但很快我就发现是另一颗牙齿引发了
我的疼痛。这一平常的经验给我们提出了以下这一问题（这一问题
Vesey 没有回答）："作为感性的身体与作为可感的身体之间的联系是
什么？"

胡塞尔的现象学为我们提供了处理这一问题的有用的资源，特别
是因为他对感觉状态的分析是一个更大的超验构建的计划的一部分。
具有中心重要性的一点是胡塞尔的这一声称：身体被构建为一双面的
统一体。一方面，因为活的身体是知觉的承受者，它被构建为一感觉状
态的指涉性统一体。另一方面，因为身体是感知性对象，它被构建为呈
现的感知性统一体。胡塞尔对感觉状态的分析可以在他对一只手触摸
自己的另一手这一现象的分析中得到最好的展现。这一分析解释了活
的身体是如何将自己与（生理性的）身体相等同的，前者是感觉状态的
指涉性统一体，而后者则是呈现的感知性统一体。

因为我的活的身体是触觉的主体，它被给予为一感觉状态的场

域。因为我的身体是我触摸的对象,它在触觉性呈现的基础上被构建。因此,我们可以将身体称为被构建的现象,而它的全面构建依赖于两种分离的意义统一体的一致性。只有通过这——致性,身体才能不仅是被定位的知觉的承受者,也是与其他对象一样的物质性对象。只有通过这——致性,身体才能不仅从内在还可以从外在被查看(参考胡塞尔,1989,§42)。

我们或许会想说知觉的身体性定位依赖于这一对活的身体的双面构建。然而,照理来说,即使是在基础的构建性层级,身体性知觉的位置①也可被经验到,尽管在这一层级,活的身体仅被给予为知觉的承受者。确实,相当关键的一点是不能忽视身体性知觉的可定位性这一独一无二的本质②。一方面,在只是感觉性的层面,知觉的准确位置只被感觉到。另一方面,当我在牙医的诊所里指向受痛的牙齿,我不仅将我的身体指涉为一感觉状态的场域,它也是知觉的感知性统一体:我不再内在地感觉我的身体,反之,我外在地观看它。这指出受痛的牙齿的基本能力已经依赖于对身体的双重构建,它既是感觉状态的统一体,也是呈现的统一体。这基本的能力已经是复杂的行动,它依赖于对疼痛的感觉性和感知性定位的一致性。

一方面,因为我的活的身体作为知觉的承受者被给予我,我只能感觉到我的身体的位置。另一方面,因为它被构建为“外在的”物质性对象,我可以感知到我的疼痛的位置。

一个对疼痛经验的仔细考察使得我们清楚地了解到为什么我们所

---

① 在这方面来说,相当具有说明性的一点是,在他对作为感觉状态之场域的活的身体的分析中,胡塞尔(1989,§36)并不仅仅声称活的身体是知觉的承受者;反之,他声称活的身体是被定位的知觉的承受者。

② “喜悦和悲伤并不以血液处于心脏的方式处于心脏之中。触觉并不以器质性组织处于皮肤的方式处于皮肤中”(胡塞尔,2006,5;本书作者的翻译)。

考虑的一致性很少是精确的。在前几章中，我观察到没有合适的语言来描述疼痛，而我们使用的大部分术语都是比喻性的描述。尖锐的或刺骨的疼痛，烧灼性的、戳刺的、钻刺的、刺痛的、啃咬的疼痛，我们因此将这些被设计来形容物质性对象的词语的意义转移到知觉的领域（参考 Scarry，1985，7－8）。通过这些，我们可以比喻性地说只要疼痛被给予为知觉，它就宣告了身体的扩张以及世界同时的收缩。与之相反，只要疼痛是作为一感知性对象被给予我，它就宣告了扩张的身体的反方向的收缩运动，以及收缩的世界的再度膨胀。这些经验的"起伏"正是错认疼痛位置的根源所在。

那么，对于 Vessey 的分析没能回答的问题，即感性的身体和可感的身体之间的到底有什么关系？上述就是我们给出的答案。

六、疼痛和对活的身体的构建

有些疑问仍然存在。为什么我们觉得兼容疼痛的不可置疑性和身体性位置是很难的？因为只要疼痛是无可置疑的，疼痛就是内在的，而因此我自己就是疼痛的主体。与之相反，只要疼痛是可定位的，疼痛就超出了我，而因此，严格意义上来说，不是我自己而是我的身体处于疼痛中。如果疼痛确实有着两个特质——无可置疑性和可定位性，它的可能性必然依赖于一个不寻常的自我距离化：如果我需要能够经验疼痛，我必须同时是我自己以及一些不是我自己的东西。我们要如何理解这一自我距离化？

在对活的身体的现象学反思的语境之下，胡塞尔研究的独特本质在于他把身体看作是我们自己的构建性成果。与诸如梅洛-庞蒂这样的将身体当作是意识和现实的根源之地的哲学家相反，胡塞尔认为从超越论的角度来说,活的身体是绝对意识的一个构建性成果。因为这一点,胡塞尔经常被指控为仍然相信一据称是困扰着他的现象学的"残余的形而上学二元论"。比如,Taylor Carman 认为:

尽管胡塞尔自称在本体论上是中立的,一无可否认的二元论的精神鼓动着他的现象学……恰恰是这一概念性二元论,可以认为意识和现实被一"意义的鸿沟"所分开的理念,阻碍了胡塞尔去承认身体是在感知性经验中的意向性现象的根源所在地……只有通过这一残余的现象学二元论,我们才有希望理解胡塞尔关于身体和它在感知中扮演的角色的意向性构建的理论(1999,208–210)。

将意识和现实的根本性区分称为"形而上学的二元论",这意味着我们认为这一区分缺乏现象学的支撑。在我看来,这一声称对胡塞尔的观点太过轻视了①。照理来说,存在于疼痛经验核心的这一奇特的自我距离化为胡塞尔所作的根本性区分提供了其急需的现象学确认。在这一章余下的部分,我想要强调一些支撑胡塞尔观点的现象学理由。我想要展示的是这一自我距离化凸显了存在于具身性主体中的一个不寻常的分裂,而胡塞尔现象学可以为我们提供资源以澄清这一分裂。这就是我以下的声称的基础,在疼痛经验中铭刻的自我距离化为存在

———————————

① Tadashi Ogawa(1983)在他对胡塞尔关于活的身体的现象学的分析中提供了对于这一批评的有力回应。根据 Ogawa 的说法,这一构建依赖于触觉而非视觉性知觉的事实显示胡塞尔现象学克服了这一二元论:在"Empfindnisse"(感觉状态)这一概念的帮助下,它发现了在所有二元性背后的一个更原始的统一体。这同样适用于去具身性的意识和生理性身体之间的二元对立。但在现在的语境下,我并不想将注意力集中在奠基了这一二元对立的原始性统一上。反之,在这里我想问的是:我们将身体描述为一构建性成就,这在现象学上的意义是什么?我认为这一描述意味着从胡塞尔现象学的角度来看,身体是我自身(就我将我自己统觉为具身性的角度来说),同时也是一些不是我自身的东西(就身体是被构建的角度来说)。我在这里的目的是展示这悖论性的分裂对于我们对疼痛经验的现象学理解来说是极其重要的。

于胡塞尔现象学中的所谓"形而上学二元论"提供了经验性的支持。

我们的活的身体是如何被给予我们的？它们被给予为真实的统一体，或特定的在身体和胡塞尔所称的"灵魂"之间的融合。这一融合在非生物中是不存在的，而如胡塞尔指出的，这些对象虽很有可能获得精神上的意义，但仍是没有灵魂的①。我们生活在其中的房子、挂在墙上的图画、那些我们与各种功能联系起来的家具都不仅是在自然主义意义上被决定的物质对象，而且是有着独特的精神性意义的对象；在广义上讲，就像活的身体一样，这些物质对象是对精神的表达。然而，与这些充满了丰富价值的文化对象不同，活的身体是一有生机的事物，一个身体和灵魂的真正融合。

照理来说，这一活的身体的双面本质为我们对关于疼痛经验的无可置疑性和身体可定位性的困惑提供了一超验性的澄清。疼痛经验有着这样一个自相矛盾的定义是因为疼痛的主体是一被构建的现实。根据这一情况，我们必须主张支配了胡塞尔对活的身体的反思的构建性框架不仅仅是一"残余的形而上学二元论"。与之相反，这一框架恰恰被证明是极其适合于把握、描述，以及澄清处于疼痛经验核心中的张力的。

在有关身体构建的语境下，疼痛感觉扮演了关键的角色。如我们在上文中看到的，疼痛是感觉状态。因此，就像将所有他触摸到的事物变成金子的迈达斯国王那样，疼痛经验将任何它触碰到的对象变为我们自己的活的身体。因为这一点，假设我在一种不可能的情形下经验到其他人的疼痛，那么这会是可以想象到的最自我的行动，因为它会将其他人的身体覆盖入我自己的感知状态的领域中，并将他人的身体转

---

① "对于一些外在于身体的事物来说，比如词语、商品、美学价值、被利用的对象等，情况有所不同。虽然它们也可以通过与人们的联系获得相似的假定性的自我-意义，但它们没有灵魂"（胡塞尔，1989，102）。

化为我自己的。疼痛为意识呈现了一个属于它自己的活的身体：伴随疼痛经验的是对处于疼痛中的身体恰恰是我自己的活的身体的意识。

恰恰因为疼痛是一感觉状态，它属于那一组构建活的身体所依赖的触觉。更甚的，在《观念Ⅱ》的第39节中，胡塞尔论证所有的更高级的客观性都与作为它们的基础的我的活的身体绑定在一起。强调着每一个词，胡塞尔写道："一个人类的完全意识在某种意义上来说，凭借其材料性机制，与身体绑定在一起。"(1989，160)因此，尽管疼痛这一问题在胡塞尔现象学中只扮演着边缘性角色，它的构建性功能是重要的：作为奠基了活的身体的构建的超验基础，疼痛属于那组奠基了所有客观性的构建的感受-感觉(参考胡塞尔，1989，§§37-39)。

需要承认的是，我所说的所有关于疼痛的构建性功能的东西也可以应用在其他感觉状态上。无论我们想到的是瘙痒、挠痒，还是其他对温暖或寒冷的知觉，所有的这些身体性知觉都在构建活的身体上扮演了一些角色，而因此它们都奠基了更高级的客观性的构建。更进一步说，所有的感觉状态，不仅仅是疼痛，都可以被称为具身性的身体性感觉，它们只能在原初第一手经验中被给予。因此，我们可以进一步提出以下的假说，所有的感觉状态都可以被经验为非意向性感受-感觉或被理解为意向性感受。是什么将疼痛从这些其他感觉状态中区分开来？我们在第三章中的分析为我们提供了一个回答：疼痛的区别性特质在于其内在的令人厌恶的本质，以及将疼痛从其他令人厌恶的感觉中区分开来的它的独特的经验性质。

七、疼痛经验的结构

考虑到胡塞尔的活的身体是被构建的意义统一体的声称，我们可以进一步说疼痛经验是对一内在分裂的体验，在这分裂之中，我的活的身体非自愿地成为经验的唯一对象，并在同时保存了作为经验主体的意义。处于疼痛中的身体分裂成了两个，但同时还保持其统一。一方面，尽管我可以将我自身与任何经验对象拉开距离，我无法将我自己与疼痛拉开距离，而这进一步意味着我本身是这一处于疼痛中的活的身体。另一方面，我只能在我的身体里感觉到疼痛（脑部、背部、腹部等），而这意味着疼痛必然地以一种不寻常的方式在一定的距离外被经历①。因为它同时是主体和客体，处于疼痛中的身体要被当作是我，也要与我区分开。这一悖论性的自我距离化能否是疼痛同时是无可置疑和可被定位的根本性原因？

疼痛经验不是唯一一种意味着我的身体同时是主体和客体的经验。胡塞尔对于两只手互相触摸的分析提供了另一个对作为双面意义统一体的身体的阐释。然而，一只手触摸另一只手，我活的身体不在同一时间是主体和客体，或不在同一方面是主体和客体。反之，我的意识在这两种意义中波动，在某一刻将我的手当作是主体，而在另一刻当作是客体。只要我的身体是感觉状态的统一体，它就不是触觉性的呈现统一体，反之亦然。与之相反，严重的疼痛将我的身体标记为在同一时间和同一方面是主体和客体。我在身体中感觉到疼痛，而这身体在某种意义上已不再是我的身体。在这里我们遇到的是疼痛经验的去人格化本质，而这是在本研究的余下章节中我所要继续处理的问题。就像相机的快门，疼痛将身体冻结，将其对象化，将它与经验的主体拉开距离；然而，与这一快门不同的是，疼痛经验宣布我自身变成了这一冻结的身体，它被对象化并与我的经验流的中心拉开距离。以一种不寻常

---

① 如 Dermot Moran 颇有见地地观察到的，"胡塞尔、舍勒和 Edith Stein 都声称诸如疼痛和愉悦这样的感觉'在与自我有一定距离的地方'发生"（2010，I）。

的方式,疼痛经验是在一定距离上进行感觉的经验。这一经验标志着活的身体既是一些我是的东西,也是一些我不再是的东西。我们要如何去理解疼痛经验的这一悖论性结构呢?

在这里,胡塞尔现象学被证明是拥有丰富的资源来解决问题的。如我们看到的,活的身体可以被视为空间导向的零点、意志的器官、对精神的表达,以及感觉状态的场域。凭借着这些定义,我们可以将正常地运作的身体形容为这四个特质相重合的身体。与之相反,疼痛经验是异常的,因为它宣告了这些特质之间的内在分裂。疼痛经验会使我们质疑把身体当作世界从中展开的绝对此方的定义;因此,它也会使我们质疑把身体当作是本人意志的服从性器官的定义。它也让我们好奇我们是否还有权利去将身体称为对精神的表达,然而,尽管这三个描述变得可疑,处于疼痛中的身体仍然保留了作为感觉状态的场域的意义。

在这方面来说,我们可以将疼痛经验描述为活的身体向其受到的构建性侵蚀的反抗。这一反抗以活的身体拒绝成为空间导向的零点、意志的器官,以及对精神的表达的方式来进行。疼痛经验动摇了这三个对活的身体的定义。当疼痛经验以温和的方式被经验时,它可以被描述为活的身体对这三种定义的不服从。当疼痛变得难以忍受,我们就能经验到这三重功能丧失的沉重存在。无论如何,不管它以什么样的方式出现,它都将自己呈现为一努力反转身体的这三个功能的倾向。与成为绝对的此方相反,处于疼痛中的身体倾向于成为绝对的彼方,这一倾向限制了我的能力并抓住了我的注意力。在这方面,经验疼痛也就是经历活的身体将自身转化为一经验对象的尝试,而这一经验对象能够阻断我们自由通向周围事物的道路。处于疼痛中的身体是这样的一个身体:它努力去成为唯一一个我无法与之拉开距离的对象①,直到疼痛消失。也因此,与成为意志的一个服从器官相反,处于疼痛中的身体被经验为主动地反抗我的意志的叛逆性对象,而它的反抗或多或少是显性的,也或多或少是成功的。因此,在我遭受头痛的时候,我无法再就任意的主题展开自由的思考。也因此,如果我有一只会让我感到疼痛的受伤的脚,我就不再能使用阶梯,诸如此类。我们的疼痛越难以控制,它的本质就越令人难以忍受。最后,与成为精神的表达相反,疼痛经验被经验为根本上与精神性表达相悖的负面性;它或多或少地显性宣告了精神世界的脆弱性。

　　这一对活的身体的内在定义的三种反转为我们提供了三个疼痛是去人格化经验的根本性原因。然而,如我将会在下一章中论证的,疼痛在其去人格化作用之外,也至少可以是再人格化的。在这方面,我们应该强调一下这点:处于疼痛中的主体很好地意识到为了重新获得通向其他对象以及通向世界的道路,他必须找到克服其身体的陌生性的方法,以及重塑原本将身体作为绝对的此方的意义的方法。通过宣告世界及其意义统一体的撤退,疼痛经验突出了它们对活的身体的依赖。在身体经受难以忍受的疼痛的情况下,疼痛的经验会造成意义在根基处的内在消解,并将身体转化为"最后的经验对象"。而这又进一步将意识带回其构建性起点——一种根本性的将顽抗的身体重新据为己有的需要。在这方面,我们可以将疼痛的无可置疑性和身体可定位性之间的张力看作是对胡塞尔在他一系列作品(特别参考胡塞尔,1970/1976,§53)中处理的主体性的悖论的一直接的和有力的经验:我不是

---

① 因为这一原因,将处于疼痛中的身体称为是绝对的此方在现象学上是不正确的,尽管这是以某种被改变的形式被给予的此方,比如说是被给予为绝对的、局限性和限制性的,失去了通向处于彼方的所有事物的道路的此方。那个绝对的此方我们是看不到的。与之相反,处于疼痛中的身体是明白地"看得到的":在极端的例子里,它变成了唯一的经验对象,它吸收了所有的注意力。

这一身体,但如果我的这一世界要存在,我就必须是这一身体①。

我在本章中的中心目标是澄清声称疼痛是具身性经验的意义。虽然几乎没有人会拒绝这一看法,它的意义仍然被模棱两可地笼罩着。在胡塞尔身体现象学的基础上,我论证活的身体和物理身体之间的现象学区分在这一框架中是有着根本性意义的。疼痛主体既非去涉身化的意识也非物理性的身体;它是一活的身体,而这一活的身体是感觉状态所处的场域。对这一点的认识让我们进一步了解到疼痛自身是一种特别的知觉(即一种感觉状态)。对这一主题的分析本身带来了以下的认知:只要我们在胡塞尔的分析的构建性框架下思考疼痛,疼痛就要被看作是活的身体对其所受的构建性侵蚀的反抗。

在本章进行的分析的基础上,我想要提出两个紧密联系的论题。第一,我们处理疼痛的理论性方法在很大程度上取决于我们如何理解疼痛经验的内容。尽管在疼痛哲学中,这一决定经常是非主题化的,它在很大程度上塑造了我们理解疼痛的理论性轮廓。这一内容在最通常的情况下会以心理学或生理学的方法来确定。在本章中我的其中一个目标就是展示疼痛也可以被看作感觉状态,而这一理解有着深远的影响。这一认知带来了第二个论题。就好像亚里士多德的存在那样,疼痛可以用很多的方法来言说。它可以用四种根本性的方法来言说,而每一种都取决于我们如何回答这一根本性的问题:我说我处于疼痛中,"我"这一词指涉的是什么? 这一问题在很大程度上跟与疼痛的位置有关的问题重合,尽管不是完全重合。① 我们可以说我们在身体里感觉到疼痛,而这么说,我们便是在不加批评地接受对于身体的生理学理解。如果我们跟随着这一条道路,我们将疼痛看作是一生理学上的

① 一个对疼痛和生活世界之间的关系的详细探索会在第七章中提供。

现象,并将疼痛的主体理解为生理学意义上的身体。这方法在当代疼痛科学以及现今主流的疼痛哲学中占据主导性地位。② 我们可以认为我们不是在身体里感觉到疼痛(毕竟,一个生理学意义上的身体无法感觉到任何东西),而是在意识里感觉到疼痛。如果我们将意识看作是疼痛的主体,我们也会将疼痛看作是心理性现象。这一处理疼痛的方法是布伦塔诺在他的研究中所采取的方法。这也是在当代疼痛心理学中占主导地位的观点。③ 我们也可以将活的身体当作是疼痛的主体。这一定义以它自己的方式表明我们将疼痛的主体识别为具身性的意识。这一对疼痛主体的理解要求我们去以现象学的方法来理解疼痛。还有另外一个目前还未探索的可能性。至少就人类的疼痛经验来说,我们可以说疼痛主体既非以心理学方法理解的意识,也不是以生理学或现象学方式理解的身体,而是个人(person)。如果要发展这一进路,我们必须以个人化的方式理解疼痛,而我们提供的关于疼痛的理论将会因此落入哲学人类学的框架中。我们会在下一章中继续这一进路。

如我在导言和第一章中所论证的,由国际疼痛研究协会(IASP)提供的确立已久的对疼痛的定义无法依据根本性的现象学原则来被论证,因此,在现象学导向的疼痛研究中我们无法依赖这一定义。在前面的四章中,我的目标在于发展一个不同的对疼痛的理解,而本章已经完成了这一任务。到目前为止,我们已经澄清了以下观点的意义:疼痛是只能在原初性第一手经验中被给予为非意向性的感受-感觉或意向性感受,它是有着一独特的经验性质的令人反感的身体性感觉。

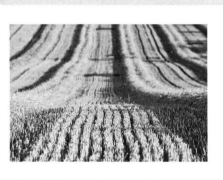

第六章

关于具身性人格的现象学：
去人格化与再人格化

本书以三个根本性任务为导向。它的目标在于：① 阐明必须作为现象学导向的疼痛研究的基础的根本性方法论原则；② 在这一方法论原则的基础上提供一关于疼痛的崭新理解；③ 展示疼痛现象学能为哲学人类学作出什么贡献。我们现在准备转向第三个任务了。

　　在上一章中，通过重点关注疼痛经验的具身性本质，我论证疼痛主体并非以神经生理学方式理解的形体，而是以现象学方式理解的活的身体。如果要在哲学人类学的框架中探讨疼痛的问题，很关键的一点是为这一观点补充进一步的限定条件。当我们的讨论转向人类疼痛时，无论我们如何理解活的身体：① 作为空间导向的零点；② 作为意志的器官和自由活动的基座；③ 作为精神的表达；④ 作为被定位的知觉的承受者——活的身体本身不能作为经验的主体，但它必须属于这一主体。就人类疼痛来说，活的身体属于个人①。因此，在哲学人类

---

① 需要承认的是，有不少的现象学导向的思考者会愿意接受活的身体不是我所拥有的东西，而是我所是的东西这一观点。比如说，在一个近期发表的研究中，Fredrik Svenaeus 写道，"身体不仅是我们的，它就是我们"（2018，5）。我（转下页）

学的框架中,个人,而非活的身体,必须被视为疼痛的主体。这一补充看上去可能是微不足道的,但进一步的考察会展示它是相当富有成效的:只要个人被当作疼痛的主体,探讨疼痛经验的去人格化和再人格化本质就变得可能了。

并非所有的疼痛都是去人格化和再人格化的。我们可以回想起在第四章中引入的短暂的、急性的和慢性的疼痛之间的区别。短暂的疼痛只在活的身体中被感觉,它们没有任何个人的意义。疼痛在与经验主体处于安全距离的情况下展开,那么疼痛就"仅仅是疼痛"[1](参考 Moran,2010;Serrano de Haro,2017)。与之相反,一些剧烈的和长期存在的急性疼痛不仅影响我们活的身体,也在我们存在的核心处回响。它们是去人格化的,因为它们改变了我们与我们的身体、他人、环境,甚至是与我们自己的关系。慢性疼痛通常会以上述的方式去人格化。它们抢走了那些构成了我们人格的特质:所有的慢性疼痛都是去

(接上页)并不同意这一看法。在我看来,这表达了一个在现象学上不正当的来自健康身体的偏见,它要么并不了解,要么就拒绝接受我的身体可以对我自己产生抗拒这一事实,这种抗拒在第五章中已经得到妥善处理。我不觉得意外的是:就 Svenaeus 的研究来说,在将自我与身体画上等号之后,他很快就引入了一个处于两者之间的分裂,在他分析"作为他自己身体的个人看上去永远地消失"(2018,5)的时候这一情况可以被看到。确实,Svenaeus 在他的分析的第二章中引入了受苦的个人这一概念,而正是在这里,我们遇到了为什么身体和自我的等同缺乏的现象学上的正当理由的隐性原因。在这里我们遇到了对于当活的身体"作为一障碍和限制出现而展现出一异化特性时"(Svenaeus,2018,25)所发生的事情的分析。在这里我们也遇到了"疼痛的痛苦实际上是一种不对自己的身体感到自在的方式"(2018,25)这一观点。如果我的身体就是我自己,那么身体是如何能够有这一异化特性,而我又如何能够对我的身体感到不自在的呢?在这里所提供的分析依赖于一处于身体和自我之间的更基本的分裂,而在目前的章节中,我的目标是正确地区分活的身体的概念与个人的概念,从而对此分裂进行概念化分析。

[1] 我们也可以考虑 Viktor von Weizsäcker 的反思:"这一疼痛,是一我的状态,还是一他者的状态? 它属于我还是属于环境? 它描述的是我还是一非我? 它当然不是如橡胶球的颜色、形状和弹性那样的外在事物。但它也不只是像我的秘密想法那样地属于我。"(2011,266-267)

人格化的①。那么到底是什么将慢性疼痛与其他种类的疼痛区分开来的呢？与短暂的和急性的疼痛相反，慢性疼痛不仅是去人格化的，也是再人格化的②。

基于这些不同，在本章中，我会重点关注慢性疼痛，尽管间接地说，将要在这里被谈论到的东西对于我们理解长期存在的和剧烈的急性疼痛，以及其他种类的诸如抑郁之类的心理性受苦都是有意义的。我的中心目标在于展示个人这一概念指涉的是慢性疼痛的主体，以及去人格化和再人格化的过程构成了严重的慢性疼痛经验的本质性特征。没有任何剧烈的慢性疼痛不是去人格化的和再人格化的。

我将会分五步进行我的分析。第一，我会澄清疼痛的主体是以现象学的方式理解的个人这一观点。第二，我会论证慢性疼痛是一种去人格化的经验，而这是因为它动摇了将个人与他的身体、环境、他人和他自己绑定在一起的根本性关系。第三，我会论证慢性疼痛也是再人格化经验，而这是因为凭借其时间性的本质，它强迫个人去重新构建疼痛所扰乱的根本性关系。第四，我会展示这一对慢性疼痛的理解是如何要求我们去重新理解一些在医学现象学中根深蒂固的区分：心因性和器质性疼痛之间的区分，以及病痛/疾病和治愈/治疗之间的区分。

———————————

① 在一个有高度影响力的研究中，Eric Cassell（1978）论证医学太过于关注造成疼痛的原因而对疼痛对于遭受疼痛的人的意义过于忽视，同时，他对个人和自我的概念作了一个区分。根据 Cassell 的观点，自我是"关注自我的"，它以某种方式与在现象学中被称为主体间性和生活世界的东西分离开来。与之相反，个人这一概念并没有类似的缺点。与 Svenaeus 相似（2018，23），我也对这一区分有哲学上的忧虑。它强迫我们去忽视我们在相关著作中遇到的对于自我的相当引人入胜的现象学分析。因为这原因，在目前的研究中，我会以可互换的方式来运用"个人"和"自我"这两个词，尽管需要承认的是，还存在着在 Cassell 所提供的方式之外的方法去区分它们。然而，就我当前的目的来说，这些其他的现象学区分是不相关的。

② 通过将个人囚禁于当下的场域并将他与无痛的过去和无痛的未来的关系切断，慢性疼痛强迫我们重新构建我们的自我，而这一重构要求我们重新建立那些构成了人格核心的根本性关系。

第五,在上述的分析的基础上,我会重新考察认为疼痛既不是可以分享的也不是可以表达的这一广泛流行的观点。我会以反思对话的治疗性意义作为总结,并对聆听现象学作一简短的预备性介绍。

一、关于具身性人格的现象学

个人这一现象学概念指涉的是慢性疼痛的主体①。为了澄清这一观点的意义,让我首先为其作否定性的定义。将个人当作是疼痛的主体这一观点应该被理解为对当今占主导地位的观点的替代方案,这一主导观点将疼痛主体当作是根据神经生理学的根本性原则来理解的大脑(参考 Thacker,2015)。与其对这一观点进行仔细的分析,不如让我简短地表明这一观点为什么无法在现象学导向的疼痛研究中被接受的三个根本性原因。第一,这一观点是自相矛盾的。只要大脑是专门以

---

① 在胡塞尔于《观念 I 》第 85 节的分析的基础上,Serrano de Haro 近期论证了被理解为意识流的主体侧支点的自我必须被视为疼痛的主体:"没有自我的疼痛是无法想象的,如果令人反感的知觉没有一个遭受它的主体,它就是不可能的。"(2018,8)如 Serrano de Haro 进一步补充的,"我们也可以倒过来说:没有主体是没有疼痛的;一个永远不会经验疼痛的自我支点是无法想象的"(2018,8)。这是一个重要的认识,因为它强迫我们放弃以康德的方式来理解胡塞尔的纯粹自我的概念的倾向,这一理解将纯粹自我看作是一与具体的自我毫无关联的绝对主体,而所谓具体的自我,指的是行动的主动性主体与感受的被动性主体的综合。除了强迫我们重新思考一些现象学的中心论题,这一认识也迫使我们承认疼痛不是非主观性的:"就原则上来说,(疼痛)是主观性的和向心的:它需要自我的支点。"(Serrano de Haro,2018,10)在当下的语境中,我的目标并不是否认这些有充分根据的现象学声称的有效性,而是为它们补充以依赖于其他现象学资源的见解。对于疼痛的主体是个人的认识并不会与它也是自我的观点相抵触,因为自我,作为经验流的中心点,被描述为人格的核心。然而,相比于把纯粹自我当作疼痛主体去研究,我们在将个人当作疼痛主体后所能进行的探讨会更加丰富。在当下的语境中,有着中心重要性的是以下这一认知:通过认识到个人是疼痛的主体,我们拥有了探讨疼痛经验的去人格化和再人格化特质所需要的所有方法。

神经生理学的方法被理解，它就无法被视为任何感觉的主体；而如果它无法感觉，它就无法经验到疼痛。第二，假设疼痛的所有可能的原因都是器质性的，这一观点禁止我们承认和治疗心因性疼痛——也就是不源于器质性而是源于纯粹心理性原因的疼痛（参考 Szasz，1975，93 - 99）。第三，这一观点低估了疼痛对个人的更深层影响。Frederik J. J. Buytendijk 特别有力地强调了这一点。舍勒在他的《伦理学中的形式主义与质料的价值伦理学》中主张疼痛就只是一感觉性状态，因此，疼痛的主体不是自我（也就是个人）而是身体。与舍勒的观点相反，Buytendijk 坚持认为疼痛在人格的最深层次也有其影响："疼痛越剧烈，它就穿透得越深，它不仅影响'身体 - 自我'，也影响实际的人格。"（1962，114）Mick Thacker 在最近也重申了这一见解的意义："我对于大脑是疼痛存在的充分条件这一观点是保持怀疑态度的。我相信个人这一实体是经验到和感知到疼痛的唯一的充分条件。"（2015，3）

我们要如何去理解个人这个概念？就关于医学和医学实践的哲学著作来说，Eric Cassell 的这一观察值得我们回顾：它们都系统性地压迫（特别是）个人性的东西，而因此，至少在与医疗保健有关的框架下，"我们仍然不知道如何定义一个个人"（1978，96）。近期，Dermot Moran 重申了这一观点，他主张"保健科学（以个人为中心的医学、护理学、人格精神病学、老年病学、临终关怀）认识到了个人的重要性，但这还没有任何理论性基础"（2014，37）。这两个作者都提到这一令人遗憾的情况可以通过回到胡塞尔的现象学（特别是他在《观念 II》中呈现的人格现象学）来补救。在本节的剩余部分中，我想要回顾、介绍在这一著作中呈现的胡塞尔关于个人的分析。

胡塞尔关于人格的分析依赖于以下这一方法论的见解：我们的本体论承诺，无论它们是什么，都与相应的意识态度有关。就我们对于某

一特定态度的沉迷来说,看见与失明是同时存在的;只要我们采取了某
一特定的态度,我们就无法看见在其他态度中被给予的东西。然而,我
们不会被任意一个态度所囚禁;从一个转向另一个态度的可能性一直
是开放的。有一些我们采取的态度(比如,算数的或美学的态度)是人
为想出来的,是我们创造了它们。就这方面来说,胡塞尔的论题是无争
议的:如果数字要存在,意识必须采取某一种态度——即算数学的态
度。被视为意识对象的数字只有在意识采取这一态度时会存在。几何
学形式、逻辑学原则,或虚构的物体跟数字的情况是类似的,根据胡塞
尔(1983,§§49)著名的关于世界湮灭的实验,我们可以说如果有一个
普遍的瘟疫横扫了整个世界并消灭了所有能够采取数学或美学的态度
的存在,这一事件将会消灭所有数学的和美学的客观性。然而,这并不
意味着所有的态度都是人为的。与我们为自己设计的人为的态度不
同,自然态度也存在,这是我们一直处于其中的态度。

　　自然态度这一概念是相当模棱两可的,而这在哲学上可能是危险
的:它可以以两种根本上不同的方法来被理解——要么是自然主义的,
要么是人格主义的。尽管在之前的章节中,我们将现象学分析与自然主
义解释并列,我们还没有到需要讨论人格主义态度的时候。根据胡塞尔
现象学中的一个中心的论题,自然主义的态度作为对于更基本的人格主
义态度的变体而出现。胡塞尔认为在人格主义态度下被给予的并非自
然,而是一些在根本上与自然相反的东西。如 Dermot Moran 恰当地所
说,人格主义态度是"所有人类主体预置的经验形式"(2009,96)①。当我

---

① 或者如 Maria Villela-Petit 所说,自然态度的本质,并不是我们在打理我们的花园
　时,或是在我们开心地凝视蓝天时,甚至是欣赏一个动人而美丽的身影时所会想
　到的,"反之,它是当我们在通过一个态度的转变之后以一种理论性的方式思考
　事物时所想的东西"(2007,208)。

们将自然主义态度与人格主义态度相比较的时候，胡塞尔要求我们将自然主义态度看作是次等的："自然主义态度从属于人格主义态度"（胡塞尔，1989，913），因为后者才会在我们沉浸于自身的生活时为我们提供引导。只有通过某种自我忘记，自然主义态度才建立了其相对于人格主义态度的自主性。在这方面，现象学的目的在于起到记忆的作用：它的目的在于解释作为我们所有活动的基础的人格主义背景①。

凭借人格主义和自然主义态度的区分，我们可以说个人这一范畴指涉的是以人格主义的方式看待世界的经验主体。此个人是能够采用第一人称视角的主体（参考 Baker，2000），而通过这一视角，我们能够理解到个人是对事物本身来说重要的主体。这个人是感觉、感受和想法的主体，它也是一个存在于社会历史世界中的具体的主体。此个人不仅感知世界，它也在情感上被世界影响，以及认知世界。此个人被感觉性倾向、本能，以及很多不同种类的奋斗、意念和意志所影响（参考 Peucker，2008，319）。此个人是涉身的、有自我意识的、社会的、历史的和参与的自我。

胡塞尔本人经常以很多种类的依赖关系来讨论个人：这个人"依赖于他人，不仅仅是依赖于个人，还有个人组成的社区、社会机构、国家、道德、法律、教堂，等等"（1989，148）。胡塞尔甚至认为"对人作为真正的人格的理解完全被这一依赖关系所决定"（148）。然而，这个人不仅仅是接受者，也是主动的、创造意义的存在（参考 Moran，2009）；而个

---

① 以自然主义的方式来理解的纯粹本质是一对以人格主义的方式来理解的生活世界的改造。这一认知并不会排除对人格主义态度的自然主义改造让我们能够发现关于世界的多种在其他情况下无法被发现的真相的可能性。关于这一自然主义的改造，我们可以如胡塞尔对伽利略的著名评论那样说：这一改动同时具有启示性和掩盖性；它是有启示性的，因为它揭露了现实未被看到的维度；它是有掩盖性的，因为它缺乏一对自己是对人格主义态度的改造的内在意识。

人所产生的意义经常会变为主体间和社会历史世界的一部分。这意味着个人居住其中的主体间世界具有不可还原的文化历史性,也意味着组成了这些世界的意义结构是建立在个人行动的基础上的。同样重要的一点是,个人是可以意指价值以及可以根据这些价值引导他的生活的存在。更进一步说,个人也主动地参与世界中,这意味着个人是行动的主体——一个处于社会文化世界中具体的主体。对胡塞尔来说,个人是一个能够根据他的选择和决定行动、能够负责任地行动的主体。在胡塞尔的著作中,个人与主体间世界两者之间的联系是那么地强,以至于在他在 1920 年代早期所写的"Kaizo"文章中,他将他的个人这一概念拓宽以包括作为所谓的"更高层级的人格"(1988,22)的社会群体和人民。然而,无论这一意向性联系有多强,个人也是一个不受这一世界束缚,可以进入幻想、记忆和期望的"世界"的主体,或者它也可以至少暂时地在概念上"重新定居"于一个遥远的文化和历史世界中。

在这里所提供的关于人格的现象学描述的基础上,我会主张对人类主体的自然主义理解是有严重的局限性的,尽管它们有自己的合理性,只要我们"忘记"或否认它们是对更基础的人格主义的理解的变体,它们就会是不恰当的。胡塞尔并不否认我们有将人类理论性地当作"是物体"的能力,也就是"当作仅是物件的自然对象的附属,因此把人类仅当作是物件"(1989,200)。他进一步声称,"在某些限制条件下,这是合理的",但他对这一点作了关键的评论:"如果我们完全不承认对个人和灵魂的自然化只能让我们认识到某些依赖关系,这一理论化的模式就会是不公正的。"(1989,200)自然主义和个人主义之间的区分让我们去承认个人有"完全属于其自身的存在"(1989,200)。从这点出发,胡塞尔得出了一个在疼痛现象学框架里极其重要的结论:"那些只能看到自然(而这一自然是在自然科学的眼中看到的自然)的人,是看不见精神领域(也

就是人类科学的特殊领域)的。这样的人看不到个人。"(1989,201)

目前来说，以下这一点是很清晰的：人格主义和自然主义态度之间有着重要的区分，而位于此区分核心的是关于人的含义的问题。虽然胡塞尔认识到自然主义的态度因为各种理论性原因是很重要的，他要求我们去承认，正如 Maria Villela-Petit 特别有力地强调的，"只有人格主义态度才能保存人性本身"(2007,216)。成为个人，是成为一个感觉性、认知性、情感性和实践性行为的具身性主体。成为个人是处于与周围世界的意向性关系和与他人的沟通关系中。个人所经历的各种行动构造了个人的独特历史，而这在很大程度上"决定"了个人存在的风格。这一历史，与认知性、情感性和实践性行为一起，在一特定的环境中为主体与世界之间的意向性关系涂上一层颜色，而这成为个人将特定的计划投射到未来的动机。如 Edith Stein 曾经以相当具有胡塞尔精神的方式所说："动机是精神生活的法律。"(1989,96)①

在回顾了解了胡塞尔的人格现象学之后，我们现在处于能够理解个人作为疼痛经验的主体到底有什么含义了。然而，尽管这一观点的含义目前应该是清晰的，我们还不清楚其哲学意义。我们需要看到上述的人格现象学对于疼痛哲学是重要的，这首先是因为它让我们能够将慢性疼痛经验的去人格化和再人格化本质概念化。

---

① 很重要的一点是不能将动机与机械主义的因果关系相混淆。因果关系是自然的法则，而动机则在思维与理解的视域中找到自己的位置。动机所指涉的是"触动我的，让我行动和达成某些活动（比如，理论性的行动）的东西"(Villela-Petit 2007, 210)。如果当我离开我的公寓时，我看到天上的黑云，我会觉得有了一个带上雨伞的动机，就好像当我意识到我就要在一个重要的会议中迟到时，我会感觉到有叫出租车的动机。动机是一种特定的非机械主义的因果关系，它依赖于个人区分不同可能性并为它们分配或多或少的权重的能力。这些区分依赖于主观性的期望并排除客观的必然性。个人总是能自由地选择某些计划而放弃其他，以及参与这些而非那些活动。因此，无论云层有多黑多厚，我总是可以选择不带雨伞；无论会议有多重要，我都可以选择不坐出租车。

二、作为去人格化的慢性疼痛

在精神病学里,去人格化这一概念指涉人格解离综合征,DSM - IV(精神疾病诊断与统计手册)将其概念化为"从个人的自我中脱离或疏远的感觉"。这一症状以以下的方式被描述:

个人或许会感觉像是机器人,或他或她好像存在于梦或电影中。或许会有这样的一种感觉,人们变成了他们自己的心灵历程、身体或身体的某些部分的外在观察者。各种不同种类的感觉性麻木、缺乏情感性反应,以及对自己的行为(包括言语)失去控制的感觉,也经常出现(美国精神病协会 2000,sec. 300.6)。

并非我们在这一描述中找到的所有东西都是慢性疼痛的经历具有的特征。感觉性麻木和情感性反应的缺乏都不是慢性疼痛经验的特点。在现在的语境下,我以一种不同的方式应用去人格化或人格解离(因此,也包含再人格化)这一概念。借用 Matthew Ratcliffe 的一个表述,我们可以说去人格化和再人格化是"被特定的经验性角色所统一"的现象学经验,而"无论它们的神经生物学基础是什么"(2008,122),它们都会扮演这一角色。这一角色是什么? 我的论题是慢性疼痛在经验场域中作为处于我们个人存在之核心的破裂而出现,而这一破裂证明了将慢性疼痛形容为人格解离或去人格化是恰当的①。慢性疼痛不仅

① 在这方面,我们可以参考 Matthew Ratcliffe 关于疾病现象学的理论,这一理论强调异化和归属之间的反差,它也围绕着以下的见解展开:"存在性的感觉一部分地构成了自我"(2008,120)以及"自我现象学,无论它会涉及什么其他的东西,都不能与存在性感觉分离"(121)。就这方面来说,有着根本重要性的一点是对以下这一事实的认知:慢性疼痛通过对这些存在性感觉所呈现出来的可能性空间进行转化来造成一个存在性感觉的深刻转变。这一转变需要被理解为一对可能性空间的缩小,也因此,它必须被理解为一去人格化经验。

被经历为对我们身体的攻击，也被经历为对我们人格的攻击——以
Edmund Pellegrino 和 David Thomasma 的话来说，是对我们人性的伤
害(1981,157)。为了更加精确地定义这一作为破裂的疼痛的概念，重
要的是区分慢性疼痛经验的四个本质性特征。

第一，慢性疼痛会干扰自我和身体之间的平常关系，这一关系在一
个无痛的身体中是以疼痛对自我的服从为标志的。如我们在第五章看
到的，在经验的平常流动中，我首先不会将身体经验为物质性物体(形
体)而是活的身体。活的身体本身保持着非主题性和非对象性，它是让
我能够接触到所有其他在我周围的物理对象那个"物体"。急性疼痛
(跟诸如过度的热或过度的冷，身体的排斥和精疲力竭，以及疲惫和眩
晕这些感觉一起)甚至也属于这些身体性感觉的一组，它们以负面性为
标志，并从平常的经验流动中突出，因而它们会干扰活的身体和自我之
间平常的关系。如我在第五章所论证的，疼痛标志着身体对自身所遭
受的构建性侵蚀的反抗。在现在的语境下，让我们将这一主张与一个
被许多慢性疼痛病人的报告所支持的见解组合到一起，这一见解是疼
痛标志着身体对被当作是自我的拒绝①。慢性疼痛病人经常会在经验
他们自己的活的身体的时候感受到一种现象学导向的感觉，人类学者
Byron Good 相当恰当地称之为"不理性的被背叛的感觉"(1994b，
127)："我觉得它是反对我的，我有一个敌人"，有些有慢性疼痛的病人
如此声称②。处于疼痛中的身体被经验为是悖论性的：它当然还保存

① 这不仅对慢性疼痛是如此，对短暂性疼痛和急性疼痛也是如此。在经验的通常
流动中，个人将其自身当作是活的身体，而"当疼痛存在于牙齿时，这牙齿就变成
了'伤我的牙齿'。它是一个'他'，它不再是'我'。而将它排除在外并非是对
自我的损伤，而是从攻击中拯救自我"(Bakan,1968,77)。
② 或如 Brain，也就是 Bryon J. Good 的受访者所说："然后我又回到了对自己的身
体感到的矛盾中。这是我的身体造成的吗？ 是不是我的思考过程激发了物理性
的剧痛？ 还是说反过来才是对的?"(Good,1994a,35)。我们也可以考（转下页）

着作为我自己的身体的意义；然而（如在慢性疼痛中挣扎的病人经常指出的）它变成了某些外在的东西，某些抗拒自我的东西①。

第二，通过干扰自我和身体之间的通常关系，慢性疼痛也将个人的自我关系转化。疼痛剥夺了个人去达成一些最基本的活动的能力，因此剥夺了个人的自信和自我依靠。如果你想知道为什么我们需要一种身体性自我依靠的感觉，就想一想它的缺乏会如何影响最基本的日常活动，比如走下楼梯，将一杯咖啡带到桌边，或与某人握手。如 Eric Cassell 所说，"我们需要立于我们的身体之上，为了变得完整和成长"（1978,30）。我们失去了自信和自我依靠，我们会感觉到很压抑。

第三，慢性疼痛干扰了个人与世界之间的感知性、情感性和概念性关系。睑炎会让我们看不见，头痛会让我们很难思考我们的想法，哮喘发作迫使我们忘记我们与他人的情感性关系。慢性疼痛将身体转化为一堵处在自我和周遭世界中间的活的高墙：在极端的情况下，处于疼痛中的身体变成了唯一的感知性、情感性和概念性的对象，它的完全的"巨大"将个人通向其他物体的道路阻挡了（参考萨特，1956,404－445、460－471）。

第四，也是最后一点，慢性疼痛干扰了个人与他人之间的关系。这必须以三种方式来理解。首先，我们必须强调疼痛经验的孤立性本质。因为疼痛在原则上是无法被分享的，疼痛引入了存在于处于疼痛的个

（接上页）虑 Gordon Stuart 的观察，他是一个被癌症折磨得将要死去的三十三岁作者。"我的感觉是有一些不是我的东西在我的体内，它是一个'他'，蚕食着我的身体。我是我自己的毁灭的创造者。这些癌细胞是我，但又不是我。我被一个杀手入侵……癌症让我们想到一个迟迟不结束的折磨，一个从内在被侵蚀的存在。而这就是我所经历的感觉"（Kleinman,1988,148）。

① 如 Buytendijk 如此富有见解地说道："我们不是被一些外在的因素折磨……而是我们自己的身体。我自己的手、头，伤害我。就我来说，身体的器官、心脏、肾脏、肠胃以一种隐藏的和无意识的方式运作：现在它们拒绝服务，它们在对我反抗：它们折磨我并夺走我对自己的控制权。这一无意义的将人类弃置于疼痛中的现象直接导致了一自我和身体间的分裂。"（1962,30）

人和他人之间的裂缝。其次，疼痛经验存在于理解的界限上。这一点在对慢性疼痛的人类学研究中已经被极其有力地强调过，如 Arthur Kleinman 出名的说法："如果有一种几乎所有慢性病人都会分享的经验，那么这一经验是这样的：那些慢性病人周围的人会在某一刻质疑这些病人的疼痛经验的真实性"（1988，57）。或以 Jean Jackson 的话来说，"在过了一阵子后，没有人会相信你"（1994，138）①。再次，遭受慢性疼痛的人会变得依赖他人。因此，处于疼痛中的人和其他人的关系是根本不对称的——无法理解我的人是唯一能够帮助我克服我的疼痛的人。

　　因此我们可以说慢性疼痛是一干扰了我们四种最根本性关系的破裂：① 自我与身体之间的关系；② 个人的自我关系；③ 自我与周遭世界之间的关系；④ 自我和他人之间的关系②。疼痛在以上四种根本的方式上是去人格化的。

三、作为再人格化的慢性疼痛

　　尽管它有着去人格化的本质，慢性疼痛也是一深刻的个人性经验。

---

① 这些对 Kleinman、Jackson 和 Good 的研究的引用的意义在于阐释关于疼痛的人类学研究在哲学上的丰硕成果。非常令人遗憾的一点是，直到今天，现象学导向的人类学家以及以现象学方式思考的哲学家没有怎么展示出对彼此的著作的兴趣。就这方面来说，Katherine J. Morris（2013）近期的研究是一值得注意的例外。这一著作重构了引导医学人类学去考虑现象学相关论题的主要原因。这一研究也详细说明了那些从对疼痛的人类学研究中诞生的与现象学共鸣的主要论题。
② 这四种干扰并不是仅存在于疼痛经验中；它们也能贴切地形容其他形式的苦难，比如说疾病。然而慢性疼痛不仅以疾病的方式影响身体。我们在第五章中早已知道这一点：疾病影响整个身体（因此我们不会说我们的头或我们腰部有病），慢性疼痛总是处于身体的某处（因此总是我们的头部或腰部处于疼痛中）。因为这一可定位性，慢性疼痛使得自我和身体的关系变得极其具有悖论性。在一方面，处于疼痛中的身体可以同时被形容为主体和对象。在另一方面，处于疼痛中的身体可以进一步地被说成是同时服从和不服从于自我。

如 Drew Leder 颇有见地的说法，"**疼痛将我们生活的空间和时间，以及与他人和自己之间的关系重组**"（1990,73；作者加的强调）。重组这一概念在这一语境中是关键：在扰乱之外，疼痛也将生活的空间时间性以及组成我们个人生活之核心的根本关系重组。

尽管在他对疼痛和受苦的反思中，舍勒将疼痛解释为"微缩的死亡"（1992,89），但在两者之间有一重要的区别，而这一区别由 Viktor von Weizsäcker（2011）特别有力地加以描述。根据 Weizsäcker 的说法，将疼痛仅仅看作是知觉是一个根本性的错误。疼痛，特别是慢性疼痛，不是一些我们仅仅经历的东西。反之，疼痛，特别是慢性疼痛，是一些我们不得不回应的东西。Weizsäcker 将疼痛经验形容为人类对邪恶的接触。当人们面对诸如慢性疼痛这样的折磨时，我们不得不回应，而我们回应的方式被证明在两方面是构建性的。我们要如何回应疼痛？我不得不选择一种方式；我选择的方式不仅会共同决定我的疼痛经验，也会塑造我将会成为的人[1]。

跟随 Eric Cassell 的脚步，我会论证对于疼痛的回应在本质上有三种形式：身体性的、感情性的、认知性的。

---

[1] 我们在 Juan-David Nasio 的精神分析研究著作——*The Book of Pain and Love* 中可以看到一个对于疼痛经验的回应性维度的引人入胜的分析，这一研究主张"总体来说，疼痛是一种情感，一终极的情感……它就像一个最终的挣扎，它是生命以及我们重获自身的能力的证明。我们不会因疼痛而死。只要疼痛存在，我们也就有反抗它和继续生存的力量"（2004,15）。这同样的回应性维度也在 Drew Leder 对疼痛的分析中扮演了一个角色。根据 Leder 的观点，"疼痛在我们身上施加了一个目的性的命令。在它将我们导向现在的同时，它的令人反感的性质也建立了一个未来的目标：摆脱疼痛"（1990,77）。同一个维度也在萨特的分析中起到重要的作用："疼痛意识是一个计划，它导向一个不再有疼痛的意识；也就是说，导向一个在其背景中或所在之处都不再痛苦的意识"（1956,438）。最后，我们也应该注意到，在 Bavid Bakan 的研究中遇到的同样的回应性维度："疼痛是一个命令，它命令意识性的自我将被分散的部分重新带回有机体。当自我作为有目的性的去中心化所导致的一个结果而诞生时，疼痛要求这一自我承担起有目的性的（再）中心化的责任。"（1968,72）

（1）在身体性回应上，我们可以考虑在对慢性和急性疼痛进行回应时我们的肌肉是如何收缩的，姿势是如何改变的。这些身体性回应几乎是立即地变成了疼痛经验的一部分①。

（2）在情感性回应方面，我们可以考虑恐惧、惊慌或愤怒是如何加重疼痛经验的。比如，我们可以考虑那些将胸部疼痛解释为心脏病即将发作的病人。与这一解释相伴随的情感在相当程度上加剧了他的疼痛经验。或者我们可以考虑那些在股骨处有转移病变（来自肺癌）而癌细胞正在其中扩张的病人。"只有当病人被保证他的腿不会被截肢后，他的疼痛才变得可以控制"（Cassell，2001，381）。

（3）在认知性回应方面，我们可以考虑一个被诊断为在腰椎的前列腺处有转移性癌症的病人。这一诊断引发了病人严重的疼痛发作，而这只会随着时间恶化，医生也因此将病人诊断为是有慢性病的。然而，这一严重的疼痛发作的原因无法被疾病本身解释。引发这一症状的原因是病人自己发现年轻男性患上转移性癌症的存活时间最短以及转移性癌症没有治疗方法。显然，病人在他的身体内遭受疼痛；然而他的疼痛的根源似乎是认知性而非生理性的。更普遍地说，如果我将疼痛解释为对无法治愈的疾病的表达，解释为测试或是惩罚，我的认知性回应会影响我经历疼痛的方式，因此会改变我的疼痛经验。因此，身体性、情感性和认知性回应在很大程度上构成了疼痛的痛苦性。

这些对疼痛的多样回应不仅共同构建了疼痛经验；这些回应也将自我的人格重新塑造。虽然疼痛和疾病的去人格化本质已经在现象学著作中被广泛地研究过了，这些再人格化的维度在现象学或一般性的

① 从现象学的观点来看，将这一反应仅仅理解为生理学的应激反应是错误的。仅仅是生理性的解释无法考虑到身体的隐性记忆所扮演的角色，这在第四章已经得到处理（也可以参考 Fuchs，2008，65-81）。

疼痛研究中几乎未被触及。Elaine Scarry(1985)的经典著作 *The Body in Pain* 为我们提供了一个范例，即对疼痛的去人格化维度的强调可能使得人们忽视其再人格化特质。根据在 *Scarry* 的研究中被提出的中心主旨，疼痛将世界破坏，而工作将其重新构建。这也就是说，疼痛是且仅是去人格化的，而工作则在根本上是再人格化的。如果 *Scarry* 的分析重点关注的是折磨，那么她的主张就是有道理的。然而，如 *Serrano de Haro*(2017)在他近期的研究中颇有说服力地展示的，如果我们认为所有的疼痛都具有折磨的结构，那么我们就犯了一个严重的错误。Sccary 所作的关于世界的破坏和重建的区分并没有显示出疼痛和工作之间根本性的不同，而只是突出了慢性疼痛经验的两个本质性特征。

就这方面来说，Vitor von Weizasäcker 关于疼痛的著作被证明是相当有帮助的。Weizsäcker 区分了疼痛管理的三种根本性形式，将它们认作是不同形式的"疼痛的劳作"（Schmerzarbeit）。第一，他谈到一个对疼痛的斯多葛式的对象化，这一对象化是以漠不关心为标志的。第二，他谈到一个我们可以进入的与疼痛之间的战争，这一战争要么以胜利告终，要么以失败结束。第三，他也指向了病人在自己体内产生疼痛并喜爱它，或将其停止和消灭的自由能力（参考 Weizsäcker，2011，273）。这一类型学有多完整？在我看来，没有争议的一点是还存在着其他应对我们自己的疼痛的方式。① 在这里我们所要学到的根本一课

---

① 舍勒最初在 1916 年完成的文章《受苦的意义》为我们提供了一个更加丰富的关于被舍勒(1992，110)识别为对于疼痛和痛苦的四种不同类型的精神性诠释的分类法。舍勒谈到了佛陀的教诲，这一教诲认为救赎的目的是对痛苦的漠不关心以及消亡。他进一步地谈到了目的在于达到对疼痛毫不关心的地步的对疼痛的钝化（爱比克泰德和斯多葛主义者的禁欲主义），或是对疼痛的英雄式反抗（赫拉克利特的积极英雄主义，这被舍勒当作是古代人最优秀的态度），或是将疼痛压抑到一个意识到它是幻觉的地步的尝试（斯多葛主义）。与之相似，舍勒谈到了被《旧约》所接受的观点，它将痛苦解释为一惩罚以及一对神圣正义的（转下页）

是：我们选择的应对疼痛的方式，会将我们塑造成为的特定个人。

以 Weizsäcker 的话来说，疼痛管理的目的在于克服自我和身体之间的分裂（Ent-scheidung）；在于重新建立一存在于我自己和我的具身性存在之间的丧失了的统一性①。然而，如 Weizsäcker 继续说的，"无论疼痛在何处经过，它都会留下一它如何经过的无法消除的痕迹"（2011，273）。这一疼痛的痕迹是疼痛管理对我们的自我所产生的影响：也就是说，我应对我的疼痛的方式塑造了我自己的人格。

我们可以记起我在前文的一个观点，也就是疼痛之所以是去人格化的，是因为它扰乱了四种根本性关系：① 自我和身体之间的关系；② 个人的自我关系；③ 自我和环境之间的关系；④ 自我和他人之间的关系。对疼痛的特定情感性和认知性反应让经验主体能够重新建立这四种根本性关系。因此，如果我们"臣服于"疼痛，或"竭力反对"疼痛；如果我们"忍受""容忍"，或"享受"疼痛；如果我们追求疼痛或努力逃避它；如果我们将它解释为惩罚或赎罪，或为净化或纠正错误的方法——这些多样的对疼痛的回应让我们能够建立某种特定的与我们的身体、自我、环境和他人之间的关系。通过构建这四种根本关系，对疼痛的回应构成了我们将会成为的个人。

目前为止，我所强调的是疼痛经验的投射性本质：我回应疼痛的方式会塑造我将会变成的人。然而，对疼痛的回应也是对个人的过去的表达：如在第五章中所说的，这些回应也取决于我已经所是的个人。

（接上页）现世实现。对于舍勒来说（1992，87），所有的这些不同种类的 Weizasäcker 称作"Schemerzarbeit"（疼痛的劳作）的东西需要与基督教的教诲区分开来，后者认为牺牲才是所有疼痛和痛苦的真正意义。

① 疼痛的劳作（Schmerzarbeit）在本质上并非一对能量的转化，而是一决定（Entscheidung）……疼痛的劳作实际上是与决定有关的，它无法以能量的方式来表达……疼痛的劳作的结果是决定：在将它者（Es）排除后恢复自我的统一（Weizasäcker，2011，273）。

在这方面，Thomas Fuchs（2008）关于疼痛的身体性回忆的研究是相当有帮助的。根据 Fuchs 的分析，身体性的反应，虽然第一眼看来只是机械性的本能反射，经过现象学的分析后，它会被证明是一个被身体的前反思性记忆所决定的回应。身体的过去经验在很大程度上决定了身体在未来对相似的经验进行回应的方式。我们的身体性、情感性和认知性的对疼痛的回应依赖于我们过去的经验。更进一步说，这些回应也被我们对我们的经验的特定诠释所塑造，而这些诠释经常是依赖于他人的经验的。

在关于慢性疼痛的著作中，诗人艾米莉·狄金森特别有力地强调了疼痛的健忘性：

> 疼痛有一空白的部分；
> 它无法回忆起
> 它的开始，或是否
> 有它不存在的一刻。
> 它没有未来只有它自身，
> 它的无限的领域包含了
> 它的过去，从而被启发去感知
> 疼痛的新时期。（1960，323－324）

在狄金森有名的诗句中，一切的东西都从疼痛的角度被展现，她却没有提到遭受疼痛的人。尽管这一对疼痛的描述突出了疼痛支配性的本质，我们因此要为疼痛的人格化付出的代价是对疼痛主体的极端去人格化。然而，无法否认的是我们遭受疼痛的方式在很大程度上是被我们非自愿和潜意识的对过去的回忆，以及非自愿和潜意识的对未来的期望所决定的。尽管如狄金森如此有力地表达的，疼痛是压倒性的非时间性存在，将疼痛局限在单一的当下这一时间维度在现象学上却是不正当的。很大程度上是因为疼痛的时间性（因为记忆和期望影响疼痛经验所采取的方式），疼痛主体不应该被视为非受身意识或生理性的身体，而应被视为个人，被视为具身性的主体。

疼痛，特别是慢性疼痛，是高度复杂的现象。如果在考虑物理性身体的神经生理学结构之外，我们也关注个人在生活世界（Lebenswelt）中的沉浸——也就是充满了被感知的、情感性的和时间性属性[1]的日常经验世界，那么我们对于疼痛的理解会在很大程度上得到丰富。如果我们对个人的历史、自我、与他人的关系及人生目标没有了解；也没有认识到个人的身体性、感情性和认知性的对疼痛的回应的重要性，那么我们对疼痛经验的理解将会是严重受限的。

四、对医学现象学的可能影响

这一关于具身性人格的现象学对于医学现象学有什么意义？前文中的分析要求我们去重新认识在这一研究领域根深蒂固的根本性区分：心因性和器质性疼痛的区分、病痛和疾病之间的区分、治愈和治疗之间的区分。

让我们由心因性和器质性疼痛之间的区分开始。在前文中，我论证一个专门以神经生理学方法来研究疼痛的进路的其中一个主要的局限性在于其无法认识到心因性疼痛的存在。这一种对神经生理学进路的抗拒很容易带来误解。慢性疼痛当然可以被器质性或心因性原因所

---

[1] 这一论题会在第七章中被详细地处理。

引发。然而,很关键的一点是我们要注意到源自器质性原因的慢性疼痛从来不只是器质性的,正如心因性的慢性疼痛也从来不只是心理性的。换一种方法来说,关键之处在于不把器质性和心因性疼痛之间的区分错误地解释为生理性和心理性疼痛之间的区分,这一错误的诠释会立即重新引进身体(生理性疼痛的主体)和心灵(心理性疼痛的主体)之间的分裂,却无法解释假定的"疼痛的主体们"(也就是身体和心灵)是如何与彼此联系在一起的。以现象学的方式将个人当作疼痛主体的目的在于重新把握将心灵与身体绑定在一起的活的统一体,并谴责将它们当作独立实体的倾向。因此,第一,声称个人是疼痛的主体的就是表明这一主体同时也是具身性的、具有灵魂的和具有文化的。如果是这样的话,那么在慢性疼痛的情况下,没有一种纯粹的生理性的或心理性的疼痛。反之,纯粹生理性的理论(就好像纯粹心理性的理论一样)只处理了更大的整体的一部分,而这一更大的整体,也就是个人,是无法被还原为它的部分的总和的。无论疼痛的原因可能是什么,具体的身体性、情感性和认知性回应使个人能够为生理性的组织损伤和心理性的创伤赋予意义,通过这一意义,个人对疼痛的独特经验就形成了。

慢性疼痛的时间性禁止了将如慢性疼痛这样的复杂现象以其根源来进行解释的可能性。正如慢性疼痛无法被还原为其根源,它的治疗也不能被还原为对其根源的治疗。如果我们同意对疼痛的反应(身体性的、情感性的和认知性的回应)是疼痛经验的一部分,那么我们也要承认慢性疼痛从来不是纯粹的是生理性的或心理性的。这一确立已久的区分隐藏了受苦者为其疼痛赋予的个人意义。

让我们转向上文提到的其他两个区分:病痛/疾病以及治愈/治疗的区别。根据这些在医学现象学里确立已久、根深蒂固的区分,疾病这一概念代表的是实际的病理学和病理生理学,而病痛这一概念指的是病人的经验。与这一区分相联系的是另一个在治愈和治疗之间的确立已久的区分:正如我们无法治疗病痛而只能治疗疾病,我们也不能治愈疾病,只能治愈病痛。

在本章中提供的现象学分析对这些区分的合理性展开质疑①。为什么这些区分如此重要? 照理来说,引入它们的目的在于为医学现象学提供其存在的理由。疾病构成了神经生理学的主题,而病痛是专门的现象学概念;同样,治愈与病痛相关,而治疗与疾病相关。然而,我想要论证这些区分失去了它们的功能,以及当前它们为现象学留下了一个人为限制的、它迟早要跨越的领域。

我们可以考虑 Eric Cassell 关于病人如何将疾病个人化的描述。一个患上危及生命的疾病的病人很快会了解到最坏的情况可能发生。通常来说,那些了解到最差的情况的人会预期最差的情况会发生。更进一步说,那些预期最差的情况会发生的人会以一种带来最差的情况的方式来行动。Cassell(2001,382)认为我们在这里所面对的是由个人对疾病的反应带来的自我实现的预言,他的观点是对的。但这意味着通过身体性,情感性和认知性反应,个人不仅转化了病痛,还转化了实际的疾病。就好像个人对疼痛的身体性、情感性和认知性回应改变了疼痛经验的过程,这些回应也影响了疾病。如 Cassell 所说,"通过这些行为,比如他们所看的医生,所用的药物,从睡眠到食物上的生活模式的改变,他们改变了病理的表达以及疾病的行为,而这是他们作为个人

① 我们可以将这些区别称为在一般性的医学现象学中最广泛被接受的区分。我们可以在 Edmund Pellegrino, Paul Tournier, Viktor Kestenbaum, Arthur Kleinman, Byron Good, Alfred Tauber, S. K. Toombs, James 和 Kevin Aho,以及其他人的著作中找到它们。

的存在所导致的结果"(2001,382)。

如果个人的身体性、情感性和认知性回应有病理生理学上的后果，那么医学现象学不可以被局限于对病痛的分析，而也必须处理疾病。更进一步说，如果个人的感觉、想法和行为改变了疾病的行为，那么为了改变疾病的进程，我们必须直接面对病人对疼痛和病痛的身体性、情感性和认知性回应。为了要这样做，我们必须为治疗补充以治愈。

在医学现象学中，我们经常会遇到以下这样的逻辑观点："为了要治愈病人，治疗疾病是不足够的。医学机构也必须要采取必要的预防措施以防止治疗疾病的过程不会对病人产生有害的影响。"受现象学影响的对疾病的研究通过对病痛和疾病的区分以及对治愈和治疗的区分来表达这一主题。当我声称对作为疼痛主体的个人的认识是对这些区分的质疑时，我的意思是，正如治疗疾病构成了治愈病人的一部分，治愈病人也构成了治疗疾病的一部分。

五、作为可被表达的现象的疼痛：聆听现象学的基础元素

现象学导向的关于疼痛的著作所提出的其中一个最为广泛地令人接受的声称是：疼痛是一在根本上无法分享的经验。这一见解的现象学根源可以追溯至施通普夫的反思，而它也在舍勒的著作中起到了中心的作用，确切地说是在他的关于情感生活的分层化理论的语境下（参考舍勒,1973,328-344）。根据舍勒，疼痛无法分享的本质恰恰是让我们能够将它与其他相关的诸如哀伤与绝望之类的现象分开的因素。这一见解也在 Viktor von Weizsäcker 在 1926 年发表的著名的讲座"疼痛"(2011,265)中扮演了重要的角色。我们也可以在 Elaine Scarry(1985)

的 *The Body in Pain* 这一著作中读到这一见解，在这本书中，疼痛的不可分享性与其不可表达性被画上了等号。Drew Elder 在《缺失的身体》中为这一论题辩护："疼痛攻击的是个人。与冷风的感觉不同，疼痛是以其他人无法分享的内在性为标志的。"(1990，74)这一见解不仅深深根植在现象学导向的疼痛研究中。如 John Updike 形象地说道：

> [疼痛]所为我们展示的，是那些我们身边的人
>
> 没有也无法分享的
>
> 我们的存在；尽管男人们精力旺盛地交谈着
>
> 以笑声挑战沉默
>
> 而女人们带着她们的微笑
>
> 以及满是仁慈的眼睛，
>
> 这些美好的事物像打在肮脏的窗户上的雨水一样溜走
>
> 当疼痛介入的时候。(1983，34)

　　疼痛经验确实在某种意义上是无法被分享的：我无法经历你的疼痛，正如你无法经历我的疼痛。疼痛引入了一存在于属于我的和属于你的事物之间的分裂。如我在第五章中论证的，如果，在不可能的情况下，我经验到你的疼痛，这会被证明是可以想象到的最自我中心的行为，因为它就相当于占用了你的身体并把它当作我自己的身体。疼痛经验宣告处于疼痛中的身体是我的身体；疼痛是个体化的。然而，虽然疼痛经验是无法分享的，将这一经验表达出来却是可能的（尽管这绝非易事）。通过这一说法，我在反对 Elaine Scarry(1985)的 *The Body in Pain* 的一个中心论点，即疼痛的不可分享性意味着疼痛经验会破坏语言，并且意味着它们在原则上无法被表达。尽管 Scarry 有这样一个在

相反方向上的论证①，我们仍然要强调我们确实有可供我们使用的各
种关于疼痛的语言——自传性的、医学的、文学的、科学的，这是四个最
重要的范畴。我们也不要忽视 Scarry 自己的著作就是一种独特的表
达疼痛经验的方式。

疼痛经验是可以表达的。对这一件事情的显性的认知对那些遭受
慢性疼痛的人来说有着深刻的意义，因为我们接受我们自己的疼痛经
验的话语性过程是有治疗性意义的。借用 Daniel Benveniste(2015)的
一个表达，我们可以将慢性疼痛经验描述被掩盖的、还未被言说或未被
说明的故事。这些故事被诉说、考察，并重新诉说，这一将我们的经验
表达出来的过程有一治疗性的效果。这不仅仅是把我们的心事一吐为
快，也是接受我们自己的经验，而这意味着表达疼痛不仅起到了模仿性
作用，也起到了揭示性的作用。这些未被诉说的故事并非现成的，而是
等着被诉说的东西。在一定意义上说，这些故事是被创造的，但也仅在
一定意义上如此，因为它们的创造并非是任意的。为了要有治疗性效
果，这些故事必须是揭示性的：它们必须突出那些我们在极大程度上
忽略和忽视的东西；它们必须同时是有启发性的以及忠实于我们自己
的经验的。

让我们为我们关于疼痛的去人格化和再人格化特质的分析补充以
关于对话和聆听的治疗性意义的进一步反思。如 S. Kay Toombs
(1993)在"The Meaning of Illness"中论证的，病人和医生以根本不同
的方式经验和理解病人的苦难。病人将疼痛看作一影响他的活的身体

---

① 没有其他人像 Elaine Scarry 那样如此强烈地主张疼痛不像其他的感觉，抗拒词
语性的对象化："因此索福克勒斯那苦闷的菲罗克忒斯讲出了一连串的变化的喊
叫和尖叫，而在原本的希腊语中这以一系列正式的词语被容纳(其中一些有 12
个音节这么长)，但至少有一个翻译者认为，就英语翻译来说，那只能以同一个音
节'啊'以及随后的标点符号的变化来表达(啊! 啊!!!!)"(1985,5)。

的生活经验,而医生将其主题化为一物理性信号和症状的集合体,这一集合体会扰乱病人的物理性身体的正常运作。出于这个原因,对于病人和医生来说,疼痛的现象远非是象征着同一现实,而是象征着两个不同的现实,而通过前文中的分析,我们可以将它们描述为人格主义的和自然主义的现实。为了克服这一本体论的鸿沟,"当医生在设立治疗性目标的时候,他们需要显性地注意生活经验"(Toombs,1993,xvi)。病人和医生在占据着不同的现实之外,也有着克服将他们分开的本体论鸿沟的动力。病人除了在及时经验的层面经历着疼痛,也意识到对疼痛的生物医学解释有着将其从苦难中解放的承诺,也因此有信任疼痛的生物医学治疗的动机。也因此,医生有将病人的疼痛理解为不只是疾病的症状,也是去人格化和再人格化经验的动机,因为将病人从疼痛的去人性化影响中解放构成了他的职业实践的其中一个中心目标。

只有通过对话,病人和医生才能克服分开他们的本体论鸿沟。特别是在像慢性疼痛这样的、一般在没有任何可检测的组织损伤下被经验到的苦难的语境下,医生和病人之间的活跃的对话有着卓越的治疗性意义。然而,一个有意义的对话,依赖于聆听①。在现在的语境下,我在非常广泛的意义下运用聆听这个概念：它指向专注,而这绝不能

---

① 如哲学家-医生 Alfred Tauber 在他获奖的著作——*Confession of the Medicine Man* 中所说的,"我们大部分的不满都可以追溯到医生在客户身上所花的太少的时间以及真正对话的发展有多么不充分上……除了能够获得可能对于满足病人特定的医学要求来说重要的信息,病人自己对疾病的描述也为医生展示了痛苦的问题以及疾病所施加的严重干扰和不确定性。如果我们忽视疾病的这一方面,我们就否认了病人根本上的人性并将他们贬低到客体的地位。只有一个有意并小心地建立的联系性结构能够抵抗这一态度"(2002,109-110)。或如 Luchuo E. Bain 在一个近期的研究中所评论的,"作为一个首诊医生,我逐渐清楚有相当一部分的病人只是为了被聆听而去看医生……积极的聆听……可能不再在当代医学中有优先地位……可叹的是,就跟所有人在他们生命的某一阶段要经历的一样,我也是一个病人,而我经常因为诊治我的医生对电脑的关注,而非关注于聆听我,检查我或与我交谈而感到沮丧"(2018,2)。

单一地被还原为对词语的聆听。同样重要的是对沉默的聆听、对视觉外观姿势改变，以及种类繁多的其他非词语性沟通的聆听。聆听不只是聆听病人的词语，也是认识到在那些词语背后指导它们的价值观，以及那些人们注入其疼痛之中的价值。聆听不仅是认出那些症状，也是认识到这些症状对于病人来说具有的特别意义，以及个人与其疼痛之间的特定关系。聆听不只是理解个人与其疼痛之间的关系，也是了解疼痛如何影响个人与其他人的关系，以及如何影响个人与其自己的未来计划的关系。聆听不只是理解个人的当前状况，也是理解他对这一状况的理解是如何被他的过去所塑造的。如果没有理解个人的历史，他在生活世界的介入，以及他与他人的关系和他对他的未来的导向，我们无法理解疼痛的个人意义。

我们可以选出叙事医学（尤其参考 Charon，2006）和精神分析（Akhtar，2012；Benveniste，2015）作为两个特别关注在医患互动的框架下聆听的功能的研究领域。现象学能在这一框架下作出什么贡献呢？它至少能作出五个根本性的贡献。第一，对于这些在很大程度上是经验导向的对聆听的功能和意义的研究，现象学能起到澄清它们的哲学性预设的作用。实际上，这就是本章的目标。这里涉及的哲学性前提与对人格主义态度之于自然主义态度的优先性的认知有关。进一步地说，它们与这两个问题有关：当我们声称病人是一"个人"时，这是什么意思？而当我们认识到慢性疼痛同时是去人格化和再人格化的经验时，又是什么意思？第二，现象学也能够以哲学的方式澄清聆听分析的根本性目标，这一目标能够引导在经验性研究领域所进行的对聆听的具体分析。我们可以对这些目标作以下的描述，即克服我们在疼痛经验中遇到的去人格化倾向，并让病人能够重新构建那四个构成了病人的个人存在的根本性关系（与自身的关系、与自己身体的关系、与他人的关系、与世界的关系）。在 S. Kay Toombs（1987）的研究的基础上，我们可以进一步说我们的目标是将处于病人和医生的世界之间的本体论鸿沟填补上。我们的目标是显示从人格主义到自然主义态度的转变是我们为了以自然主义的方式且也以人格主义的方式正视病人的苦难所必需进行的旅程。

第三，关键的一点是认识到现有的关于聆听的治疗性角色的讨论是有限的。在叙事医学和精神分析中，聆听被视为医生和分析师的一种能力。因此，这些领域的大部分讨论都聚焦于关于聆听的不同类型和功能的方法论问题。然而，我们需要强调的是病人和医生之间的互动既不构成聆听可以获得治疗性意义的唯一框架，也不构成其具有优先地位的框架。在这方面，现象学可以起到拓宽分析框架的关键性作用。病人的家庭和朋友的聆听的能力或许也会有对病人的治疗作用。如果聆听是因为疼痛的去人格化本质而被需要，那么聆听若只被视为医生或分析师的能力，它的治疗效果就只会是有限的。

第四，现象学也要求我们不仅将我们的注意力导向医生，也导向病人，也为聆听他人补充以自我聆听。在叙事医学和精神分析中，聆听在很大程度上被视为医生或分析师的能力，而这是以牺牲关注病人自身对于聆听的需求为代价的。医学机构想必是剥夺了病人自己的声音，尽管他们有迫切的言说的需要；它也在方法论上禁止了医生聆听病人的能力，尽管在没有聆听的情况下，医生无法实现他的医学责任。

在以这样的方法识别出问题之后，我们进一步论证为了补救这一情况，我们需要让病人能够诉说他的故事，同时我们需要教育医生如何去聆听。这一解决问题的方法可能会自相矛盾地对病人造成负面的影响。使病人能够诉说以及使医生能够聆听，这一关于聆听的流行的理论可能会在不经意间将病人还原为对病情的目击者,他被强迫去诉说一个故事,但他本身可能无法理解这一故事。通过这样的方法,占主导地位的聆听理论并不会减轻,反而是加剧了疼痛的去人格化影响。我们需要找到一个方法去反对这一对病人不利的倾向,而在这方面,现象学可以有相当有用的功能。它可以让我们知道当且仅当聆听可以为病人自身带来聆听经验的能力时,聆听才是能扮演治疗性角色的。如果聆听要有治疗性效果,病人不仅要能讲一个揭示性的故事,他还要能够理解这个故事的含义。当且仅当聆听能够让受苦者接受他自己的经验时,聆听才是治疗性的。

在这方面,现象学会质疑一深植于很多领域之中的客观主义偏见。客观主义偏见的典例是以下这一确立已久的观点:聆听自身是不可避免地武断且主观性的,而因此聆听自身需要被聆听他人所取代,因为只有后者在方法论上是可靠的,并能够带来主体间可验证的澄清①。通过拒绝对这一对关于经验的第一人称解释的深植的偏见,现象学要求我们给予自我聆听之于以上述各种方式呈现的聆听他人的一无可争辩的现象学优先性。

第五,这一见解让我们进一步意识到如果要以人格主义而非自然主义的方式理解我们自己的长时间和去人格化的慢性疼痛,内在的对话是需要的,而聆听自我是其中一个根本性组成部分。在这一框架下,我们遇到了现象学可以为当前关于聆听的讨论作出的五个贡献。让我

———————————

① 这一偏见同时在叙事医学和精神分析中受到质疑。如 Salman Akhtar(2012,81 - 103)在他近期的著作——*Psychoanalytic Listening* 中论证的,聆听他自己的联想,情绪,冲动和行动不仅为分析者提供了一个关于他自己的深刻的信息源,也提供了一关于接受精神分析的人的信息源,而这在临床工作的不稳定时刻是特别能帮上忙的。然而,自我聆听在这些情况下被证明是如此有帮助的确切缘由无论在叙事医学还是精神分析中都仍然是未被探索的。就这方面来说,在这些领域和现象学之间的对话是相当有需要的。

们强调并非所有的聆听（就好像并非所有的对话一样）本身就是有意义的。有人不厌其烦地重复某些东西，或当有人所做的一切都是为了欺骗聆听者，或者当一对话只起到本能性和情感性发泄的作用时（参考Akhtar,2012,125‑143），那么这一对话就是无意义的。现象学提供了特别精密与细致的方法论设施来开启以有意义和具有前景方式的内在的对话。特别是因为其悬搁以及现象学还原的方法，它让我们能够将我们的经验从自然主义误解中解放出来。通过这一人格主义和自然主义之间的根本性区分，它让我们能够重新把握疼痛影响受苦者的多种方式。

在本书前面的章节中，我的目标是澄清奠基现象学导向的疼痛研究的根本性方法论原则，而在这些原则的基础上，我的目标是提供对疼痛的崭新理解。在本章中，我的目标是为前文中的分析补充以关于疼痛现象学能对哲学人类学所作的贡献的调查。在这一框架下，仅仅是对人类经验疼痛的特定方式进行提问是不足够的。更重要的是，我们需要问，一个现象学导向的疼痛研究能为我们对那些我们识别为人类①的存在的哲学理解作什么贡献？这一对我们所关注的论题的切换被伴以一方法论导向的转换。在我前文的分析中，我主要依赖的是静态现象学的原则（悬搁、现象学还原、本质变更），在本章中，我的反思主要是基于发生方法的方法论指导。

跟随 Donn Welton(2003b)，我们可以将从静态到发生性现象学的

① 上文中的分析要求我们将个人理解为这样一个存在：它的自我构建依赖于四个根本性的关系：自我关系、与自己的身体的关系、与他人的关系，以及与环境的关系。然而，同样重要的是，个人是有可能失去那些在这样的四个关系的基础上建立的个人特质的。然而，这一损失本身为个人重新构建他或她自己的自我人格提供了动机。我们在下一章中的任务是以更直接的方法来处理对于哲学人类学来说是最重要的现象学所具有的含义。

转变理解为对我们在静态现象学中遇到的一系列抽象化的克服。其中一个最根本的抽象化与对主体性的现象学理解有关。静态现象学将主体性理解为纯粹自我,而发生性现象学将纯粹自我理解为一具体自我的抽象结构,而这具体自我则进一步被概念化为一个人。我在本章中的目标在于澄清人格的现象学概念的意义是什么,而这一澄清为我们展示以下这一点(它提供了现象学基础):去人格化和再人格化的过程构成了慢性疼痛经验的本质性特征。就其本身来说,对于这些本质性特征的分析让我们能够重新考察一些深植于医学现象学中的根本性区分。最后,但也同样重要的是,这里所提供的人格现象学让我们能够重新评价疼痛经验理应具有的无法分享的本质,以及进一步处理在一般意义上的对话,特别是聆听的治疗性意义。

克服对主体性的抽象化理解不构成与从静态现象学到发生性现象学的过渡相连的唯一的转变。与之相反,我们在发生性现象学中遇到的对于个人的崭新理解被证明是与对世界的崭新理解不可分割的。在静态现象学中,世界被理解为某些经验-形式(参考胡塞尔,1983,93)的相关项。以这一方法来理解的世界可以被带入假设性的毁灭,而这本身不会带来意识的假设性毁灭。出于这一原因,胡塞尔(1983,§49)众所周知地论证超验性意识是在否定世界之后的残留物。与之相反,在发生性现象学中,世界并不被理解为一经验的相关项,而是作为生活世界的视域。这两个转变(主体性的现象学概念和世界的现象学概念的转变)构成了存在于静态和发生性现象学之间的区分所依赖的主题性基础。下一章所要考察的是我们体验自身疼痛的具体方式是如何与我们的存在(根植于生活世界中的具体方式)相关联的。在关注这一主题的同时,我们会继续考察疼痛现象学可以为哲学人类学作出什么贡献。

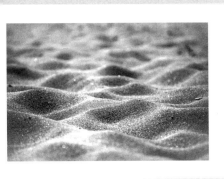

第七章

疼痛与生活世界：
躯体化和心理化

在本书中,疼痛被视为具有特定的经验性质的令人厌恶的身体性感觉,而它只能在原初的第一手经验中被给予为感受-感觉或情感。我论证这一带来七个构建性特质的定义是建基于现象学证据的;而在本书的不同章节中,我已经澄清了这些特质。然而,我们可能还是认为最后一个描述是可疑的,我们可能想问:疼痛被经验为情感这一声称的意思到底是什么?

这一主张并不是不言自明的。如我们在第二章中了解到的,特别是在现象学中,区分不同种类的感觉是平常的。在一方面,存在着那些施通普夫标签为感受-感觉的感觉,它们的独特性质在于它们是非意向性的。在另一方面,也有着那些我们称为情感的感觉,而这些感觉的本质性特征在于它们是意向性的,我们因此通常会声称:恐惧是对某物体的恐惧,爱是对某物或人的爱,愤怒是对某物的愤怒。与之相反,疼痛似乎并不是对任何东西的疼痛。疼痛似乎是一属于与情感不同范畴的感受-感觉。

如我在第二章中论证的,这一感觉的分类法并不是令人信服的。

需要承认的是,我们都对仅被体验为感受-感觉的、没有任何情感性元素的疼痛经验很熟悉,在短暂疼痛上犹为如此。然而,我们也对不同种类的疼痛熟悉,即那些充满了情感性维度的疼痛。我们无法理解这些疼痛是什么,而当我们如此严格地区分非意向性感受-感觉和意向性感受时,这些疼痛是最常见的。当我们采纳将感觉分隔在不同范畴之中(就好像属于不同范畴的感觉没有任何共同点)这一观点时,我们对疼痛的哲学理解会被人为地限制。为了展示这样的情况是事实,在本章中,我会关注躯体化和心理化,这会让我们了解在何种惊人的程度上以及以何种不寻常的方式来说,疼痛是一充盈着感情的经验。文化人类学、文化精神病学、精神分析和身心治疗医学是关心躯体化和心理化的主要研究领域。对疼痛的现象学分析为我们提供展开现象学与这些学科之间的对话的可能性。这可以以两种方式实现。第一,我们可以展示对身体、个人和生活世界的现象学分析是如何作为我们在这些研究领域中遇到的具体经验性考察的基础的。在这方面,现象学分析的意义在于其拓宽疼痛研究的分析领域的能力。仅以生理学的方式理解疼痛是不够的,因为疼痛不仅与客观身体有关,也与活的身体有关;不仅包括活的身体,也包括个人;不仅包括个人,还包括生活世界。我在这里的关注点是最后这一描述:疼痛在生活世界的视域中展开。我会主张是我们的经验在生活世界中的根植性使得诸如躯体化和心理化这样的过程在哲学上可以被理解。第二,除了考察对于生活世界的现象学分析之于我们对躯体化和心理化的理解的意义,我也会考察对于这些过程的具体分析如何可以丰富对生活世界的现象学理解。我的主张是,对这些过程发生所需的条件的哲学考察会让我们理解到:我们不能仅仅将生活世界看作是一家的世界。在重要的意义上,生活世界也是受苦者在其中感到无家可归的世界。根据在第四章中提供的对于疼痛和具身性的分析，我们可以将我们与生活世界的关系比喻性地描述为我们与我们自己的身体的关系。存在于疼痛之中的身体是我自己的身体，但它又展现了对自我化的抗拒，即它表现得不愿意成为我自己的身体（如我们看到的，它抗拒作为空间导向的零点，我的意志的器官，以及精神的表达，但它仍然是感觉状态的场域）。也因此，受苦者的生活世界是他的家，但同时，他在自己家的世界里觉得自己是无家可归的。

一、躯体化和心理化

"躯体化"是一个总括性术语，它涵盖了多种以身体性抱怨为形式的对个人和社会的苦痛的表达。它包含了很多种受苦者将非身体性形式的苦痛转化为具身性感觉的方式。与之相反，心理化则指的是以心理性抱怨的方式对身体性苦痛的表达。它指向躯体性苦难被重构为不同形式的心理性苦痛的各种各样的方式。因此，一个被抑郁折磨的病人，一般来说，会显示出一系列躯体性抱怨，比如说身体性疲劳和各种形式的身体性疼痛。与之相似，一个癌症受害者会产生各种形式的心理性抱怨，这会在他的躯体性受苦上加上另一维度。

正如感觉这一概念和疼痛这一概念，躯体化和心理化这两个概念也是模棱两可的。根据 Mark Sullivan 和 Wayne Katon（1993）关于躯体化的研究，我们可以区分三种形式的躯体化和心理化：急性的、亚急性的、慢性的。急性躯体化和心理化与个人所处的创伤性处境或个人所必须经历的紧张性经验有关，亚急性躯体化和心理化因为急性的精神疾病和躯体性障碍而发生，慢性躯体化和心理化与慢性精神疾病和慢性躯体性障碍有关。像这样的一个分类法让我们能够避免一个常见的将躯体化和心理化还原为慢性种类的受苦的错误。将慢性躯体化和心理化当作是唯一的或是最常见的躯体化和心理化的形式这一想法会带来以下这一令人遗憾的假设,即两者都源于个体的内在的、很有可能是基因性的性质,而这一情况只能在器质病理学的层面来处理。为了拒绝这一将躯体化和心理化还原为稀有的事件以及忽视文化环境所扮演的压倒性角色的思路,我们必须强调慢性形式的躯体化和心理化是躯体化和心理化稀有的特例。如 Sullivan 和 Katon 所说,"躯体化是一规则,而非特例",它属于"医学现象中最常见的那一类"(1993,147)。因此无须惊讶的是,如 Laurence J. Kirmayer 所说,"无论我们在何处寻找躯体化,它都能被找到"(1984a,161)。

躯体化和心理化是普遍现象的这一事实使我们对疼痛是一感受-感觉而非情感这一平常观点产生怀疑。需要承认的是,疼痛在很多方面上来说是不像恐惧、愤怒或爱这样的情感的。它并不会意向性地将我们与价值的对象绑定,至少不会直接如此。然而,疼痛确实有情感性特质,而对躯体化和心理化的研究表明这几乎是作为一条准则发生。在躯体化的情况下,疼痛被证明是一对各种情感性苦痛的表达;在心理化的情况下,疼痛将自身展现为作为情感的基础以及产生感情的躯体性紊乱。根据这些,我们可以说如果我们不建立将疼痛与情感联系起来的纽带,我们对各种形式的疼痛的理解就仍然是有缺陷的,同样,如果我们不将情感与身体性感觉联系起来,我们对情感的理解就仍然是有缺陷的。

到目前为止,我们仍然是在对躯体化和心理化的初步理解的基础上进行分析。清楚的一点是,我们对这些过程的理解是依赖于某个对躯体和心灵是如何与彼此相连的构想的。然而,仍然不清楚的是,这一互相关联到底要如何被理解。它至少可以以五种方式被理解:我们可以从强调、表达、诠释、转化、否认这五个方面来理解。第一,躯体化和

心理化可以被理解为一在展现精神疾病①的时候强调躯体性或心理性
症状的倾向。第二,躯体化可以被理解为对个人性和社会性苦痛的以
物理方式进行的表达;与之相反,心理化可以被理解为对身体性苦痛以
心理方式进行的表达。第三,躯体化被形容为将个人性、心理性或社会
性问题重新诠释为躯体性问题的行为。与之相似,心理化可以被说为
将躯体性问题重新诠释为个人性、心理性或社会性问题的行为。第四,
躯体化也可以被理解为用身体隐喻情感性和社会性经验的行为。与之
相似,心理化可以被理解为用心灵隐喻躯体性感觉的行为。第五,躯体
化可以被定义为对个人苦难的心理性的否认,而心理化可以被描述为
对个人苦痛的躯体性本质的否认。作为否认的一种形式,躯体化的过
程可以进一步以两种方式来解释:作为意识的缺乏或自我欺骗。

　　跟随 Kirmayer(1984a,1984b)对躯体化的杰出研究,我们可以为这
一分类法进一步补充以三重的区分(1984a,159－160)。第一,躯体化
可以被理解为在没有器质性病症的情况下展示出物理性症状。与之相
连,心理化可以被说为是在没有心理性病症的情况下展示出心理性症
状。第二,我们也可以将躯体化看作是以展现躯体性症状来代替个人
性或社会性问题。与之相似,我们可以将心理化想成是以展现心理性
症状来代替躯体性问题。第三,我们也可以将躯体化想成是一情感用
以产生躯体性信号和症状的机制模式。与之相似,我们也可以将心理
化看作是躯体性的难受感觉用以产生心理性信号和症状的机制模式。

　　这些不同的分类中的躯体化和心理化的方式有一共同的特点:它
们都涉及存在于受苦者所经验到的和他如何理解、解释,或描述他的经
验之间的分歧的元素。在躯体化的情况下,受苦者将他的痛苦认作是

———————————

① Dere 等(2013,10)在他们近期的研究中注意到,这一对这两种现象的理解在当代
　研究中是占据主导地位的。

器质性的,尽管他的痛苦源自人际间的关联或情感性苦痛。在心理化的情况下,影响受苦者的心理性苦痛有一器质性的源头。

这一矛盾可以以两种方式来解释。第一,我们可以论证躯体化和心理化的过程是反思性误解和混淆的例子。通过混淆其苦痛的本质,受苦者歪曲了他的经验的本质。第二,我们可以将躯体化和心理化解释为防御机制。在这种观点看来,受苦者显性地或隐性地知道他错误地描述了他的痛苦,然而,尽管他有这一认识,他选择去曲解他的经验的本质。如我们将仍然会看到的,这一故意的曲解的原因与政治性和社会性压力以及去合法化有关。

二、躯体化、心理化及其在经验中的源头

躯体化和心理化不仅开启了存在于实际经验和受苦者对经验的理解之间的缺口。更确切地说,通过这些过程,经验本身经历了一转化,它变化为一些与其曾经所是的不一样的东西。躯体化和心理化是将心理性和躯体性经验融合起来的过程。我们现在可以问:躯体性疼痛和心理性痛苦是如何可以融合在一起而变得不可分离的呢?

这一融合会在对躯体性破裂的纯粹躯体性反应或对精神性破裂的纯粹心理性反应被证明为无效时发生。我们到底会在什么时候经验到这一看上去是对躯体性疼痛和精神性痛苦的恰当反应的无效性?当疼痛和痛苦无视这些“恰当”的反应而持续地存在并拒绝停止的时候,这就会发生。当“恰当”的反应(对躯体性疼痛的躯体性反应和对心理性痛苦的心理性反应)被证明是无效时,受苦者就获得了为它们补充以“不恰当”的反应的动机(对躯体性疼痛的心理性反应或对心理性痛苦的躯体性反应)。在这些绝非不平常的情况下,疼痛和痛苦就会携手

共存。

　　然而,对躯体性破裂的心理性反应和对心理性破裂的躯体性反应还仍然不是躯体化和心理化的实例。躯体化不仅仅是对心理性破裂的躯体性回应,而且将精神性创伤当成是躯体性创伤以对其进行表达、重新诠释和转化。与之相似,心理化不能被还原为对躯体性创伤的心理性回应,而是把躯体性创伤当作是精神性创伤以对其进行表达、重新诠释和转化。因此我们需要去问:有什么能够驱动躯体化和心理化的受苦者跟他自己玩捉迷藏,并将他的生活经验的现象性本质重新诠释呢?我们在文化人类学、文化精神病学、精神分析和身心医学中所遇到的研究展示出其原因是高度分化的。这一转化型和重释性行为可以以内在和外在的方式被触发。它们可以源于受苦者的创伤性过去,或他对表达他生活经验的无能为力,或是使得他对他自己的生活经验的直接表达失去合法地位的社会政治框架。

　　在这方面来说,我们在医学人类学中所遇到的研究是相当有启发性的。部分人类学者提供了在中南美区域对神经相关的疾病的研究,而他们论证说物理性和精神性疾病提供了表达贫穷和饥饿的影响的唯一安全的方法①。在她关于在巴西东北部的饥饿与神经相关疾病的复杂关系的研究中,Nancy Scheper-Hughes 写道:

　　有一段时间,人们谈论因饥饿而产生的晕厥。今天我们听到的是人们因为"神经的衰弱"或因为神经紧张而晕厥,而这被假定为一个人的缺陷。人们将紧张(和愤怒)理解为饥饿的主要症状。在今天,饥饿(就像种族主义)在玛塔教堂(Bom Jesus da Mata)这一贫民窟里是不被允

———————————

① 如果想要了解一个关于"躯体化地理学"的且详细地记录了在亚洲、非洲、北美、南美和欧洲进行的关于躯体化的多样研究的调查,我们可以参考 Kirmayer,1984a,162-174。

许的说法,而饥饿引发的愤怒与危险的疯狂已经被隐喻化(2007,460)。

于我们的目的来说,提及这个关于躯体化的人类学研究已经足够了。它提供了丰富的证据来印证疼痛在大多数情况下既不是纯粹的生理性现象,也不是纯粹的心理性现象的观点。几乎是一个定律,疼痛是生理性、精神性、文化性、历史性和社会性因素的组合,它们在个人意义的框架下被统一。

三、关于躯体化和心理化的现象学

在指出躯体化和心理化的不同意义,以及解释了驱动受苦者成为一躯体化或心理化主体的通常原因之后,我们现在可以转向对我们来说有着中心意义的问题:现象学在这一研究领域能作出什么贡献①?

那些研究躯体化和心理化的主要学科——文化人类学、文化精神病学、精神分析和身心医学——在很大程度上是被两组问题所占据的:它们努力去识别出作为躯体化和心理化的基础的不同动机;它们也努力去描述躯体化和心理化的不同机制。然而,我们需要问:"诸如躯体

---

① 在何种程度上诸如心理化和躯体化这样的过程可以被包含到现象学中呢? 有人可能会怀疑它们表达了一种半笛卡儿式的二元论,这是活的身体这一现象学概念所要取代的东西。有人可能怀疑它们依赖于一个在现象学上不正当的对于躯体和心灵的理解,这一理解认为躯体和心灵是某种独立的实体,尽管它们在本体论上是互相独立的,它们仍以某种方式与彼此互动。有人因此会持守这样的观点:对于躯体化和心理化的分析依赖于那种现象学从一开始就想要抛弃的形而上学。出于这一原因,有人可能会认为这些过程不能被融入现象学之中,我不认为这些疑虑是有说服力的。对于这些过程的经验性分析阐明了一些在很大程度上不一样的东西,即躯体和心灵是与彼此不可分离的,其程度如此之高以至于那些我们通常会认为是特定地躯体性的过程从来不是纯粹地躯体性的,而是在某种意义上也是精神性的,反之亦然。如果躯体和心灵是独立于彼此的,那么诸如躯体化和心理化这样的过程不可能像它们在事实上如此普遍——实际上,它们根本不能发生。

化和心理化这些过程需要满足什么条件才会是可能的呢?"更准确地表达这一问题：如果一个人要能够将他的经验躯体化和心理化,这个人要是什么样子的？虽然回答这一问题并非这些学科的任务,现象学为我们提供了处理它的概念性工具。

清楚的一点是,躯体化和心理化依赖于一个在器质性疾病和心理社会性苦痛之间的不寻常的互动。然而,无论是文化人类学、文化精神病学、精神分析,还是身心医学,都不会致力于澄清使得这一互相联系成为可能的那些条件。还有一点就是,这些学科有时候依赖于对于精神和躯体的不准确的理解,而这使得这样的互动变得不太可能。我会主张这些诸如活的身体和具身性人格之类的现象学概念是对于这些过程的具体经验性分析的根本理论性预设。在这些现象学概念的帮助下,我们能够很好地理解躯体和精神之间的互动,而不需要在可疑的预设的基础上澄清这一互动。在这些现象学概念的基础上,我们不再需要澄清躯体和精神是如何与彼此发生关联的：在现象学的解释下,它们被证明是属于具体的整体的抽象部分。

在前面的章节中,我们有很多机会看到,当我们仅以生理学概念来理解疼痛,我们会误解各种不同形式的疼痛。疼痛不是一生理性现象。它影响的并非物理性身体,而是活的身体。如我们进一步会看到的,我们不能止于这一认识。疼痛不仅影响活的身体;相反,疼痛的主体是具身性主体。然而,甚至是这一认识也把疼痛研究的领域定义得太狭窄了。在这一点上,我们就可以进一步地把疼痛在生活世界的视域中展开。我会主张这些现象学论题构成了作为关于躯体化和心理化的经验性研究之基础的根本性条件。只要疼痛影响的是作为存在于生活世界中的个人的具身性主体,我们不仅能够理解诸如文化人类学、文化精神病学、精神分析和身心医学这些学科是如何能够丰富我们对于疼痛的理解的,而且更明确地说,我们还能理解器质性病症是如何能够成为心理社会性苦痛的症状的,反之亦然。

四、作为经验的来源、场域和归宿的生活世界

声称疼痛在生活世界的视域中展开是什么意思?胡塞尔将生活世界定义为"唯一的真实世界,实际上通过感知被给予的世界";他进一步将其描述为"理论性和实践性生活的原初基础"(1970,49)。这些描述强调了被视为生活世界的世界之于被视为自然的世界的现象学优先性,与之相连,这也强调了对于世界的自然主义理解是源于人格主义理解的现象学事实。被视为生活世界的世界是我们在其中行动、判断,以及进行日常生活的实际性视域。生活世界是原初自明的领域,是可被直觉触及的事物的宇宙①。生活是行动和情感的世界,是计划,是感觉和价值评价的世界。它是一个前理论性的世界,一个感知性和实践性的世界,人们在其中生活和行动。

生活世界是一个作为行动、感觉和想法的主体的个人所被动地暴露其中并主动地参与其中的世界。生活世界不仅是科学地定义的自然的基石。除了作为基础的功能,生活世界也起到作为涵盖了包括科学性活动(参考胡塞尔,1970,131)的所有活动的普遍性视域的作用。从它的具体性来说,生活世界在根本上并且是不可还原地具有主体间性、社会文化性和历史性。这对于我们的目的来说很重要,因为不同形式

---

① 如胡塞尔所说:"生活世界的主观性和'客观''真实'的世界之间的差异在于后者是一理论和逻辑的构建,是对一些在原则上就其本身的存在来说无法被感知、无法被经验的东西的构建,而处于生活世界的中的主观的东西在各方面来说都是不同的,因为它们实际上是可以被经验的。"(1970,127)

的苦痛源于个体性的相互关系，这不仅包括与他人的面对面相遇，也包括一些没那么直接的关系——个人的、文化的、历史的、制度的——它们最终构成了我们日常生活的社会性、历史性、文化性和政治性框架。在一方面，就其不加限制的普遍形式来说，这些苦痛是躯体化的根源。在另一方面，躯体性疼痛也可以被转译为这些类型的苦痛，而当这发生的时候，我们就遇上了心理化。将生活世界描述为一视域是模棱两可的。在一方面，被视为是周围世界的生活世界是以亲切感为标志的视域。胡塞尔将家的世界（Heimwelt）描述为一个由历史性共同体共享的世界，他也进一步论证家的世界是通过和谐一致的经验来构建的（einstimmige Erfahrung）①。我们要将家的世界与外在世界（Fremdwelten）区分开来，外在世界是其他历史性共同体的世界，它们以不同的实践、传统和世界观为标志。就这方面来说，我们可以将外在世界称作陌生性的视域，它属于一个超越了我们自己的和谐一致经验所能触及的生活世界。

　　我们仍有理由回到胡塞尔关于家的世界的概念。在我们这么做之前，我们可以问：现象学对于生活世界的主题化于我们对躯体化和心理化的理解有什么意义？我们可以说当且仅当疼痛的主体被视为处于某一家的世界的生活世界中的行动，感觉和思考主体的时候，躯体化和心理化才是有可能的。个人在作为主体间世界的家的世界、（或更准确地来说）在历史性和社会政治性的家的世界中的根植性构成了对躯体化和心理化的具体经验性研究的根本性预设。对于这些过程的经验性研究预设了疼痛是一人类经验，它同时是生理性、心理性、文化性、历史性、社会性和个人性的。同样，这些研究预设了疼痛是一社会文化性的

①　如果想要阅读一个对胡塞尔的和谐（Einsimmigkeit）和不和谐（Unstimmigkeit）这两个概念的详细而有见地的分析，可以参考 Steinbock，1995a，129-138 和 Steinbock，1995b。

现象,因为只有这样我们才能将某些特定类型的疼痛看作是对于社会矛盾的某种非直接性表达,看作是对抗去合法化的防御机制,或看作是寻求帮助的行为。将疼痛理解为人类经验和社会文化现象这一观点预设了疼痛的主体是处于生活世界中的个人。

我们可以用三种相辅相成的方式来理解生活世界:我们可以将其理解为经验的来源、经验发生的场域和经验的归宿。世界-视域是经验发生的终极基础;它是经验展开的根本性框架;它通过经验的历史性而丰富其自身的意义,更准确地说,因为生活世界早就已经通过习惯和传统被构造为一家的世界,它是经验的来源。相似的,因为生活世界被构建为我们在经验中遇到的事物在其中获得它们的意义和重要性的一组意义结构,生活世界是经验发生的场域。个人在生活世界中的出现改变了生活世界的意义结构,而正是这意义结构使得某一生活世界成为其所是①。在这个意义上说,生活世界也是经验的归宿。

通过对于生活世界的三重定义,我们可以更准确地澄清个人在生活世界中的根植性构成了作为躯体化和心理化这些过程的根本性基础这一声称的意义。只有疼痛在作为经验的来源和经验发生的场域的生活世界中展开的时候,躯体化才是能被理解的,而疼痛只有在作为经验发生的场域和经验的归宿的生活世界中被经历的时候,心理化才是能被理解的。这一论题需要进一步的澄清。

只有在以下的情况下,躯体化才是可能的,即诸如疼痛这类的经验本身可以作为受苦者对生活世界中经历的某些困境的反应,而这些困境在本质上必须是非躯体性的。在躯体化的例子里,个人所必须面对

---

① 我在《胡塞尔现象学中视域的起源》(*The Origins of the Horizon in Husserl's Phenomenology*)(参考 Geniusas,2012,177 - 224)的第三章中详细地处理了生活世界的这三个含义。

的各种各样的矛盾被转译和表达为躯体性抱怨。处于疼痛中的身体将自己展现为一非躯体性障碍的隐喻。因此，通过躯体化而产生的对于疼痛的理解需要复杂的诠释学来达成①，它能够将经验解密并澄清其隐喻性本质。这一诠释的成功或失败最终取决于它是否能够揭示那些受苦者有意识或无意识地以躯体化方式来经验和呈现的，本质上是非躯体性的困境。但如果是这样的话，那么个人在生活世界中的根植性，以及他与在预先给定的历史性和社会文化世界中存在的多层面和经常是矛盾的意义结构的接触，构成了躯体化的根本性预设。只有通过将经验主体重新摆入被视为经验的来源和经验发生的场域的生活世界中，我们才能让躯体化变得可以理解②。

———————————

① 如 Drew Leder 在一个稍有不同的语境下颇有见地地评论的，"反思性的意识依赖于那些必然地逃避它的东西。关于身体的现象学者总是并必然是一个诠释学家。对于身体对意识隐藏得最深的区域的探索仅是一对这一诠释学进路的扩展"（1990, 37）。

② 我们可能会问（而这一问题是有好的理由的），这一关于躯体化的现象学有什么在治疗上的重要性呢？遭受疼痛的病人知道他们的躯体性痛苦源于他们在生活世界中经验到并持续经验的各种张力，这对他们的情况有帮助吗？一个广为人知的事实是，当病人从他们的医生口中听到他们所遭受的疼痛是躯体化的，他们将这一解释诠释为表明他们已经被他们的医生放弃了的信号。普遍地，遭受疼痛的病人会觉得当他们的医生无法识别出其疼痛的器质性原因时，这就等于医生们拒绝承认他们的躯体痛苦的合理性。（参考诸如 Bullington, 201; Slatman, 2018）。鉴于这样的情况，这里的现象学论题（我们很多的疼痛都是源自我们对在生活世界中经验到的各种张力的躯体化）似乎并不能帮助到遭受疼痛的病人。恰恰相反，我们可能会担心，如果在这里所展示并被辩护的现象学论题被医护人员所接受的话，这只会让病人的情况恶化并加剧他们的痛苦。作为回应，我想要强调两个相连的点。第一，很关键的一点是，要区分对躯体性痛苦的本质的理解以及帮助病人应对他们的痛苦。不幸的是，这两者并不总是并驾齐驱。现象学研究的目标首先是理解这一现象，而我公开地承认了为了让这一理解能满足一治疗性的功能，还有进一步的步骤要做。第二，仅仅是观察到关于疼痛经验的某一理论有着负面的治疗意义是不足够的。我们必须进一步澄清在这些不受欢迎的结果背后的原因。显然，这些原因与现象学理论本身并无什么关联。反之，它们与以下这一广泛流传但毫无根据的信念有关：只有那些有器质性原因的躯体性疼痛才能被当作是真正的痛苦。这一信念不仅限制了我们理解躯体性痛苦的理论性能力，也阻碍了病人接受他们自己的经验的真正本质的实践性可能。

心理化的过程所跟随的是相反的轨迹：尽管其根源是器质性的，它不以器质性的形式展现自身，而是将自身展现为精神性现象。当疼痛被心理化时，它将自己展现为一种躯体性苦痛，为一个隐喻，这一隐喻同时隐藏而又表达了躯体性的不安，并将它们呈现为社会性政治性或人际性问题。疼痛因此将自己揭示为一有器质性根源和精神性表象的多层面现象——一对躯体性抱怨的隐藏表达。因为疼痛根植于器质性层面，并被经验为心理性感情，疼痛被证明是在现象层面与特定的躯体性破裂或创伤没有什么联系的经验。在现象层面，疼痛将自身展现为精神性现象，而它本身理应是被在生活世界中展开的事件所激发的。这由心理化的过程带来的对个人自身经验的重新诠释转变了个人在生活世界中的在场。当经验主体将器质性现象重新诠释为精神性现象时，被视为现实与具体的经验世界的生活世界获得了新的意义结构。这使得我们能够主张，只有那些在作为经验发生的场域和经验的归宿的生活世界中存在的经验主体能够进行心理化。

如 Kirmayer 曾经说的，"关于躯体化的综合性理论必须展示身体性经验是如何塑造并反过来被社会性过程塑造的"（1984b，253）。在经过必要修正后，我们可以将同样的说法应用到心理化上。对生活世界（它作为经验的来源，经验发生的场域与经验的归宿）的现象学研究为我们对心理化进行综合性理论化所依赖的根本性预设提供了一套理论。

五、在家感与无家可归之间：在生活世界中的不和谐

到目前为止很清楚的一点是，诸如躯体化和心理化这些过程只有当疼痛主体是一具身性主体时才是可能的，而这具身性主体也可被视

为存在于生活世界中的个人。通过这一论题，我们能够认识到现象学在那些关注于躯体化和心理化的研究领域的框架下能作的贡献。然而我们不能止于这一认识，因为与之相反的一点也是正确的：对躯体化和心理化所依赖的条件的探究也可以丰富我们对生活世界的理解。

　　为了展示这确是如此，让我们问：我们要如何理解诸如躯体化和心理化这些现象的普遍性存在？我们可以通过四个分析性步骤来获得一个答案。第一，个人是表达性存在，这一点必须要被显示出来。第二，需要被进一步展示的是，生活世界的功能不仅是表达的媒介，也是其一般性语境，在这语境之中某些表达被去合法化了。第三，我们有理由去主张：当直接的表达被去合法化，个人会采用间接的表达方式。第四，在前文中提到的认识的基础上，我们可以进一步推测躯体化和心理化的过程是将个人的身体转化为某种含蓄的隐喻和加密信息的沟通模式。让我们仔细地探讨这些说法。

　　如我们在胡塞尔的《笛卡尔式的沉思》《欧洲科学危机》以及其他的已经发表和未发表的研究手稿（其中很多最近被收录于 *Husserliana XXXIX*）中所了解到的，作为一文化性和社会历史性世界的生活世界是一构建性存在，它有赖于作为人类主体的其他自我的构建。对于他者的构建是将经验主体从独我性孤独中解放出来的东西：它使得主体认识到世界上存在着其他能够以第一人称视角理解世界的存在。然而，这一主体到底如何能够认识到他者不只是一物体，而是对物体的意识呢？在这里我们遇到了对我们的目的来说有着关键重要性的认识：当且仅当他者被视为表达性存在，也就是其具身性在场将其内在世界表达出来的存在的时候，我们才能认识到他者是一有关生活世界的另一视角的来源①。显

_____

① 在当下的语境中，表达需要以一相当广泛的意义来理解，这并不只局限于语言的表达。如果我们想要将其他人类或非人类动物认识为活的身体，那么（转下页）

然,正如对于主体间生活世界的构建预设了我将其他主体认识为其他个人,与之相连,它也预设了其他主体认识到我是个人。在缺乏这一双重认识的情况下,对于主体间生活世界的构建就不会可能。只有当其他主体以拥有内在性之存在的形式被给予我,以及只有我自己以这样的存在形式被给予他人,生活世界才能被构建。对他人作为表达性存在的认识属于生活世界的前提。

让我们不要忘记个人将生活世界构建为某一家的世界,而作为特定的自明的场域,它与被视为其他自明所属的场域的外在世界区分开来。照理来说,这意味着生活世界只会促进某些表达的发展,也就是那些与已经确立的、将一特定的家的世界与外在世界区分开来的意义结构可以和谐存在的表达。这进一步意味着除了促进某些表达的发展,生活世界,作为家的世界,也会将其他表达去合法化,也就是那些严重地与确立已久的存在于某一生活世界核心的自明相冲突的表达。除了作为个人能在其中表达其感觉、想法和情感性取向的世界,生活世界也同时作为一将对其他想法、感觉和情感性取向的表达去合法化的先发性语境①。这一认识对我们的目的来说有着关键的重要性:它使我们

(接上页)它们的具身性存在必须要表达一内在的生活。我们必须将这一表达的广泛意义与一个更加局限性的与语言表达有关的意义区分开来。就语言表达对超验性的世界构建的意义来说,我们也可以参考胡塞尔,1973b,224。在这里,胡塞尔论证了人类和非人类动物之间的根本区别与语言和表达有关。因为这一原因,胡塞尔论证我们的世界在根本上是与动物的周遭世界不同的。语言表达传达一可能的经验,这本身变成了我们的文化性和社会历史性周遭世界的一部分。

① 社会去合法化的一般性问题,以及个人通过患上特定的疾病将身体转化为一表达的媒介的更加具体的方式在女性主义著作中有涉及,而它们特别关注于女性的身体。在这方面,我们可以特别参考 Iris Young 的《像女孩一样扔》(*Throwing Like a Girl*)(1980)、Janice McLane 的《皮肤的声音》(*The Voice on the Skin*)(1996),以及 Susan Bordo 的《难以承受的重量》(*Unbearable Weight*)(2004)。这些研究关注于具身性的受限空间性,作为一种表达形式的自我残害,以及作为社会性回应的一种形式的减肥、厌食症和暴食症。就疼痛现象学来说,我们仍然需要在更多必要的细节中对社会去合法化的角色作研究。

质疑家的世界是依赖于和谐经验来构建的周围世界这一观点。根据胡塞尔在他分析家的世界的研究草稿①中经常重复的观点,作为对我以及我自己的集体而言都是合理的家的世界是在和谐经验中被给予的②。尽管胡塞尔的说法与这相反,诸如躯体化和心理化这些过程的普遍性出现证明了以下这一事实:家的世界与高度不和谐的经验相连,其中很多要么就无法与彼此协调,或至少是仍未成功地与彼此相协调。某些经验的表达在某一特定的家的世界中是被去合法化的,这些经验的存在强迫我们重新思考家的世界是否理应具有和谐性的本质。家的世界到底是什么? 在胡塞尔现象学中,这一概念没有一个严格的定义。清楚的是,关于世界建构的发生性理论,胡塞尔区分了不同的构建性层面。胡塞尔将最底层的层面称为原始(primordial)的世界,也就是仍未是社会性,仍未是历史性,仍未是文化性的世界。这一世界与个人自身的经验相连,而在这里所说的个人经验指的是在原始性还原的框架下的经验。胡塞尔将家的世界称为是第二层的构建性层次。与原始世界相反的,家的世界已经是主体间的、文化的和历史性的世界。对于外在世界的发现属于第三层级的世界构建。这一发现对于客观世界的构建有关键重要性,因为它使得我们能够区分世界本身和个人自己的周遭世界。最后,作为包含了所有不同的家的世界的可观世界是世界构建的第四以及最后层次。

---

① 很多这些手稿被汇编在 *Husserliana XV* 和 *Husserliana XXXIX*。参考胡塞尔,1973b,特别是文本 14 号和 27 号,以及伴随它们的附录。也可以参考胡塞尔,2008,特别是附录 XI 到文本 16 号,还有文本 17 号和文本 35 号。

② 例如,参考胡塞尔,1973b,216。或者如胡塞尔在另一个不同的手稿中所写,"这世界对我们来说,它是从我们的经验之中诞生的,是从包容性的、和谐地流动的经验中诞生的"(1973b,218)。我们不应该忽视胡塞尔不仅谈到了在我们个人的生活中展开的和谐,他也清楚地认识到公共生活经验和谐(Einstimmigkeit des gemeinshaftiches Erfahrungslebens)(参考胡塞尔,1973b,222)。

在这一分类法中,被视为家的世界的生活世界似乎应该被视为一在和谐经验中被给予的世界。与对外在世界的构建相反,这一世界看上去是没有在第三构建性层级产生的矛盾的。因此,胡塞尔一贯地将家的世界说成是在和谐经验中被给予的世界也就不让人惊讶了。然而,胡塞尔本人关于对家的世界的构建的更详细的理论使我们质疑这一观点。胡塞尔将家的世界视为包含了一系列不同的个人世界的综合性统一体(参考胡塞尔,1973b 的附录Ⅻ)。他声称每一个人都有他自己的私人世界,这需要与集体的家的世界区分开来。如果是这样的话,为什么胡塞尔会将家的世界描述为是与和谐经验相连的,以及为什么他会排除在这些"私人世界"和集体的家的世界之间会产生冲突的可能性,这就变得令人不解了。还有就是,让我们不要忽视每一个家的世界都是生产性和历史性的,这意味着每一个家的世界都会持续地获得新的特质。我们如何能够将家的世界的历史性与它理应一直都是通过和谐经验被构建的事实兼容在一起? 这完全是令人不解的。进一步说,让我们不要忽视在胡塞尔的著作中,家的世界这一概念是作为具有高度弹性的术语来运作的。一个小孩子生活的居室可以作为小孩子的家的世界来运行,同样,房子、街道、邻居、城市边界,以及国家边界也可以起到同样的功能。考虑到这样的情况,到目前为止,以下这两点是令人不解的:为什么胡塞尔会将家的世界描述为一与和谐经验相关的世界? 鉴于各种不同的小的"家的世界"是个人实际的家的世界的构成元素和组成部分,为什么他会排除在这些不同的小世界之间会发生各种冲突的可能性。根据胡塞尔的说法,一个家的世界在很大程度上是由神话式的信念(参考胡塞尔,1973b,217)组成的。鉴于这一描述,我们也不清楚为什么要假设从个人的家中产生的神话式信念亦必须一直以及必然与流行的信念相协调。同样,为什么我们的邻居特有的"神话式信念"必须要与整座城市的"神话式信念"相协调呢？实际上，神话本身就使得我们怀疑构成家的世界基础的经验理应是同质性的这一观点。索福克勒斯的《安提戈涅》就足以说明这一点，她与克瑞翁国王关于如何埋葬她的哥哥波吕涅刻斯这一问题所展开的争论让我们看到，在（不仅是）安提戈涅，还有克瑞翁、欧律狄刻，以及海蒙各自不同的家的世界之间存在着不可解决的矛盾。我们没有权利在关于对生活世界的构建的哲学理论中忽视这样的冲突。这些冲突的无可置疑的出现要求我们抛弃我们的家的世界理应是通过经验的和谐本质被给予我们的观点。这一观点无法以现象学的方式被论证。

　　如果我们确实没有将家的世界描述为一与和谐经验相连的基础，那么我们也就需要去质疑胡塞尔的家的世界是一个个人在其中感觉到"在家"的世界［"die Welt, in der er heimisch ist"（胡塞尔，2008，154）］[①]的观点。这是躯体化和心理化的过程所教给我们的。它们表明作为根本上是表达性之存在的个人在生活世界中，同时是在家的和无家可归的。它们透露出生活世界发挥着视域的功能，其中，表达会被合法化也会被禁止。然而，无论生活世界的具体结构有多压抑，它们也无法改变个人在根本上的表达性本质。在本质上作为存在于生活世界中的表达性存在，个人无法不去寻找解决他现在遇到的矛盾的方法。我们可以将躯体化和心理化理解为对这一矛盾的巧妙的解决方法。在两个家的世界的概念之间产生的张力（作为表达性的场域的家的世界和将表达性去合法化的场域的家的世界）可以在间接话语的基础上被克服。躯体化

───────────────

① 或者，如胡塞尔在另一份手稿中所写的，"我，作为经验的主体，拥有下一个周遭世界，'临近的世界'，我们可以称之为家的世界，这一世界被我们视为世界本身，在其中，我们因为自身的经验而感觉如在家中"（1973，211；本书作者的翻译）。在这一手稿中，胡塞尔进一步将这家的世界描述为广为人知的熟悉的周遭世界，其熟悉性源于我们自身经验的获取。

和心理化显示当直接的表达被禁止后，个人会将他自己的身体转化为藏匿的隐喻。无法在言语中被表达的东西会以躯体化的方式被表达。

在这里，我们再一次见证具身性至关重要的功能。在躯体化的例子里，我们将我们在生活世界中经历的张力不仅理解为、也转化为高度模棱两可的现象，它们可以被理解为加密的信息或躯体性现象。与之相似，在心理化的例子里，我们不仅被躯体性破裂和创伤所影响，我们也将它们重塑为可以用同样模棱两可的方法来理解的现象。这样的一种巧妙地将我们的躯体性和心理性感觉转化为隐喻的行为同时表达了而又隐藏了它们想要表达的内容，这极大地丰富了沟通的结构，以至于这些表达的意义获得了多层的构造。这不仅仅是说我们现在可以以间接的形式表达一些在其他情况下我们可以以更直接的方法表达的东西。除了作为加密的信息而存在之外，间接的表达也同样有力地说出了个人对以直接方式表达自身的无能为力。因此，个人同时表达了其对被噤声的抗拒以及被噤声的事实；他将本可以以其他方式表达的东西表达了出来，但在同时，也表明了对以其他方式进行表达的无能为力。

躯体化和心理化的主体不需要意识到他们自己的转化性力量。这意味着我们在这里描述的矛盾和其解决方法不仅可以在意识的层面，也可以在前意识层面发生：个人要么意识不到它们，要么是意识到它们但拒绝承认它们的存在。我们仍有机会回到这一问题。目前，我们强调这些过程是可以理解的，是因为个人在前反思的层面已经能够通过将感觉、情感和思想转化为伪装的表达从而掩盖和修改它们。

正如这些过程在很大程度上是前意识的，它们也在很大程度上是非认知性的：个人并不以主题化和显性的方式意识到它们，而是以非主题化和隐性的方式意识到它们。我们在这里所遇到的是前反思性的表达形式,这一事实意味着作为躯体化和心理化主体的个人不仅追寻对他人的理解,也同时追求显性的和主题化的自我理解。我们在这里所遇到的很有可能是某些形式的疼痛(我所想强调的是不同种类的慢性疼痛)抗拒结束的原因之一:当疼痛被诠释为一种躯体化或心理化时,它会被证明是一种伪装程度很深的隐喻,不仅是他人,受苦者本人也会觉得这一隐喻难以理解。

在经验的开始,疼痛经常会被经历为有敌意的和无意义的感受-感觉。我们可以将它的无意义和敌意理解为以下两者之间的矛盾,一方面是受苦者自身的经验,而另一方面是已被确立的意义结构,这一结构构成了某一特定的家的世界的核心。我们有很好的理由去主张在躯体化和心理化的例子里,受苦者会认识到原初经验的无意义。这或多或少是隐性的认知可能是自己施加的:我们因为自己的心理性倾向或某一特定语言的表达性限制而无法表达情感,而这触发了躯体化和心理化过程,上述的自发认知也会产生。与之相似,当直接的表达因为社会文化和政治原因被禁止时,这一对我们的原初性经验的无意义的认知也可以被外在因素所施加。在两种情况下,躯体化和心理化的过程都可以被视为是有意识或无意识的尝试,以表达无法被表达的东西以及为无意义的东西注入意义。

然而,我们需要为这些转化和重新诠释的行为付出一定的代价。就好像躯体化和心理化的受苦者认识到原初经验的无意义(否则,他就不会有动机去将原初经验躯体化或心理化),他同时也隐性地或显性地意识到,这些被转化的对他的经验的表达掩盖了原初的无意义。因为他内在的表达性本质,躯体化或心理化的受苦者不得不求助于间接的表达方式,但我们也可以假设他同时也知道得太多而因此认识到这些表达的虚伪本质。躯体化和心理化的受苦者因此想出了相当巧妙的方法来与他自己玩捉迷藏。他欺骗自己,然而他也认识到欺骗是欺骗。照理来说,某些形式的痛苦之所以拒绝停止不是因为经验的主体了解得太少,而是因为他知道得太多了,无论这一知识可能是多么地非主题化和隐性的。

从这一点上,我们可以得出一重要的启示:被视为躯体化和心理化主体的个人必须在深层次上是分裂的存在,他的自我给予缺乏清楚与明晰性。个人被给予自己,不仅是因为他可以反思性和前反思性地把握其自身,也因为他可以反思性和前反思性地表达他自身。然而,躯体化和心理化的过程显示这些自我表达的形式可以被毫无破绽地掩盖。作为躯体化和心理化主体的个人不仅躲藏他人,也会躲藏自己。个人在根本上是表达性的存在,他知道如何在表达自身的同时与自己保持安全的距离。

六、受虐狂和躯体化

在本书中,疼痛一直是被看作是一具有经验性特质的令人反感的身体性感觉,它只能在原初的第一手经验中被给予为感受-感觉或情感。前面的对躯体化和心理化的分析详细地澄清了我们要如何理解疼痛经验的情感性维度。到目前为止清楚的是,如果我们对所谓的非意向性的感受-感觉和包括情感在内的意向性感受作太过严格的区分,我们会承担误解疼痛经验的本质的风险。然而,我们需要强调,关于躯体化和心理化的现象学不仅仅是因为这一原因才是重要的。在本章中提供的分析也让我们能够处理另一与受虐狂的存在有关的考虑。通过我们提出的定义,我们要如何理解对疼痛的爱?我们不难看到,任何对疼痛的喜爱都构成了对我们提出的对疼痛的理解的严重挑战。如果,如定义所说，疼痛是令人反感的感觉，它的经验性特质是清楚地令人难受和不悦的，那么受虐的愉悦似乎就不可能了，而当我们将它们描述为对疼痛的喜爱时，我们根本不知道自己在讲什么。然而这种类型的论证在现象学中是没有价值的：我们不能仅仅因为某一经验性现象无法与我们提出的构想相调和就否认或或忽视其存在。

　　我们似乎可以通过主张这一点来化解这一困境，即只有当我们将疼痛本身当作是喜悦的对象时，受虐性喜悦才是令人不解的。无论疼痛本身（对于受虐狂来说）是喜悦的对象这一点看上去有多不言自明，它仍可能被证明是站不住脚的。我们早在西塞罗的著作中就能找到这一观点：

　　没有人会拒绝、讨厌，或逃避喜悦本身，但那些不知道如何以理性的方式追求喜悦的人会遭遇极其痛苦的后果，他们也许会逃避喜悦。同样，没有人会喜爱或追求疼痛本身，但劳累和疼痛在一些情况下或许会帮人们获取一些巨大的喜悦，人们也许会因此追求疼痛。我们可以举一个平凡的例子，如果我们不是期望得到一些好处，谁会去做辛苦的物理性锻炼呢？（西塞罗，1914，bk. I. sec. 323）

　　根据这一观点，受虐性喜悦的对象并非疼痛本身，而是我们以疼痛为代价获得的喜悦。这一观点认为就性受虐狂来说，鞭打、践踏、拍打、扯头发、撕咬或者抓挠会被经验为痛苦的，但伴随而来的性喜悦是相当令人愉快的。这是 Colin Klein 对性受虐狂的描述："疼痛与愉悦的边界大致是：鞭打是痛苦的，而性爱是愉悦的，在两个例子里都没有任何神秘的东西。"（2015b，170）[1]这里没有什么神秘的，除了以下这一点：

----

① Klein 的这一理论称作一"揭示性的解释"。他并不相信这一解释能够解释受虐性喜悦。在 Klein 的观点看来，揭示性解释必须被语境性解释取代，而语境性解释有两种。一种解释依赖于以下这一直觉：受虐性喜悦的对象是一些存在于世界中的复合状态。另一种解释则认为受虐性喜悦的对象是一复合的知觉。Klein 自己为第二种可能性辩护（参考 Klein，2015b，167 - 182）。

疼痛在定义上来说就是令人不悦的。如果是这样的话,那么疼痛要如何被视为是获得更高级的喜悦的必要手段呢? 通过声称受虐性的爱是对喜悦而非疼痛的爱来消解上述的困境是一件事;但要解释在定义上就是不令人愉悦的疼痛如何构成更大的喜悦的必要条件是另一件事。

让我们回到西塞罗的观点:没有人会"热爱或追求或渴望获得疼痛本身,因为它是疼痛"(1914,bk. I, sec. 323)。我们到底要如何理解这里的"疼痛"? 如我在第二章中所论证的,疼痛是一分层化的现象,而如我在第三章中进一步展示的,并非每一种疼痛都被经历为如 Roger Trigg(1970)所说的"完整的疼痛经验"。意识可以以各种不同的方式来理解疼痛感觉。如我们看到的,除了被理解为是痛苦的,这些知觉也可以以漠不关心的态度来对待。在现在这个例子里,我们遇到的是一个不同的情境:疼痛感觉可以被理解为是令人愉悦的。然而,如果这些知觉如在第三章中所展示的,是内在地令人厌恶和不悦的,那么意识是如何将它的疼痛感觉理解为是令人愉悦的呢?

鉴于这一困境的存在,以下这一现象学论题获得其哲学意义:没有经验是孤立地被经历的,而总是在一个更大的经验视域中被经历。疼痛从来不是孤立于其他经验而被经历,而是被经历于更大的经验语境中,而让我们能够处理这一困境的恰恰是这一语境性框架。声称受虐狂从疼痛中获得喜悦并非否认受虐狂觉得疼痛是令人厌恶和不悦的这一明显的事实①。然而,因为这些疼痛感觉被经历为处于经验场中的时刻,它们可以以功能性的方式被理解,作为更大的喜悦的必要条件。

———————————

① 如 George Pitcher 曾经说的,受虐者"不会觉得被他们的性伴侣通过鞭打施加在他们身上的疼痛是令人愉悦的。这是多么荒唐的理念啊! 如果他们确实觉得这些疼痛是令人愉悦的,他们会寻找更加激进的伴侣。不是的,疼痛是非常令人不悦的,而这恰恰是疼痛令他兴奋的原因,是令他想要疼痛的原因。没有了痛苦,整个活动就是无意义的"(1970,485)。

当疼痛感觉被理解为发挥着产生更大的喜悦的作用，它们可以被经历为同时是痛苦的和令人愉悦的。

为了澄清这如何发生，让我们回到西塞罗：尽管没有人会因为疼痛本身而喜爱或追求疼痛，但偶尔会有这样的情况——劳累和疼痛会帮人们获取一些巨大的喜悦(1914，bk. I, sec. 323)。我们有多种不同的方式来澄清这些情况。在 Colin Klein 近期的研究中，我们可以看到对于其中一种方式的令人信服的解释，这方式依赖于 Klein 所称的"在边缘调情的经验"，而他认为这一方式是"关于受虐狂的界限模糊理论"的基础。

在受虐性喜悦的例子中看上去是共有的，并可能是独有的，是将痛苦感觉推到接近于无法忍受的界限的过程。我们可以将这称为关于受虐狂的界限模糊理论。在疼痛处于几乎难以忍受的模糊边界的情况下，受虐性喜悦变为可能。因此我们可以进一步地阐明受虐性喜悦的结构：受虐狂处于疼痛中(或处于一些其他的负面性经验中)。疼痛是痛苦的。疼痛几乎是但仍然不是难以忍受的。在适当的情况下，处于几乎但仍然不是难以忍受的疼痛中可以是令人愉悦的。(2015b,177)

简单来说，受虐狂所经历的疼痛确实是痛苦的，发现自己处于无法忍受的疼痛的边界这一经验是令人愉悦的：关于受虐狂的界限模糊理论是如此说的。这一理论展示了疼痛是如何在更大的经验语境中被功能化以及被转化为我们可以通过它来获得独特的喜悦的方式。然而，还有其他的方式来将疼痛功能化。为了明白这一点，很关键的一点是不能忽视在受虐狂的例子里，疼痛的功能不需要是激发更大的喜悦；它的功能也可以是降低其他形式的苦痛的程度。为了展示这一点，我们需要回顾上文中关于躯体化和心理化的讨论。

如我们在上文中看到的，这些过程不是完全地在个人的背后展开，它们在很大程度上是被个人的信念所激发，这一信念是：当这些苦痛经验被转化，对于个人自己来说或对于那些在他身边的人来说，它们会更容易地被解决。在前文的讨论的基础上，我会主张，对于各种形式的物理疼痛的喜爱来源于心理性的痛苦和苦恼，这些苦恼对于个人来说无法承受，以至于他必须找到逃避的方法。就这方面来说，喜爱个人的疼痛的目的是掩盖更令人不安的痛苦，如果我们要让这些痛苦变得可控，我们就要将它们转化为躯体性疼痛。关于躯体化和心理化的现象学让我们明白对于物理性疼痛的喜爱是其中一个使得个人能够将他认为是无法忍受的心理形式痛苦隐藏起来的巧妙方法。也就是说，对于物理性疼痛的喜爱源于个人对于从心理性痛苦中解放的追求，以及对向自身保证他的不幸的来源"只是疼痛，在此之外就没有别的了"的追求。因此毫不意外的一点是，受虐狂从来都是对在很大程度上是可以控制的疼痛的喜爱，而从来不会是对如慢性疼痛这样的东西的喜爱（参考 Stoller，1991）。喜爱疼痛是喜爱它的可控制性，只要它可以被看作是对不可控制的东西的替代品①。

让我们以两组反思来进行本章的总结。第一组反思与我提出的疼痛现象学之于哲学人类学的意义有关；第二组反思与痛苦的命令理论有关，这一理论在当代疼痛哲学中扮演了重要的角色。

首先，让我们回到引导本书最后两章的议题上来：对于哲学人类学来说，疼痛现象学有什么意义？显然，在哲学人类学的框架内进行疼

---

① 有人可能会论证还有其他的方式来将受虐性痛苦理解为是喜悦的。我们可以深刻地确信我们是应该被惩罚的，并将物理性疼痛诠释为惩罚的一种。在这些情况下，我们甚至可能会主动寻找受虐性疼痛，且我们可能会将它们经验为非常令人愉悦的东西。然而，我会论证在这里我们所面对的是在上文中描述的一般性结构的个例：因为疼痛将其中一种更大的痛苦减轻了，我们才将疼痛经验为是令人愉悦的。在这一个例中，认为我们应该被惩罚的一般性感觉恰恰是造成我们最大的苦痛的原因，而受虐性疼痛减轻了那种苦痛。

痛现象学研究并不意味着只集中关注于人类疼痛。相反，为了要与哲学人类学相关，疼痛现象学必须与我们对作为人的意义的理解相关。

现象学引导我们将人类看作是处于生活世界中的个人，而这两个概念都是在现象学为它们提供的丰富的意义中被理解的。通过在这里所提供的分析，我们可以进一步将个人描述为在根本上是表达性的存在。除了作为经验的主体，个人也是关心他自己经验的意义性的主体，这可以从以下两个方面来理解：他绝不会对经验的无意义感到满意，而且他会一直愿意反抗它们的无意义。我们可以将意义的行为描述为表达性行为，只要我们以足够广泛的意义来理解表达（这包括了语言性和非语言性的表达）。个人所经历的经验要求被表达，无论是语言性还是非语言性表达，因为通过表达它们，我们为它们赋予意义，或至少反抗了它们的无意义。

如我们可以看到的，不是所有的生活经验都可以在具体的生活世界的框架下被表达。作为具体的文化性和社会历史性世界，生活世界同时会促进以及压抑个人表达他的生活经验的能力。只要个人表达他的经验的能力被压抑了，个人就获得了寻找间接形式的表达的动机。我们可以将个人能够将他自己的生活经验转化为间接表达形式的能力看作是个人杰出的独创性的标志。当生活经验无法被谈论，那么它自己就会以隐喻的方式讲述自身。而更加惊人的一点是个人不仅能够对他人和世界隐藏自己的表达性，他甚至能将这一表达性对自己隐藏。当个人的生活经验要求被表达，但他的表达能力被压抑并且他将这一被强加的压抑内在化时，上述的情况就会发生。在这些情况下，表达的间接形式会是对个人隐藏的。

通过认识到具体生活世界的结构具有同时促进和压抑我们表达生活经验的能力，我们还可以得出另一个重要的结论。这一认识要求我们去进一步声称作为处于生活世界中的个人的人类在生活世界中同时是在家而又无家可归的。人们发现自己处于具体的生活世界的结构中,而这一结构同时会促进以及压抑他们向他们的经验妥协的能力,他们必须经历在处于生活世界中的无家可归感和在家感之间产生的张力。因此,我们认识到我们自己的无家可归性,却无法逃避我们自身存在的具体时空界限。我们因此必须经历在自由和决定论之间的张力,在反思性的自我透明和自我不透明之间的张力,还有在向自己的经验妥协的意愿以及逃避这些经验的意愿之间的张力。

其次,让我们转向第二组反思。声称疼痛是命令性的意味着主张它们是有内容的知觉以及这内容是以保护身体受伤部分的命令的形式而出现的。这一理论的支持者们声称这一理论解释了疼痛的生物学目的:就好像饥饿和口渴,疼痛保护了我们的身体完整性。我们不得不听从这一命令,而只要我们听从它,我们就会恢复。

前文中对于躯体化和心理化的讨论在很大程度上拓宽了疼痛的命令性的含义。疼痛确实尝试告诉我们一些东西,但是它所说的东西的含义并不是一开始就显而易见的。因此,我们很难同意 Colin Klein 以下的观点,当他在关注疼痛的时候,他主张"命令是直接地而且不经考虑地引导行动的"(2015b,5)。在躯体化的例子里,疼痛的意义并不能在其躯体性呈现的层面被找到;在心理化的例子里,它的表达形式可能不是躯体性的。简言之,就如 David Bakan 曾经说的:

去尝试理解疼痛的本质、去尝试找到它的意义,本身已经是对疼痛的命令进行回应。没有其他的经验会以同样的方式要求并坚持被解释。疼痛强加给我们关于它的意义的问题,特别是那些关于其原因的问题,因为原因是它的意义的一个重要部分。在那些疼痛剧烈并且顽固且疼痛的原因模糊不清的情况下,疼痛对被解释的要求是最赤裸裸

的，它在受苦者所问的"为什么"中展现出来。(1968,57-58)

　　我会主张在疼痛经验中铭刻的根本性命令并不是"停止"，而是"聆听"。同时，尽管对一些命令的理解不需要思考，仍有其他命令要求小心地解读和诠释。Klein 所认为的作为命令的疼痛并不提供任何信息的观念是错误的。我们都对让我们去理解的命令很熟悉。就疼痛是去聆听的命令来说，它也是去理解的命令，照理来说，疼痛经常拒绝被停止的其中一个原因恰恰是我们无法理解它们。在某种意义上说，慢性疼痛的经验（这在疼痛的命令理论中尴尬地被忽视了）可以被比作回响的信息，而这一信息的预期接收者要么没有承认这是一信息，要么无法理解这一信息。躯体化和心理化的过程让我们明白慢性疼痛拒绝停止的其中一个重要原因是：我们无法理解这些疼痛，我们不知道这些疼痛是被编码的信息或表达的间接形式而非直接的命令。

结　论

　　关于疼痛的现象学解释必须是方法论的以及系统性的,然而出于一些原则性的原因,它无法是总括性的。疼痛是极其复杂的现象,实际上它如此复杂以至于任何理论都不可避免地会忽视某些疼痛经验的重要方面。尽管在某些忽略背后的原因可能是策略性的,若有任何研究者声称所有的忽略都是事先计划好的,那么他就是自负以及自欺的。任何对疼痛的研究,包括现象学导向的研究,都只能是暂时性的。这或许就是为什么那么多对疼痛的研究都没有一个总结性章节的原因,或许我们也可以补充说,这是一个好的原因。

　　然而,对某一研究的总结不需要被视为一组最终的话语。它也可以为不同的目的服务,也就是说,它可以提示在这一领域中的研究采取的进一步方向。记住这一点,让我们简短地概括这一研究的成果,而我的目的仅是显示为什么我认为它们对未来的研究是重要的。

　　我们被三个根本性的任务所引导:方法论的、概念的、人类学的任务。当我们处理现象学研究的方法论导向的时候,我们关心的是在何种确切的意义上关于疼痛的研究可以被算作是现象学研究。根据本书中辩护的观点,悬搁、现象学还原和本质变更的方法构成了现象学导向的疼痛研究的三个根本的和不可或缺的原则。然而,如我进一步论证的,这些原则是必要的,但不是充足的。将本质变更的方法仅仅理解为一组由一些实际的研究者进行的想象性变动是普遍的误解。为了避免这一误解,我论证想象性变动必须用事实性变动加以补充。我也主张这一补充提供了将现象学当作是对话性导向的学科所需要的理由。除了这些,我进一步地论证了我们需要以发生性现象学的原则来补充静态现象学(它是一基于上述三个根本性方法而发展出来的方法论观念)。这些就是现象学研究的根本性原则,根据本书中辩护的观点,只要一个研究服从于这一方法论导向,那么它就有权利称自己为现象学的研究。

这一方法论的反思有什么意义? 第一,我必须强调问这一问题本身的至关重要性,即关于在何种意义上研究能被称为是现象学的研究的问题。在宽泛的意义上理解现象学,把其当作任何从第一人称视角进行的分析是相当普遍的。然而这个对现象学的宽泛定义是相当令人困惑的,这是因为它表明各种自传、经验性导向的分析、内省主义的报告,甚至是心理性研究都可以被贴上现象学的标签。特别是在应用性研究里,许多称自己是现象学的研究在方法论的意义上都不是现象学的。因为这一情况的存在,在这里提供的方法论反思被证明是对我们的研究极有帮助的,因为它使得我们能够克服在这一领域中的很多误解。在这方面,指出现象学研究所依赖的根本性原则为两个重要的目标服务: 它提供了准确地指出在这一领域中的中心观点以及深植于这些观点中的最重要的见解所需的方法;通过将关于疼痛的现象学研究与其他仅仅是自称为现象学的自传、疼痛叙事、内省主义,甚至是心理主义理论中区分开来,它也使得其他的研究领域能够认识到现象学研究的意义。

第二，这些反思也为未来的研究提供了有力的方法论基础：它们澄清了必须引导一现象学导向的研究的根本性方向。现象学首先是方法，因此熟悉这一方法所依赖的根本性原则是至关重要的。在疼痛研究这样的领域里，有一危险是将现象学误认为是这样的一个研究领域：它的关注点是第一手经验，但除了提醒我们关注生活经验，它无法再做更多的事了。纠正这一对现象学的讽刺是极其重要的，而没有比澄清现象学研究所依赖的根本性方法论导向更好的方法去实现这一目标了。

第三，我论证了通过为想象性变动补充以事实性变动，我们可以将纯粹现象学转化为对话性现象学。我认为这一对话性导向在当今疼痛现象学中的缺失构成它的一个重要的局限。特别是鉴于在构成当代疼痛科学的多种类领域中所取得的巨大成就，如果疼痛现象学独自忽视在其他学科中流行的思想讨论，它就有变成孤立的和过时的领域的风险。现象学不应该成为它自己（应该是方法论性质的）的纯粹性的受害者。

第四，可预见的是，有些人会质疑我在这里辩护的方法论原则的必要性甚至是合理性。本质变更的方法是否真的对于现象学来说是关键的？进一步来说，想象性变动是否真的需要被补充以事实性变动？以及这一补充是否真的将纯粹现象学转化为对话性现象学？我们还可以在这三个问题之上加上第四个问题：难道不是说现象学既不是一教条，也不是某一思想流派，而是思想的某一特定风格吗？显然，我们如果想称自己的研究是现象学的，我们不需要服从胡塞尔现象学的根本性原则！我们只能欢迎这样的反思和争论，这尤其是因为就目前来说，没有关于疼痛的现象学研究已经讲清楚了那些必须奠基并指导现象学导向的研究的现象学原则。我在这里所提供的方法论反思会起到一个相当重要的作用,尽管它们不一定在字面意义上被接受,它们也能激发其他研究者去提出另一组对于现象学导向的疼痛研究来说是根本性的方法论原则。正如与现象学的本质有关的一般性问题那样,更具体的关于疼痛现象学的本质的问题也必须保持其持久的有效性以及压倒性的重要意义。

本书的第二个根本任务是概念性的。我的目标是为疼痛这一概念提供一个由现象学原则所奠基的定义。我论证了确立已久的对疼痛的定义,也就是为国际疼痛研究协会所接受的定义["疼痛与实际的或潜在的组织损伤有关,或是以这样的损伤来描述的令人不悦的感觉性和情感性经验"(Merskey and Bogduk,1994,209)]出于种种原因是不能被接受的。第一,在方法论上,这一定义依赖于缺乏现象学支撑的预设。第二,就主题上来说,它无法解释疼痛经验的特定本质。我进一步主张我们在其他疼痛科学中遇到的对于疼痛的定义有着相似的弱点。本书的目标是建立一个对疼痛的新定义,而这一尝试所依赖的是奠定了现象学导向的疼痛研究之基础的根本性方法论原则。在第一章中所展示的方法论导向的基础上,我论证了疼痛是有一特定的经验性质的令人反感的身体性感觉,它只能在原初的第一手经验中被给予为感受-感觉或情感。

我认为这一对疼痛的定义,以及我为其所提供的论证,是本研究的一个最重要的成果。一般的疼痛研究、特别是疼痛现象学如此地需要对疼痛的新定义是有很多原因的:第一,尽管在疼痛科学中有关 IASP 对疼痛的定义的许多缺点的批评并非没有先例,目前为止,一个可行的替代定义还未出现。我们因此声称这一确立已久的定义并不能恰当地处理疼痛的生活经验,它服膺于生物医学的还原主义,它依赖于身体-心灵的二元论。在这点的基础之上,人们有时会说这一定义引导人们去将疼痛理解为以某种方式与经验它的具身性主体不同的"东西"(参考 Quintner 等,2008)。我的目标在于提供不会被这些缺点所影响的对于疼痛的现象学定义。

第二,就疼痛现象学来说,尽管我们普遍地认识到现象学研究不能依赖于 IASP 的定义,直到今天为止,我们仍然没有足够精细的替代定义。就现象学来说,Christian Grueny(2004)和 Abraham Olivier(2007)在他们著名的研究中展示了对疼痛的现象学导向的定义。然而,虽然两个研究不仅在分析的方面,也在我们可以从中获得的启示方面是相当丰富的,但是,无论疼痛是"受阻的飞行行动"[eine blockierte Fluchtbewegung(Grueny,2004,25)]的观点,还是疼痛是"与受伤,苦难和创痛相连的受干扰的身体性感知"(Olivier,2007,198)的观点,都不能被看作是对于疼痛的可行的定义。我已经在我的介绍性评述中提到了原因:恶心、眩晕、心痛、对过度的热和冷的知觉,对饥饿和口渴的知觉,甚至是瘙痒和压力都可以以这样的方式来描述。出于这样的原因,Grueny 和 Olivier 所提出的对疼痛的理解不能被看作是对疼痛的定义,因为他们不能为我们提供疼痛与其他知觉的差异点。

第三,在这一研究中提供的对于疼痛的定义对于经验性导向的疼痛研究来说必然是相当重要的。这一定义不仅提供了相当被需要的概念清晰性(特别是因为它建基于现象学原则),它也让经验性研究者能够避免那些持续干扰着疼痛研究的不同种类的还原主义[1]。

---

① 我认为不言自明一点是,正如一个经验性研究者可以在现象学中学习到很多东西,一个现象学者也可以在具体的经验性研究中学到很多的东西。完全可以想到的一点是,对于具体的疼痛经验类型的经验性研究会迫使现象学者更正在这里提出的对疼痛的定义。然而,这只是一开放的可能性,我们仍然缺乏改变的动机。重申在第一章中得出的中心见解,现象学者必须为想象性变动辅以事实性变动,而这其中很多都受具体的经验性研究所启发。

结 论 / 263

　　第四，如果这一研究激发了其他现象学者或在其他领域研究的学者去质疑其有效性，那么它就满足了一个重要的功能。只要他们有望能在极大程度上丰富我们对疼痛经验的现象学理解，那么这些争议我当然是欢迎的。

　　本书的第三个根本性目标与疼痛现象学对于哲学人类学的意义有关。我的目标是展示我们在胡塞尔现象学中遇到的关于个人的现象学概念不仅为我们提供了将具身性主体概念化为疼痛主体的可能性，同样，它也让我们能够分析疼痛经验的去人格化和再人格化本质。更进一步说，在哲学人类学的框架中，我的目标是展示一个将生活世界视为是疼痛经验的最终视域的现象学进路让我们能够将如躯体化和心理化这样的经常地影响人类对慢性疼痛的经验的过程概念化。

　　这一概念化疼痛经验的方法有一系列的重要意义。第一，就其哲学意义来说，我认为重新回到以下这个曾经盛行但如今几乎完全被遗忘的观点是一项极其重要的任务，这一观点认为对疼痛的哲学反思可以为我们提供有关人类存在的本质和局限的根本性见解。如马克斯·舍勒在他在1916年完成的首个版本的文章"关于受苦的意义"（The Meaning of Suffering）的开篇语句中所写的，"一关于疼痛和苦难的意义的教条，**在每一个角落，每一个时间点，在全世界**，都处于伟大的宗教和哲学思考者给人们的教诲和指导的核心"（1992，121；作者加的强调）。尽管这一信念仍在舍勒看来是不言自明的，它在当代疼痛哲学中已经消失得无影无踪了。我的观点是只有疼痛哲学找到复兴这一根本性关切的方法时，疼痛哲学才能重新获得它深远的意义。然而，我们知道反对这一观点的通常性论证。特别是鉴于我们在疼痛科学中遇到的巨大的进展，难道这一观点不是充斥着对我们来说已经失去有效性的形而上学预设吗？就好像魔法或炼金术，疼痛的形而上学或许会吸引我们并抓住我们的注意力和兴趣,但它似乎不可能以值得依赖的证据支撑它所主张的观点。鉴于这些通常性的反对意见,我会主张疼痛现象学提供了一个处于疼痛形而上学和自然主义导向的疼痛科学之间的可行的折中方案。它为我们提供了在哲学人类学的边界之内处理疼痛经验的根本性意义所需要的方法,而这并不会让研究者服膺于任何种类的形而上学假设或任何种类的自然主义预设。反之,我在这里所说的哲学人类学必须是建立在那些在这一研究中仔细探讨了的根本性现象学原则的基础上的。

第二,在哲学人类学的边界内概念化疼痛之所以是非常重要的,也是因为它为研究者提供了开展现象学和将疼痛当作"人类经验"(其中一个在文化人类学中的杰出研究,参考 Good 等,1994)来处理的一系列学科之间的相当有需要的对话的可能性。一系列在人类和社会科学中的学科已经提供了关于人类疼痛的相当引人入胜的研究;进一步说,很多这些研究,特别是在疼痛人类学中的研究,都有在广泛意义上的现象学导向,而人类学家进一步通过引用经典现象学著作来支撑这一导向。相当不幸的一点是,直到目前为止,这些研究看上去仍很少被一般的哲学家,特别是现象学学家所欣赏。通过在哲学人类学的框架之内处理疼痛,现象学将自己置于有利的位置中去与文化人类学、文化精神病学、历史学、精神分析、社会学和其他学科展开对话。我们可以将在本书的最后两章中所提供的分析看作是在这一方向上行进的最初步伐。

让我以对一些因为某些原因而还未在这一研究中被探索的问题的一些评述来作为总结。本书的第一个重要的局限性是其缺乏对非人类动物的疼痛的显性反思。我们或许会想问这一高度重要的主题是否处于现象学可研究的范围之外。毕竟,除了一系列依赖于现象本身如何在第一人称经验中展现的分析,现象学还能提供什么呢? 然而,如果这第一人称经验不是人类经验,它还能是什么呢？鉴于这些问题的存在,让我再一次强调,根据在这里辩护的观点,现象学并不应该与任何种类的自传、"疼痛叙事"、自省主义或心理主义理论相混淆。我因此会主张,我们没有好的理由去声称对于非人类动物的反思会带我们超越现象学研究的界限。尽管我没有在本书中探讨这一主题,但让我顺带地说明在这里所展示的方法论框架为从一现象学角度来研究人类疼痛和动物的疼痛提供了根本性的基础。更进一步地说,让我们尤其强调我在这里所展示的疼痛的概念并不只是为了描述人类疼痛,也为了描述非人类动物的疼痛。我因此会主张尽管这一研究没有显性地关注于动物的疼痛,它提供了处理动物疼痛的方法论和概念性基础,而探索这一主题则需要在其他研究中进行。

还有一个局限性是值得提及的：在本书中,我并没有过多地谈论疼痛现象学的伦理学含义。其中的一个原因与以下这一事实有关,在本书中我所关心的是以原初的第一手经验被给予的疼痛。我将与他人的疼痛有关的伦理学问题放在了一边。在这一遗漏背后的原因是方法论性的。一个关注于围绕着疼痛经验的伦理学问题的研究与我在这里所致力于提供的研究有很大的不同。本书中的研究应该为那些想要将这一伦理学研究建立在现象学原则基础上的人提供了完成这一任务的一个有力的方法论和概念性基础。

参考文献

Aho, Kevin, ed. 2018. *Existential Medicine: Essays on Health and Illness*. New York: Rowman & Littlefield.

Akhtar, Salman. 2012. *Psychoanalytic Listening: Methods, Limits, and Innovations*. New York: Routledge.

American Psychiatric Association. 2000. *Diagnostic and Statistical Manual of Mental Disorders*. 4th ed. Washington, DC: American Psychiatric Association.

Armstrong, David M. 2002. *Bodily Sensations*. New York: Routledge & Kegan Paul.

Augustine. 2006. *The Confessions*. Edited by Michael P. Foley. Translated by F. J. Sheed. Indianapolis, IN: Hackett.

Aune, Bruce. 1965. "On the Complexity of Avowals." In *Philosophy in America*, edited by Max Black, 35 – 57. Ithaca, NY: Cornell University Press.

Aydede, Murat, ed. 2005. *Pain: New Essays on Its Nature and the*

Methodology of Its Study. Cambridge，MA：MIT Press.

Baier，Kurt. 1962. "Pains." *Australasian Journal of Philosophy* 40(1)：1 – 23.

——. 1964. "The Place of a Pain." *Philosophical Quarterly* 14(55)： 138 – 150.

Bain，Luchuo E. 2018. "Revisiting the Need for Virtue in Medical Practice： A Reflection Upon the Teaching of Edmund Pellegrino." *Philosophy，Ethics，and Humanities in Medicine* 13(4)：1 – 5.

Bakan，David. 1968. *Disease，Pain，and Sacrifice: Toward a Psychology of Suffering*. Boston，MA：Beacon Press.

Baker，Lynne R. 2000. *Persons and Bodies: A Constitution View*. Cambridge：Cambridge University Press.

Barber，Theodore X. 1959. "Toward a Theory of Pain：Relief of Chronic Pain by Prefrontal Leucotomy，Opiates，Placebos，and Hypnosis." *Psychological Bulletin* 56(6)：430 – 460.

Benveniste，Daniel. 2015. "Free Association and the Search for Psychological Meaning in Everyday Life." https://benvenistephd. com/wp-content/uploads/2019/01/ free.pdf.

Bernet，Rudolf，Iso Kern，and Eduard Marbach. 1993. *An Introduction to Husserlian Phenomenology*. Evanston，IL：Northwestern University Press.

Berthier，Marchcelo，Sergio Starkstein，and Ramon Leiguarda. 1988. "Asymbolia for Pain：A Sensory-Limbic Disconnection Syndrome." *Annals of Neurology* 24(1)：41 – 49.

Bordo，Susan. 2004. *Unbearable Weight: Feminism，Western Culture， and the Body*. Berkeley: University of California Press.

Brand, Paul W., and Philip Yancey. 1997. *The Gift of Pain*. Grand Rapids, MI: Zondervan.

Brentano, Franz. 1907. *Untersuchungen zur Sinnespsychologie*. Leipzig: Duncker & Humblot.

———. 1968. *Vom sinnlichen und noetischen Bewusstsein*. Edited by Oskar Kraus. Leipzig: Meiner Verlag.

Brough, John B. 2001. "Temporality and Illness: A Phenomenological Perspective." In *Handbook of Phenomenology and Medicine*, edited by S. Kay Toombs, 29 – 46. Dordrecht: Kluwer.

Bullington, Jennifer. 2013. *The Expression of the Psychosomatic Body from a Phenomenological Perspective*. Berlin: Springer.

Buytendijk, Frederik J. J. 1962. *Pain: Its Modes and Functions*. Translated by Eda O'Shiel. Chicago: University of Chicago Press.

Carel, Havi. 2016. *Phenomenology of Illness*. Oxford: Oxford University Press.

Carman, Taylor. 1999. "The Body in Husserl and Merleau-Ponty." *Philosophical Topics* 27(2): 205 – 226.

Cassell, Eric J. 1978. *The Healer's Art: A New Approach to the Doctor-Patient Relationship*. London: Penguin.

———. 2001. "The Phenomenon of Suffering and Its Relationship to Pain." In Toombs, *Handbook of Phenomenology and Medicine*, 371 – 390.

Chapman, C. Richard, Yoshio Nakamura, and Leticia Y. Flores.

2000. "How We Hurt: A Constructivist Framework for Understanding Individual Differences in Pain." In *Individual Differences in Conscious Experience*, edited by Robert G. Kunzendorf and Benjamin Wallace, 17 - 44. Amsterdam: John Benjamins.

Charon, Rita. 2006. *Narrative Medicine: Honoring the Stories of Illness*. Oxford: Oxford University Press.

Chen, Ya-Chun, Michaela Auer-Grumbach, Shinya Matsukawa, Manuela Zitzelsberger, Andreas C. Themistocleous, Tim M. Strom, Chrysanthi Samara, et al. 2015. "Transcriptional Regulator PRDM12 Is Essential for Human Pain Perception." *Nature Genetics* 47: 803 - 808.

Churchland, Paul M., and Patricia Smith Churchland. 1981. "Functionalism, Qualia, and Intentionality." *Philosophical Topics* 12(1): 121 - 145.

Cicero. 1914. *On Ends*. Translated by H. Rackham. Cambridge, MA: Harvard University Press.

Claparède, Édouard. 1911. "Recognition et moïté." *Archives de Psychologie* 11: 79 - 90.

Dearborn, George. 1932. "A Case of Congenital Pure Analgesia." *Journal of Nervous and Mental Disease* 75: 612 - 615.

Degenaar, Johannes J. 1979. "Some Philosophical Considerations on Pain." *Pain* 7(3): 281 - 304.

Dennett, Daniel C. 1991. *Consciousness Explained*. Boston, MA: Little, Brown.

Dere, Jessica, Jiahong Sun, Yue Zhao, Tonje J. Persson, Xiongzhao

Zhu, Shuqaio Yao, R. Michael Bagby, and Andrew G. Ryder. 2013. "Beyond 'Somatization' and 'Psychologization': Symptom-Level Variation in Depressed Han Chinese and Euro-Canadian Outpatients." *Frontiers in Psychology* 4(377): 1 – 13.

Dickinson, Emily. 1960. *The Complete Poems of Emily Dickinson*. Edited by Thomas H. Johnson. Toronto: Little, Brown.

Fisette, Denis. 2010. "Descriptive Psychology and Natural Sciences: Husserl's Early Criticism of Brentano." In *Philosophy, Phenomenology, Sciences: Essays in Commemoration of Edmund Husserl*, edited by Carlo Ierna, Hanne Jacobs, and Filip Mattens, 221 – 253. Dordrecht: Springer.

Feinstein, Justin S., Melissa C. Duff, and Daniel Tranel. 2010. "Sustained Experience of Emotion after Loss of Memory in Patients with Amnesia." *Proceedings of the National Academy of Sciences* 107(17): 7674 – 7679.

Foucault, Michel. 2012. *The Birth of the Clinic: An Archaeology of Medical Perception*. Translated by A. M. Sheridan. London: Routledge.

Freeman, Walter, and James W. Watts. 1950. *Psychosurgery in the Treatment of Mental Disorders and Intractable Pain*. Oxford: Blackwell.

Fuchs, Thomas. 2008. "Das Gedächtnis der Schmerzen." In *Leib und Lebenswelt: Neue philosophisch-psychiatrische essays*, 37 – 81. Kusterdingen: Die Graue Edition.

——. 2013. "Temporality and Psychopathology." *Phenomenology and the Cognitive Sciences* 12(1): 75 – 104.

Gallagher, Shaun. 1998. *The Inordinance of Time*. Evanston, IL: Northwestern University Press.

——. 2012. *Phenomenology*. Hampshire: Palgrave Macmillan.

Geniusas, Saulius. 2012. *The Origins of the Horizon in Husserl's Phenomenology*. Dordrecht: Springer.

——. 2013. "On Naturalism in Pain Research: A Phenomenological Critique." *Metodo* 1(1): 1 – 10. http://www.metodo-rivista.eu/index.php/metodo/article/ view/14/4.

——. 2014a. "The Origins of the Phenomenology of Pain: Brentano, Stumpf and Husserl." *Continental Philosophy Review* 47(1): 1 – 17.

——. 2014b. "The Subject of Pain: Husserl's Discovery of the Lived-Body." *Research in Phenomenology* 44(3): 384 – 404.

——. 2015. "Max Scheler and the Stratification of the Emotional Life." *The New Yearbook for Phenomenology and Phenomenological Philosophy*. Vol. 14, edited by Ludger Hagedorn and James Dodd, 355 – 377. London: Routledge.

——. 2016. "Max Scheler's Phenomenology of Pain." *Frontiers of Philosophy in China* 11(3): 358 – 376.

——. 2017a. "Pain and Intentionality." In *Perception, Affectivity, and Volition in Husserl's Phenomenology*, edited by Roberto Walton, Shigeru Taguchi, and Roberto Rubio, 113 – 136. Dordrecht: Springer.

——. 2017b. "Phenomenology of Chronic Pain: De-Personalization and

Re- Personalization." In *Meanings of Pain*, edited by Simon van Rysewyk, 147 - 164. Dordrecht: Springer.

Gergel, Tania L. 2012. "Medicine and the Individual: Is Phenomenology the Answer?" *Journal of Evaluation in Clinical Practice* 18(5): 1102 - 1109.

Good, Byron J. 1994a. "A Body in Pain: The Making of a World of Chronic Pain." In Good et al., *Pain as Human Experience*, 29 - 48.

———. 1994b. *Medicine, Rationality, and Experience: An Anthropological Perspective.* Cambridge: Cambridge University Press.

Good, Mary-Jo DelVecchio, Paul E. Brodwin, Byron J. Good, and Arthur Kleinman, eds. 1994. *Pain as Human Experience: An Anthropological Perspective.* Berkeley: University of California Press.

Grahek, Nikola. 2007. *Feeling Pain and Being in Pain.* Cambridge, MA: MIT Press.

Grüny, Christian. 2004. *Zerstörte Erfahrung: Eine Phänomenologie des Schmerzes.* Würzburg: Königshausen & Neumann.

Gurwitsch, Aron. 1964. *The Field of Consciousness.* Pittsburgh, PA: Duquesne University Press.

Hall, K. R. L., and E. Stride. 1954. "The Varying Response to Pain in Psychiatric Disorders: A Study in Abnormal Psychology." *British Journal of Medical Psychology* 27(1 - 2): 48 - 60.

Hardcastle, Valerie G. 1999. *The Myth of Pain.* Cambridge, MA:

MIT Press.

Hardy, James D., Harold G. Wolff, and Helen Goodell. 1952. *Pain Sensations and Reactions*. New York: Hafner.

Held, Klaus. 2003. "Husserl's Phenomenological Method." In Welton, *New Husserl*, 3-31.

Hemphill, Robert E., and Erwin Stengel. 1940. "A Study on Pure Word-Deafness." *Journal of Neurology, Neurosurgery & Psychiatry* 3(3): 251-262.

Henry, Michel. 1973. *The Essence of Manifestation*. Translated by Girard Etzkorn. The Hague: Martinus Nijhoff.

Hill, Christopher S. 2005. "Ow! The Paradox of Pain." In Aydede, *Pain*, 75-98.

Hill, Harris E., Conan H. Kornetsky, Harold G. Flanary, and Abraham Wikler. 1952. "Effects of Anxiety and Morphine on Discrimination of Intensities of Painful Stimuli." *Journal of Clinical Investigation* 31(5): 473-480.

Hoogenraad, Tjaard U., L. M. Ramos, and J. van Gijn. 1994. "Visually Induced Central Pain and Arm Withdrawal after Right Parietal Lobe Infarction." *Journal of Neurology, Neurosurgery & Psychiatry* 57(7): 850-852.

Husserl, Edmund. 1959. *Erste Philosophie* (1923/4). *Zweiter Teil: Theorie der phänomenologischen Reduktion*. Edited by Rudolf Boehm. The Hague: Martinus Nijhoff.

———. 1960. *Cartesian Meditations: An Introduction to Phenomenology*. Edited by Stephan Strasser. Tranlated by Dorian Cairns. The Hague:

Martinus Nijhoff.

——. 1964. *The Phenomenology of Internal Time-Consciousness.* Edited by Martin Heidegger. Translated by James S. Churchill. Bloomington: Indiana University Press.

——. 1970. *The Crisis of European Sciences and Transcendental Phenomenology: An Introduction to Phenomenological Philosophy.* Translated by David Carr. Evanston, IL: Northwestern University Press.

——. 1973a. *Zur Phänomenologie der Intersubjektivität: Texte aus dem Nachlass. Erster Teil: 1905-1920.* Edited by Iso Kern. The Hague: Martinus Nijhoff.

——. 1973b. *Zur Phänomenologie der Intersubjektivität: Texte aus dem Nachlass. Driter Teil: 1929-1935.* Edited by Iso Kern. The Hague: Martinus Nijhoff.

——. 1977. *Phenomenological Psychology.* Translated by John Scanlon. The Hague: Martinus Nijhoff.

——. 1983. *Ideas Pertaining to a Pure Phenomenology and to a Phenomenological Philosophy.* First Book: *General Introduction to a Pure Phenomenology.* Translated by Fred Kersten. The Hague: Martinus Nijhoff. First published 1913.

——. 1988. *Aufsätze und Vorträge*, 1922-1937. Edited by Thomas Nenon and Hans R. Sepp. The Hague: Kluwer.

——. 1989. *Ideas Pertaining to a Pure Phenomenology and to a Phenomenological Philosophy.* Second Book: *Studies in the Phenomenology of Constitution.* Translated by Richard Rojcewicz and André Schuwer. Dordrecht: Springer.

———. 2000. *Logical Investigations*. Vol. II. Translated by John N. Findlay. Toronto: Humanity Books. First published 1900 – 1901.

———. 2001. *Analyses Concerning Passive and Active Synthesis: Lectures on Transcendental Logic*. Translated by Anthony J. Steinbock. Dordrecht: Kluwer.

———. 2006. *Späte* Texte über Zeitkonstitution(1924 – 1934): *Die C-Manuskripte*. Edited by Dieter Lohmar. Dordrecht: Springer.

Jackson, Jean E. 1994. "'After a While No One Believes You': Real and Unreal Pain." In Good et al., *Pain as Human Experience*, 138 – 168.

James, William. 1980. *The Principles of Psychology*. 2 vols. New York: Dover.

Janzen, Greg. 2013. "An Adverbialist-Objectualist Account of Pain." *Phenomenology and the Cognitive Sciences* 12(4): 859 – 876.

Jewsbury, Eric C. 1951. "Insensitivity to Pain." *Brain* 74(3): 336 – 353.

Jünger, Ernst. 2008. *On Pain*. Translated by David C. Durst. New York: Telos Press.

Kaplan, Eugene A. 1960. "Hypnosis and Pain." *Archives of General Psychiatry* 2(5): 567 – 568.

Kirmayer, Laurence J. 1984a. "Culture, Affect and Somatization: Part I." *Transcultural Psychiatric Research Review* 21(3): 159 – 178.

———. 1984b. "Culture, Affect and Somatization: Part II." *Transcultural Psychiatric Research Review* 21(4): 237 – 262.

Klein, Colin. 2015a. "What Pain Asymbolia Really Shows." *Mind* 124

(494): 493 – 516.

——. 2015b. *What the Body Commands: The Imperative Theory of Pain*. Cambridge, MA: MIT Press.

Kleinman, Arthur. 1988. *The Illness Narratives: Suffering, Healing, and the Human Condition*. New York: Basic Books.

——. 1994. "Pain and Resistance: The Delegitimation and Relegitimation of Local Worlds." In Good et al., *Pain as Human Experience*, 169 – 197.

Kleinman, Arthur, and Joan Kleinman. 2007. "Somatization: The Interconnections in Chinese Society among Culture, Depressive Experiences, and the Meaning of Pain." In Lock and Farquhar, *Beyond the Body Proper*, 468 – 474.

Kockelmans, Joseph J. 1994. *Edmund Husserl's Phenomenology*. West Lafayette, IN: Purdue University Press.

Kono, Tetsuya. 2012. "Phenomenology of Pain." Unpublished manuscript.

Kusch, Martin, and Matthew Ratcliffe. 2018. "The World of Chronic Pain: A Dialogue." In Aho, *Existential Medicine*, 61 – 80.

Leder, Drew. 1984 – 1985. "Toward a Phenomenology of Pain." *Review of Existential Psychology & Psychiatry* 19(2 – 3): 255 – 266.

——. 1990. *The Absent Body*. Chicago: University of Chicago Press.

——. 2016. *The Distressed Body: Rethinking Illness, Imprisonment, and Healing*. Chicago: University of Chicago Press.

Lewis, Thomas. 1942. *Pain*. New York: Macmillan.

Lock, Margaret, and Judith Farquhar, eds. 2007. *Beyond the Body*

Proper: Reading the Anthropology of Material Life. Durham, NC: Duke University Press.

Locke, John. 2005. *An Essay Concerning Human Understanding*. Raleigh, NC: Hayes Barton Press.

Lohmar, Dieter, and Jagna Brudzińska, eds. 2011. *Founding Psychoanalysis Phenomenologically: Phenomenological Theory of Subjectivity and the Psychoanalytic Experience*. Dordrecht: Springer.

Lotze, Hermann. 2011. *Outlines of Psychology: Dictated Portions of the Lectures of Hermann Lotze*. Toronto: University of Toronto Libraries.

Luft, Sebastian. 2004. "Husserl's Theory of the Phenomenological Reduction: Between Life-World and Cartesianism." *Research in Phenomenology* 34(1): 198 – 234.

Madison, Gary B. 2004. "The Interpretive Turn in Phenomenology: A Philosophical History." *Symposium* 8(2): 397 – 467.

Malcolm, Norman. 1958. "Knowledge of Other Minds." *Journal of Philosophy* 55(23): 969 – 978.

McLane, Janice. 1996. "The Voice on the Skin: Self-Mutilation and Merleau-Ponty's Theory of Language." *Hypatia* 11(4): 107 – 118.

McMurray, Gordon A. 1950. "Experimental Study of a Case of Insensitivity to Pain." *Archives of Neurology & Psychiatry* 64(5): 650 – 667.

Melzack, Ronald, and T. H. Scott. 1957. "The Effects of Early Experience on the Response to Pain." *Journal of Comparative and Physiological Psychology* 50(2): 155 – 161.

Melzack, Ronald, and Patrick D. Wall. 2008. *The Challenge of Pain*. Updated 2nd ed. London: Penguin.

Merleau-Ponty, Maurice. 1962. *Phenomenology of Perception*. Translated by Colin Smith. London: Routledge & Kegan Paul.

———. 1963. *The Structure of Behavior*. Translated by Alden L. Fisher. Boston, MA: Beacon Press.

Merskey, Harold. 1991. "The Definition of Pain." *European Psychiatry* 6(4): 153 – 159.

Merskey, Harold, and Nikolai Bogduk. 1994. *Classification of Chronic Pain: Descriptions of Chronic Pain Syndromes and Definitions of Pain Terms*. 2nd ed. Seattle, WA: IASP Press.

Metzinger, Thomas. 2003. *Being No One: The Self-Model Theory of Subjectivity*. Cambridge, MA: MIT Press.

Minett, Michael S., Vanessa Pereira, Shafaq Sikandar, Ayako Matsuyama, Stéphane Lolignier, Alexandros H. Kanellopoulos, Flavia Mancini, et al. 2015. "Endogenous Opioids Contribute to Insensitivity to Pain in Humans and Mice Lacking Sodium Channel $Na_v1.7$." In *Nature Communications* 6(8967).

Mitchell, Silas Weir. 1872. *Injuries of Nerves and Their Consequences*. Philadelphia, PA: J. B. Lippincott.

Mohanty, Jitendramath N. 1984. "Husserl on 'Possibility.'" *Husserl Studies* 1(1): 13 – 29.

Moran, Dermot. 2000. *Introduction to Phenomenology*. London: Routledge.

———. 2009. "The Phenomenology of Personhood: Charles Taylor and Edmund Husserl." *Colloquium* 3(1): 80 – 104.

———. 2010. "Pain That Takes Place at a Distance from the Ego: The Experience of Inner Spatiality in Husserl and Stein." Unpublished manuscript.

———. 2014. "Defending the Transcendental Attitude: Husserl's Concept of the Person and the Challenges of Naturalism." *Phenomenology and Mind* 7: 30 – 43.

Morris, David B. 2010. "Intractable Pain and the Perception of Time: Every Patient Is an Anecdote." In *Evidence-Based Chronic Pain Management*, edited by Cathy Stannard, Eija Kalso, and Jane Ballantyne, 52 – 64. Oxford: BMJ Books.

Morris, Katherine J. 2013. "Chronic Pain in Phenomenological/Anthropological Perspective." In *The Phenomenology of Embodied Subjectivity*, edited by Rasmus T. Jensen and Dermot Moran, 167 – 184. Dordrecht: Springer.

NANDA (North American Nursing Diagnosis Association). 1996. *Nursing Diagnoses: Definitions and Classification, 1997 – 1998*. Philadelphia, PA: NANDA Press.

Nasio, Juan-David. 2004. *The Book of Love and Pain: Thinking at the Limit with Freud and Lacan*. Translated by David Pettigrew and François Raffoul. Albany: State University of New York Press.

Nelkin, Norton. 1986. "Pains and Pain Sensations." *Journal of Philosophy* 83: 129 – 147.

——. 1994. "Reconsidering Pain." *Philosophical Psychology* 7(3): 325 – 343.

Nietzsche, Friedrich W. 2000. *On the Genealogy of Morals*. In *Basic Writings of Nietzsche*, translated and edited by Walter Kaufmann, 437 – 600. New York: Random House.

Ogawa, Tadashi. 1983. "'Seeing' and 'Touching,' or, Overcoming the Soul-Body Dualism." *Analecta Husserliana* 16: 77.

Olivier, Abraham. 2007. *Being in Pain*. Frankfurt am Main: Peter Lang.

Palmer, David. 1975. "Unfelt Pains." *American Philosophical Quarterly* 12(4): 289 – 298.

Pellegrino, Edmund D., and David C. Thomasma. 1981. *A Philosophical Basis of Medical Practice: Toward a Philosophy and Ethic of the Healing Professions*. New York: Oxford University Press.

Pete, Steven. 2012. "Congenital Analgesia: The Agony of Feeling No Pain." *BBC News Magazine*, 17 July 2012. http://www.bbc.com/news/magazine-18713585.

Peter, Sebastian von. 2010. "The Temporality of 'Chronic' Mental Illness." *Culture, Medicine, and Psychiatry* 34(1): 13 – 28.

Peucker, Henning. 2008. "From Logic to the Person: An Introduction to Edmund Husserl's Ethics." *Review of Metaphysics* 62(2): 307 – 325.

Pitcher, George. 1970. "The Awfulness of Pain." *Journal of Philosophy* 67(14): 481 – 492.

Ploner, Markus, Hans-Joachim Freund, and Alfons Schnitzler. 1999. "Pain Affect without Pain Sensation in a Patient with a Postcentral Lesion." *Pain* 81(1 – 2): 211 – 214.

Ploner, Markus, Joachim Gross, Lars Timmerman, and Alfons Schnitzler. 2002. "Cortical Representation of First and Second Pain Sensation in Humans." *Proceedings of the National Academy of Sciences* 99(19): 12444 – 12448.

Pötzl, Otto, and Erwin Stengel. 1937. " Über das Syndrom Leitungsaphasie-Schmerzasymbolie." *Jahrbuch der Psychiatrie* 53: 174 – 207.

Price, Donald D., and Murat Aydede. 2005. "The Experimental Use of Introspection in the Scientific Study of Pain and Its Integration with Third-Person Methodologies: The Experiential-Phenomenological Approach." In Aydede, *Pain*, 242 – 273.

Protevi, John. 2009. "Philosophies of Consciousness and the Body." In *The Continuum Companion to Continental Philosophy*, edited by John Mullarkey and Beth Lord, 69 – 92. London: Continuum.

Quintner, John L., Milton L. Cohen, David Buchanan, James D. Katz, and Owen D. Williamson. 2008. "Pain Medicine and Its Models: Helping or Hindering?" *Pain Medicine* 9(7): 824 – 834.

Ratcliffe, Matthew. 2008. *Feelings of Being: Phenomenology, Psychiatry and the Sense of Reality*. Oxford: Oxford University Press.

——. 2013. "Phenomenology, Naturalism and the Sense of Reality." In *Phenomenology and Naturalism: Examining the Relationship between Human Experience and Nature*, edited by Havi Carel and Darian Meacham, 67 – 88. Cambridge: Cambridge University Press.

Ricoeur, Paul. 1987. *A l'école de la phénoménologie*. Paris: Vrin.

Rubins, Jack L., and Emanuel D. Friedman. 1948. "Asymbolia for Pain." Archives of Neurology & Psychiatry 60(6): 554 – 573.

Russon, John. 2013. "Haunted by History: Merleau-Ponty, Hegel and the Phenomenology of Pain." *Journal of Contemporary Thought* 37 (Summer): 81 – 94.

Ryle, Gilbert. 1954. "Report on Analysis 'Problem' No. 4: 'If a Distraction Makes Me Forget My Headache Does It Make My Head Stop Aching, or Does It Only Stop Me Feeling It Aching?'" *Analysis* 14(3): 51 – 52.

——. 2009. *The Concept of Mind*. London: Routledge.

Sartre, Jean-Paul. 1956. *Being and Nothingness: An Essay on Phenomenological Ontology*. Translated by Hazel E. Barnes. New York: Washington Square Press.

——. 1970. "Intentionality: A Fundamental Idea of Husserl's Phenomenology." *Journal of the British Society for Phenomenology* 1(2): 4 – 5.

——. 2004. *The Imaginary: A Phenomenological Psychology of the Imagination*. Translated by Jonathan Webber. London: Routledge.

Scarry, Elaine. 1985. *The Body in Pain: The Making and Unmaking of the World*. New York: Oxford University Press.

Schacter, Daniel L. 1987. "Implicit Memory: History and Current

Status." *Journal of Experimental Psychology* 13(3): 501 – 518.

Scheler, Max. 1973. *Formalism in Ethics and Non-Formal Ethics of Values: A New Attempt toward the Foundation of an Ethical Personalism*. Translated by Manfred S. Frings and Roger L. Funk. Evanston, IL: Northwestern University Press.

———. 1974. *Max Scheler (1874 – 1928): Centennial Essays*. Edited by Manfred S. Frings. The Hague: Martinus Nijhoff.

———. 1992. "The Meaning of Suffering." In *On Feeling, Knowing, and Valuing: Selected Writings*, edited by Harold J. Bershady, 82 – 115. Chicago: University of Chicago Press.

Scheper-Hughes, Nancy. 2007. "Nervoso." In Lock and Farquhar, *Beyond the Body Proper*, 459 – 467.

Schilder, Paul, and Erwin Stengel. 1928. "Schmerzasymbolie." *Zeitschrift für die gesamte Neurologie und Psychiatrie* 113(1): 143 – 158.

———. 1931. "Asymbolia for Pain." *Archives of Neurology & Psychiatry* 25(3): 598 – 600.

Schmitz, Hermann. 2009. *Der Leib, der Raum und die Gefühle*. Bielefeld: Aisthesis Verlag.

Serrano de Haro, Agustín. 2011. "Is Pain an Intentional Experience?" In *Phenomenology* 2010. Vol. 3, *Selected Essays from the Euro-Mediterranean Area*, edited by Ion Copoeru, Pavlos Kontos, and Agustín Serrano de Haro, 386 – 95. Budapest: Zeta Books.

———. 2012. "New and Old Approaches to the Phenomenology of Pain." *Studia Phenomenologica* 12: 227 – 237.

——. 2017. "Pain Experience and Structures of Attention: A Phenomenological Approach." In van Rysewyk, *Meanings of Pain*, 165 – 180.

——. 2018. "Husserl on Physical Pain." Unpublished manuscript.

Slatman, J. 2018. "Reclaiming Embodiment in Medically Unexplained Physical Symptoms." In Aho, *Existential Medicine*, 101 – 114.

Smith, Quentin. 1977. "A Phenomenological Examination of Husserl's Theory of Hyletic Data." *Philosophy Today* 21(4): 356 – 367.

Stein, Edith. 1989. *On the Problem of Empathy*. Translated by Waltraut Stein. Washington, DC: ICS Publications.

Steinbock, Anthony J. 1995a. *Home and Beyond: Generative Phenomenology after Husserl*. Evanston, IL: Northwestern University Press.

——. 1995b. "Phenomenological Concepts of Normality and Abnormality." *Man and World* 28(3): 241 – 260.

Stoller, Robert J. 1991. *Pain and Passion: A Psychoanalyst Explores the World of S & M*. New York: Plenum Press.

Stumpf, Carl. 1907. "Über Gefühlsempfindungen." *Zeitschrift für Psychologie und Physiologie der Sinnesorgane* 44: 1 – 49.

——. 1916. "Apologie der Gefühlsempfindungen," *Zeitschrift für Psychologie und Physiologie der Sinnesorgane* 75: 104 – 140.

——. 1924. "Carl Stumpf." In *Die Philosophie der Gegenwart in Selbstdarstellungen*. Vol. 5, edited by Raymond Schmidt, 205 – 265. Leipzig: Meiner.

Sullivan, Mark, and Wayne Katon. 1993. "Somatization: The Path

between Distress and Somatic Symptoms." *APS Journal* 2(3):
141 – 149.

Svenaeus, Fredrik. 2000. "Das Unheimliche: Towards a Phenomenology of
Illness." *Medicine, Health Care and Philosophy* 3(1): 3 – 16.

———. 2015. "The Phenomenology of Chronic Pain: Embodiment and
Alienation." *Continental Philosophy Review* 48(2): 107 – 122.

———. 2018. *Phenomenological Bioethics: Medical Technologies,
Human Suffering, and the Meaning of Being Alive*. London:
Routledge.

Szasz, Thomas S. 1975. *Pain and Pleasure: A Study of Bodily
Feelings*. New York: Basic Books.

Tauber, Alfred I. 2002. *Confessions of a Medicine Man: An Essay in
Popular Philosophy*. Cambridge, MA: MIT Press.

Taylor, D. M. 1965. "The Location of Pain." *Philosophical Quarterly*
15(58): 53 – 62.

Thacker, Mick. 2015. "Is Pain in the Brain?" *Pain and Rehabilitation*
39: 3.

Theodorou, Panos. 2014. "Pain, Pleasure, and the Intentionality of
Emotions as Experiences of Values: A New Phenomenological
Perspective." *Phenomenology and the Cognitive Sciences* 13(4):
625 – 641.

Thomas, Sandra P., and Mary Johnson. 2000. "A Phenomenological
Study of Chronic Pain." *Western Journal of Nursing Research* 22
(6): 683 – 705.

Titchener, Edward B. 1973. *Lectures on the Elementary Psychology of Feeling and Attention*. New York: Arno Press.

Toombs, S. Kay. 1987. "The Meaning of Illness: A Phenomenological Approach to the Patient-Physician Relationship." *Journal of Medicine & Philosophy* 12(3): 219 – 240.

——. 1990. "The Temporality of Illness: Four Levels of Experience." *Theoretical Medicine* 11(3): 227 – 241.

——. 1993. *The Meaning of Illness: A Phenomenological Account of the Different Perspectives of Physician and Patient*. Dordrecht: Kluwer.

Trigg, Roger. 1970. *Pain and Emotion*. Oxford: Clarendon Press.

Tye, Michael. 2005. "Another Look at Representationalism about Pain." In Aydede, *Pain*, 99 – 120.

Updike, John. 1983. "Pain." *New Republic* 189 (26 December): 34. van Rysewyk, Simon, ed. 2017. *Meanings of Pain*. Dordrecht: Springer.

Varela, Francisco. J. 1996. "Neurophenomenology: A Methodological Remedy for the Hard Problem." *Journal of Consciousness Studies* 3(4): 330 – 349.

Varela, Francisco J., Evan Thompson, and Eleanor Rosch. 1993. *The Embodied Mind: Cognitive Science and Human Experience*. Cambridge, MA: MIT Press.

Vesey, Godfrey N. A. 1961. "The Location of Bodily Sensations." *Mind*, n.s., 70(277): 25 – 35.

——. 1965. "Baier on Vesey on the Place of a Pain." *Philosophical Quarterly* 15(58): 63 – 64.

Villela-Petit, Maria. 2007. "Naturalistic and Personalistic Attitude." In *Analecta Husserliana*. Vol. XCIII, *Phenomenology of Life: From the Animal Soul to the Human Mind*, edited by Anna-Teresa Tymieniecka, 205–218. Dordrecht: Springer.

Welton, Donn, ed. 2003a. *The New Husserl: A Critical Reader*. Bloomington: Indiana University Press.

——. 2003b. "The Systematicity of Husserl's Transcendental Philosophy: From Static to Genetic Method." In Welton, *New Husserl*, 255–288.

Weizsäcker, Viktor von. 2011. "Die Schmerzen." In *Die Schmerzen*, edited by Marcus Schiltenwolf and Wolfgang Herzog, 263–279. Würzburg: Königshausen & Neumann.

Williford, Kenneth. 2013. "Husserl's Hyletic Data and Phenomenal Consciousness." *Phenomenology and the Cognitive Sciences* 12 (3): 501–519.

Woolf, Virginia. 1967. "On Being Ill." In *Collected Essays*. Vol. 4, 193–203. London: Hogarth.

Young, Iris M. 1980. "Throwing Like a Girl: A Phenomenology of Feminine Body Comportment Motility and Spatiality." *Human Studies* 3(1): 137–156.

Zahavi, Dan. 1998. "Self-Awareness and Affection." In *Alterity and Facticity: New Perspectives on Husserl*, edited by Natalie Depraz and Dan Zahavi, 205–228. Dordrecht: Kluwer.

——. 2003. *Husserl's Phenomenology*. Stanford, CA: Stanford University Press.

——. 2013. "Naturalized Phenomenology: A Desideratum or a Category Mistake?" In *Phenomenology and Naturalism: Examining the Relationship between Human Experience and Nature*, edited by Havi Carel and Darian Meacham, 23 – 43. Cambridge: Cambridge University Press.

Zangwill, Oliver L. 1983. "Disorders of Memory." In *Handbook of Psychiatry*. Vol. 1, *General Psychopathology*, edited by Michael Shepherd and Oliver L. Zangwill, 97 – 113. Cambridge: Cambridge University Press.

索　引

译后记

首先,我很感谢我的导师(也就是本书作者索利乌斯·吉尼萨斯教授)给我这个难得的机会将他的著作翻译成中文。这是我第一次承担翻译一整本英文著作的任务,这毫无疑问是极具挑战性的。因为我的哲学教育背景以英文为主,对中文的现象学研究不太熟悉,而且本书不仅仅涉及现象学,还有许多与神经学、医学以及文化人类学等相关的内容。这同时也是一项让我收获颇丰的任务。英文与中文是相当不同的语言,书中很多的长句若直译为中文,就会变得十分不通顺且难以理解,因此,我每翻译一句话往往需要读原文多次,并且要反复斟酌如何将句子翻译得既容易令人读懂而又能忠实地呈现作者的原意。这个过程固然是艰辛的,但这个过程也让我加深了对原文的理解,获得了很多有关于疼痛的(不仅是哲学上的)神经学、医学、社会学和人类学等方面的知识,且还锻炼了自己的中文表达能力。

其次,以翻译本书为契机,对这本书的反复研读对我自己的哲学研究也颇有帮助,因为它很好地展示了如何运用现象学的方法来尝试解决一个具体且不仅仅局限于现象学之内的哲学问题。作为一名博士生,我最重要的任务当然是写出一篇毕业论文,而其中最难的一步或许就是最开头的那一步:想出一个可行的论题并制订一套可行的方案去探讨这一论题。我不得不承认《疼痛现象学》给了我不少的启发。因此,我认为这本书不仅对那些对疼痛这一现象有兴趣的读者以及那些需要切身地处理有关疼痛的种种问题的医护人员极有意义,而且对致力于进行现象学研究的学生们也有示范性的意义。

最后,我必须要说明,虽然我在探索现象学的道路上已经行进了数年,但我绝非什么现象学的专家,在翻译涉及这一博大精深的学问的文本上,我更只是一名初学者。因此,本书的翻译难言尽善尽美,敬请各位现象学界的前辈与同侪在阅读后不吝赐教。

尹汛文

2024 年 11 月于香港